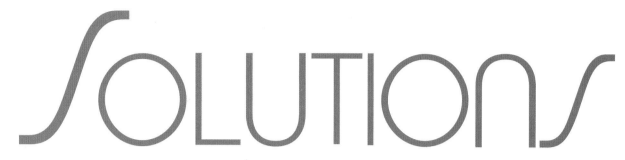

微创修复解决方案

ADHESIVE RESTORATION TECHNIQUES
AND INTEGRATED SURGICAL PROCEDURES

粘接修复技术及牙周手术联合治疗

（意）马可·韦内齐亚尼　主编
（Marco Veneziani）

刘擎　周锐　主译

后牙区 ❷
间接法技术
基本原理与临床实战

北方联合出版传媒（集团）股份有限公司

辽宁科学技术出版社

第4章 后牙区间接法粘接固位修复体
ADHESIVELY CEMENTED INDIRECT POSTERIOR RESTORATIONS (ACR)

适应证和操作流程
Indications and operational sequences

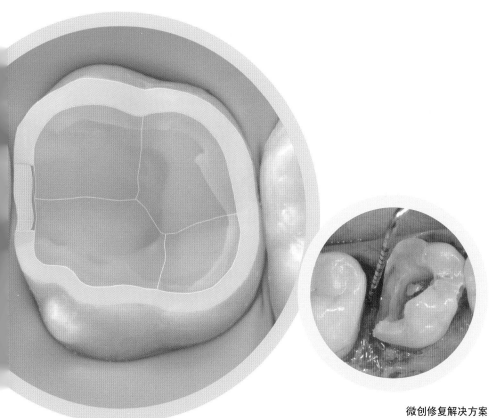

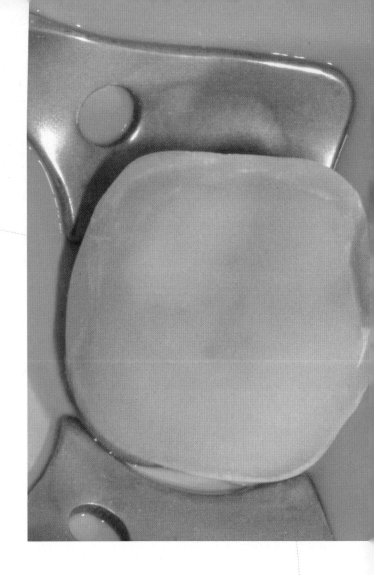

引言

目前粘接固位的间接修复体已适用于后牙修复，其原因将在本章详细阐述。

如今，随着新技术的不断涌现，间接修复难度得以降低，粘接技术给临床医生带来了更多可能。

如前所述，间接修复的适应证非常广泛，简单归类已不现实；间接修复和直接修复的不同之处已在第1章中阐释。

许多因素影响临床决策，其中一些则不单纯出于临床方面的考虑；事实上，术者的倾向、器械与技能的要求，以及最终患者的时间及经济承受能力，都会产生影响。临床条件是决定最终选择的主要因素之一，需要对导致牙体缺损的龋坏、外伤或磨损等原因进行具体分析，这很容易理解。牙釉质和牙本质缺损越大，越倾向于间接修复；更进一步，如果牙髓已发生不可逆炎症并需根管治疗，则更应选择间接修复。

除以上考虑因素外，另一个非常重要的方面是材料选择，间接修复主要采用全瓷材料或复合树脂材料，其特性与直接修复材料完全不同。最后，患牙本身形态结构特点的不同也会影响修复方法的选择。当前，粘接修复牙体预备的形态与传统修复完全不同，能够更多地保存剩余牙釉质牙本质组织。本章将详细讨论间接修复的各个步骤，并给出详细的流程指引。根据患牙形态和结构的不同，笔

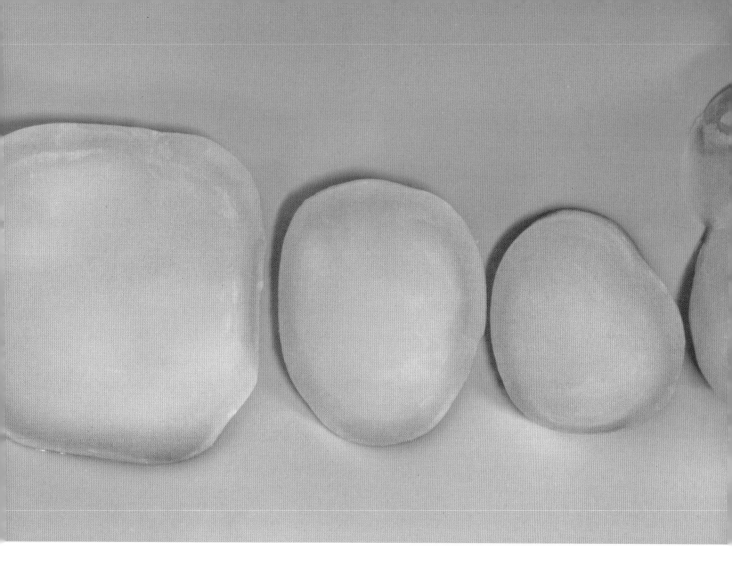

者提出全新的牙体预备原则，完全改变旧观念，因为旧的观点来自非粘接性修复，不够微创，不适合粘接修复的需要。关于这种全新的牙体预备设计，笔者已于2017年发表在《International Journal of Esthetic Dentistry》，文章名称为《Morphology Driven》，说明其一系列优势：

1 提高粘接质量（从最佳的方向切割釉柱，增加牙釉质粘接面积）。

2 少量或无牙本质暴露。

3 牙体预备设计适合使用含填料复合树脂进行粘接的需要，显著改善了粘接树脂的适合性。

4 归功于斜面设计，牙体–修复体过渡更自然，美学效果更好。

5 从应力分布角度看，牙体预备设计更适合全瓷材料和复合树脂材料。

6 更适合于口内扫描和切削成形的修复体。

　　全新的预备原则（见第474页）可有效应用于传统的粘接固位修复体（嵌体、高嵌体、覆盖体），同时也适用于一系列全新设计的修复体（加法覆盖体、贴面覆盖体、长包绕高嵌体、粘接固位全冠）。这些不同种类的修复体使我们逐步从传统修复走向微创修复。

适应证、分类、长期寿命、操作流程

表1 粘接固位修复体适应证

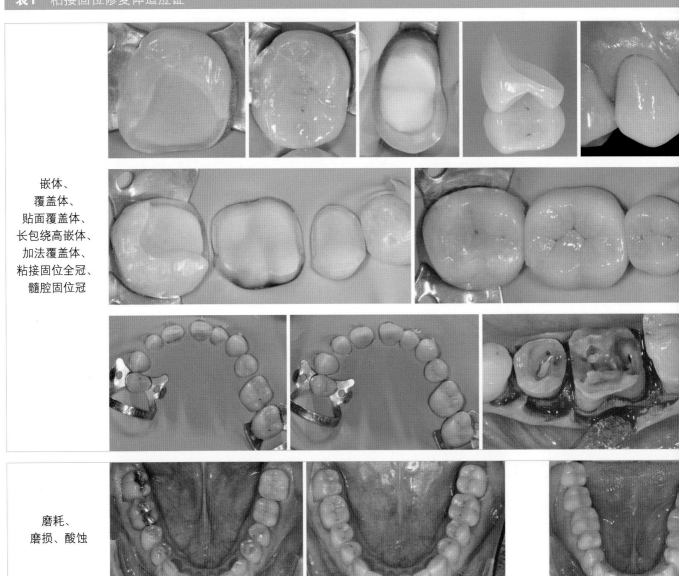

嵌体、覆盖体、贴面覆盖体、长包绕高嵌体、加法覆盖体、粘接固位全冠、髓腔固位冠	
磨耗、磨损、酸蚀	

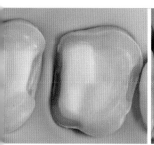
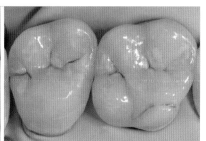
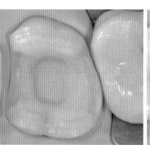
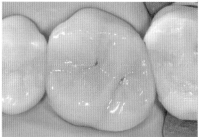
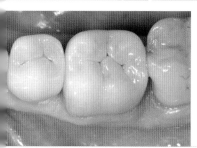
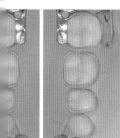
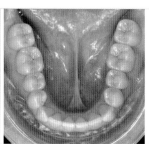

粘接固位修复体适应证（表1）

如前所述，大面积缺损的修复选择应当是粘接固位修复体（Adhesively Cemented Restorations，ACR）[1]。

嵌体（或粘接固位修复体）指硬质的冠部部分修复体，由复合树脂（分层堆塑或CAD-CAM切削）或全瓷材料（分层堆瓷、热压铸造或CAD-CAM切削）制作而成，被动就位于制备出一定特征的窝洞内，通过有效粘接获得固位。

大面积牙体缺损是粘接固位修复体的适应证，病因包括大面积龋坏和/或冠部牙体折断（可能同时侵犯牙周附着）、机械性磨损（磨牙症）和/或化学因素[2]（酸性饮料饮用、胃食管反流、暴食症等）导致的牙齿表面缺损等。

20世纪90年代中期的文献（瑞士日内瓦大学，1994）中给出的经典适应证包括：

- Ⅰ类洞和Ⅱ类洞。

- 覆盖牙尖。

- 颈部牙釉质不足：高度＜1mm、厚度＜0.5mm，或颈部无牙釉质存留。

- 颈部凹陷（例如上颌第一磨牙近中面）。

- 区段修复（需制作多颗修复体）。

显然，从临床证据以及材料的发展进步来看，上述适应证有待商榷之处。

一些考虑：

- Ⅰ类洞通常可采用直接法修复。
- 直接法修复也可覆盖牙尖，但显然如第1章和第3章所详细讨论的，超过一定限度后临床操作难度大大增加。
- 颈部牙釉质缺损不应独立成为嵌体的适应证，但至少应在评估缺损范围时一并考虑。
- 颈部缩窄时可以借助一些技巧使成型片紧贴后通过直接法修复解决，不一定需要嵌体修复。
- 多牙修复并不意味着一定选择间接修复，而应该根据牙体组织缺损量对每位患者做出个性化评估，不应受到修复体数量以及临床操作流程便利与否的影响。

出于以上各方面考虑，目前粘接固位修复体的适应证——引用笔者曾发表的文献[3]，可总结为：

- 大面积Ⅱ类洞缺损需覆盖一个或多个牙尖。
- 磨损和/或生物腐蚀（酸蚀）造成的大面积咬合面缺损。

其他重要的次要考虑因素包括：颈部牙釉质不足（高度<1mm、厚度<0.5mm）或缺失，颈部凹陷，区段修复（多单位修复）需上𬌗架检查咬合，需恢复或升高垂直距离。举例来说，一个中等大小的远中𬌗面缺损，颈部牙釉质缺失，可以进行直接法修复；然而，如果是中-大型缺损合并颈部牙釉质缺失，则更倾向于嵌体修复。此外，应着重指出，涉及区段牙列修复时，修复方式的选择取决于每颗患牙的具体情况，并非主要考虑患牙数目和临床操作便利性。这就意味着，对于需要采用间接法技术完成的区段牙列修复来说，如果某颗患牙适合直接法，则应选择直接法修复，并与其他患牙的内部重建同时完成，而不是设计嵌体修复。这类修复体（简称"ACR"）的优势[1,4-5]包括：

- 咬合面解剖形态更为理想，接触区和穿龈外形更为恰当，可在𬌗架上检查咬合。
- 修复体在口外制作完成，因此最大限度地降低了聚合收缩应力，更易于边缘密合；仅有的聚合收缩出现在薄层的粘接水门汀内[6]，几乎无显著影响。此外，复合树脂经过光-热处理（130℃光固化炉内处理7分钟）后，树脂单体转化率提高，修复体的物理机械性能得到增强（耐磨性[7]和尺寸稳定性[8]）。

这些技术其他的优势包括可以选择使用传统全瓷材料，如长石质陶瓷（分层烤瓷或单层瓷块更佳），更常用的是二硅酸锂增强型玻璃陶瓷以及一系列的聚合物增强型CAD-CAM陶瓷。全瓷修复体可以通过热压铸造或CAD-CAM切削制作完成，复合树脂修复体则可通过分层堆塑或CAD-CAM切削制作完成；最后，聚合物渗透陶瓷等新型材料通过CAD-CAM技术制作完成。

粘接固位修复体分类

根据文献总结[1,9]，嵌体修复技术可做出如下分类：

- 口内半直接法技术。
- 口外半直接法技术（弹性硅橡胶模型分层堆塑，或椅旁CAD-CAD）。
- 间接法技术。

表2 口内半直接法技术（复合树脂嵌体）					
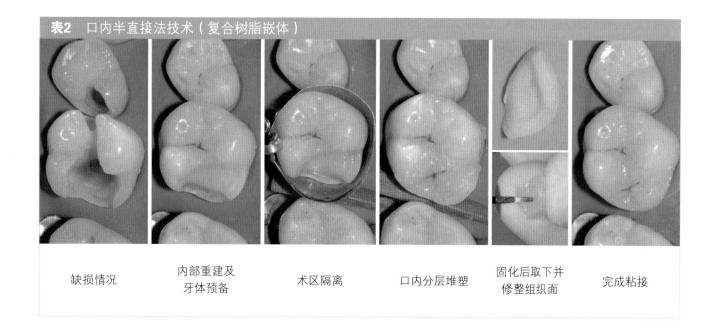					
缺损情况	内部重建及牙体预备	术区隔离	口内分层堆塑	固化后取下并修整组织面	完成粘接

口内半直接法技术（表2）：完善术区隔离下，在完成牙体预备后直接堆塑嵌体，固化后取下，并置于专用光固化炉内完成最终固化，修整组织面形成粘接间隙，同一诊次完成粘接。

该方法临床上主要用于单颗患牙Ⅱ类洞缺损的修复，要求最多涉及两个牙面的简单窝洞。以目前的技术水平，这类修复体的制作较为简单且可预期性好。

口外半直接法技术：制取精确印模后，翻制硬质硅橡胶模型，于口外完成复合树脂嵌体制作，同一诊次完成粘接（Mach-2® & Blu-Mousse®，Parkell Inc.；GrandioSO Inlay System，VOCO）。

临床上主要用于单牙至最多两颗患牙的修复，适合中到大型缺损需覆盖牙尖的情况。也可以采取直接法，借助成型片恢复待覆盖牙尖的轴壁。目前这类修复体更多地采用多种半直接法椅旁CAD-CAM系统（见第445页）制作，可以切削完成复合树脂或全瓷修复体。

然而，这类设计加工系统成本较高，需要使用数字印模系统，并匹配相应的切削设备和烤瓷炉。不过，该系统能够控制咬合接触，可以完成从嵌体至牙冠，甚至小跨度固定桥的制作，知名的CEREC系统（Dentsply Sirona）是最方便、集成度最高的CAD-CAM系统。

口外弹性硅橡胶模型半直接法技术

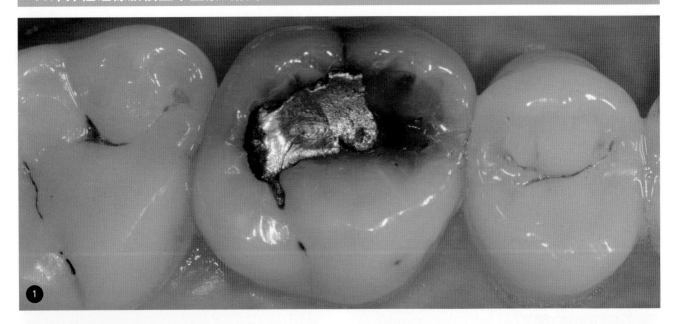

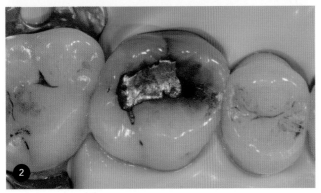

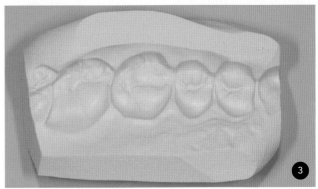

图1～图3 上颌磨牙不完善银汞充填体，明显可见颊尖及近中边缘嵴（M）下方继发龋坏。牙尖解剖形态尚存，因此先制取硅橡胶导板（图2），再放置橡皮障前（图3）。

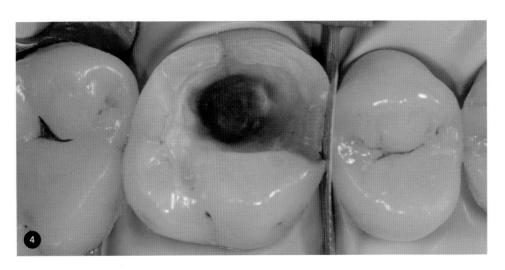

图4 去除银汞充填体，去腐，去除无支持的牙体组织。

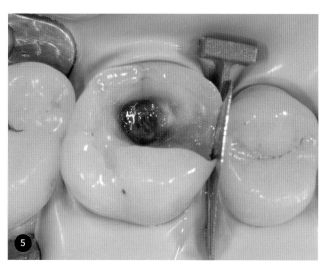
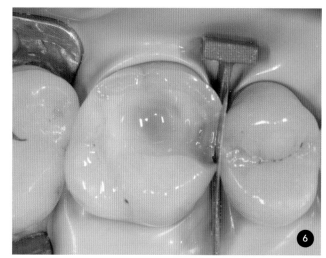

图5和图6　完成粘接处理，涂布流动树脂形成洞衬。

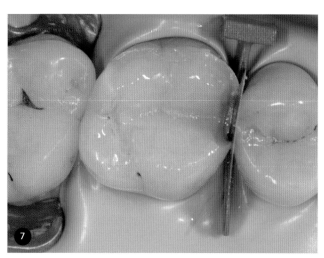
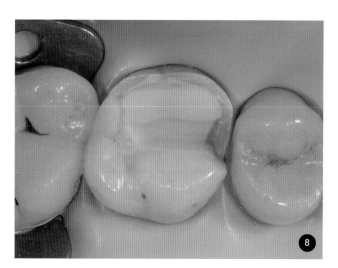

图7和图8　树脂分层堆塑，完成内部重建，进行嵌体预备。

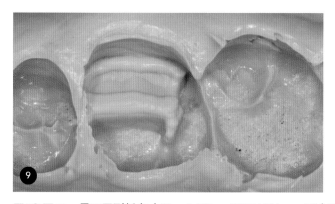
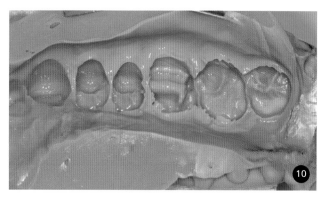

图9和图10　用双牙列托盘（Check Bite，COE USA no. 72）取得硅橡胶印模，涂布分离剂（New Break Agent），避免印模与模型的两种硅橡胶之间发生化学结合。

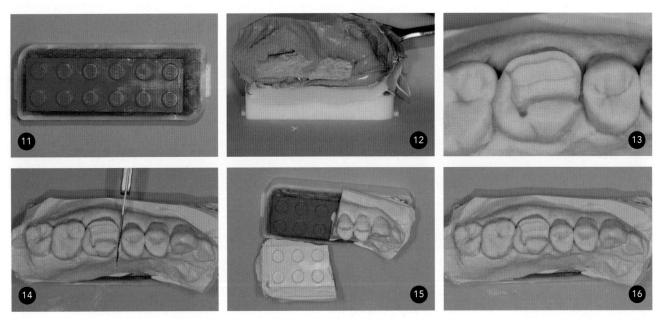

图11～图16　用合适的硬质硅橡胶（Blu Mousse®和Mach-2，Parkell）翻制模型，用一个"乐高积木块"作为模型底座，用手术刀分割代型后，就获得了可拆卸并复位的可卸代型，复位的精度很高。

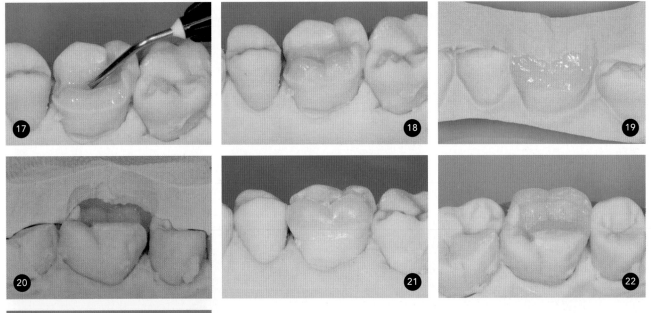

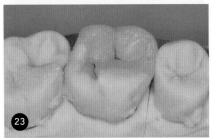

图17～图23　这样就可以椅旁在硅橡胶模型上采用离心法分层充填完成即刻嵌体修复：先涂布一层流动树脂形成洞衬，使硅橡胶模型的"洞壁"变得足够坚实，根据解剖形态完成牙本质层的堆塑；然后在硅橡胶导板的帮助下，完成颊尖牙釉质壁的充填。

下一步是徒手完成近中面及边缘嵴的塑形（取下代型），最后用牙釉质树脂完成咬合面的堆塑。

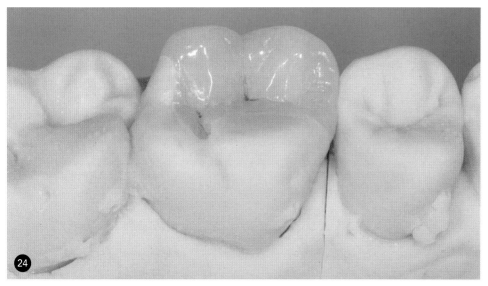

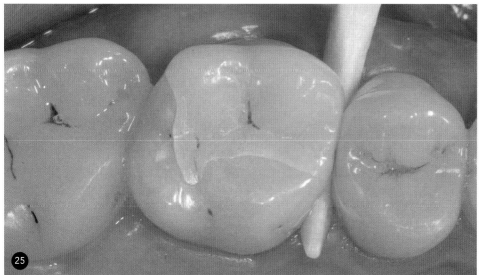

图24～图26　在树脂固化炉内适宜的温度条件下光照固化，完成修形和最终抛光，最后在粘接前进行口内试戴。

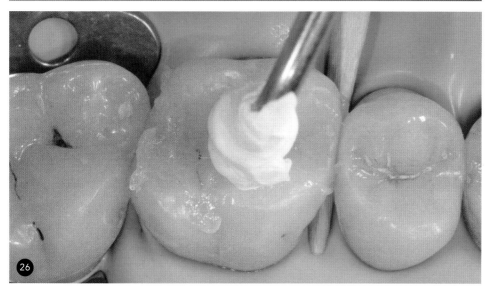

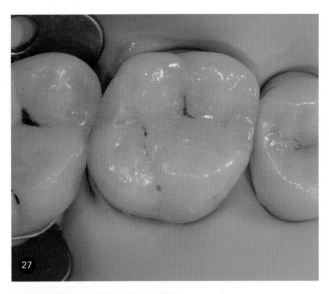
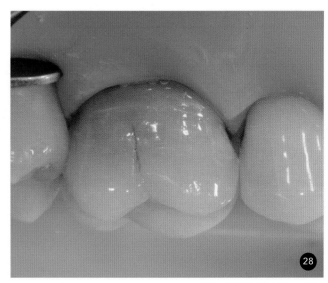

图27和图28 修形、抛光完成后。

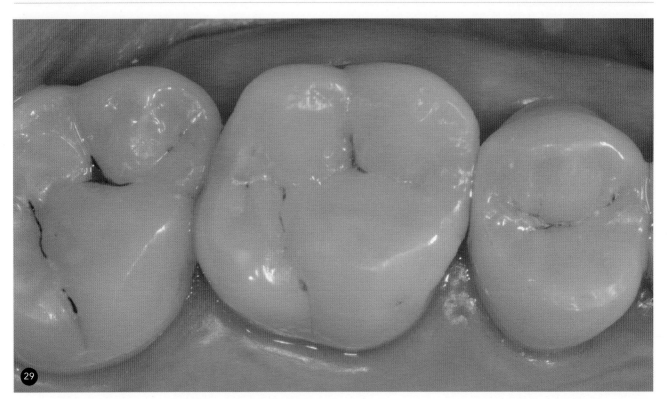

图29 调𬌗后的最终临床照片。可见修复体形态和美学效果优异，边缘密合。

临床述评

　　本病例展示的方法已被椅旁CAD-CAM技术取代，但显而易见，该方法不需要很多经济投入，同样可以获得良好的修复效果。类似的病例还可以采用直接法，按照同样的策略，在术前制取的硅橡胶导板的帮助下完成修复。

椅旁CAD-CAM口外半直接法技术（CEREC，DENTSPLY SIRONA）
（来源：A. Libero医生）

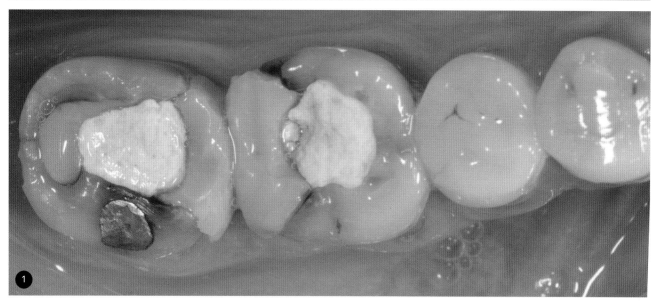

图1 治疗前：46和47因深龋坏及髓，出现疼痛症状，行根管治疗。

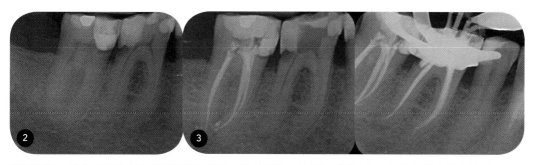

图2和图3 治疗前X线片可见龋损范围显著，波及髓腔，达龈下（图2）。根充后根尖片（图3）。

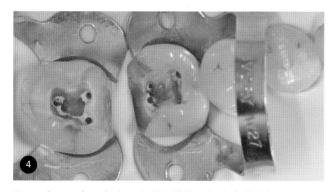

图4 术区隔离，去除不完善充填体，彻底去除龋坏组织。在46上额外安放了1个橡皮障夹，排开橡皮障布，尽管46远中缺损深达龈下，最终也获得了良好的隔离效果。

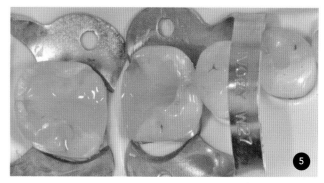

图5 复合树脂粘接修复形成树脂核，完成颈部深边缘提升。

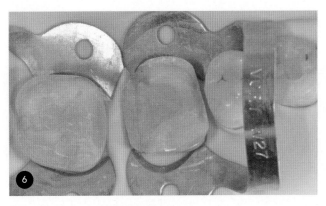

图6　完成46和47的高嵌体预备。

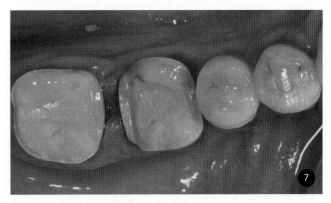

图7　取下橡皮障后的预备体，准备制取光学印模。

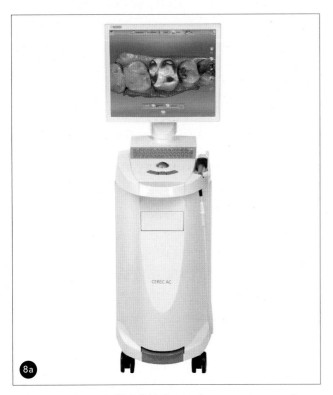

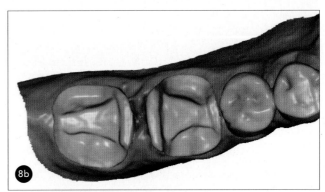

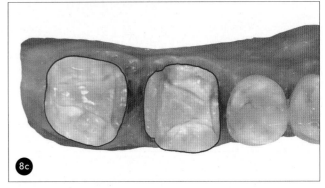

图8a～c　描绘预备体边缘线（图8a）；Omnicam 1.0（Cerec，Dentsply Sirona）（图8b）扫描获得的光学印模（图8c）。

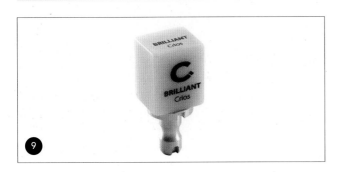

图9　切削用复合树脂块（Brilliant Crios，Coltene）。

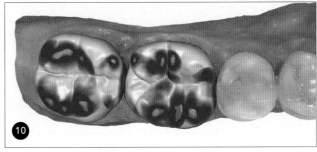

图10　完成两颗修复体的数字化设计。

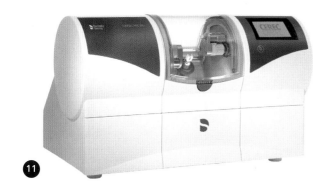

图11　椅旁切削机Cerec MC XL（Sirona）可在6～12分钟的极短时间内完成修复体切削。

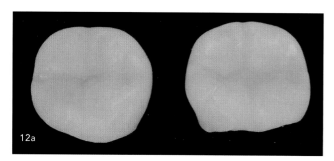

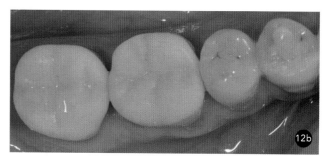

图12a，b　CAD-CAM切削完成的复合树脂修复体（当场完成窝沟成形和表面抛光后）（图12a）。口内试戴，检查密合性、邻接触和咬合（图12b）。

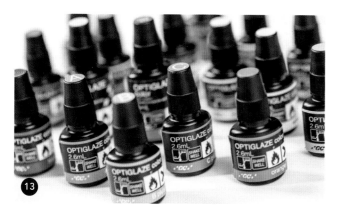

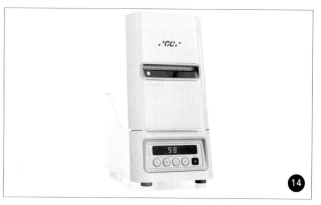

图13和图14　用光固化染色剂（Optiglaze colour，GC；图13）在专用固化炉（Labolight DUO，GC；图14）内完成修复体的个性化染色。

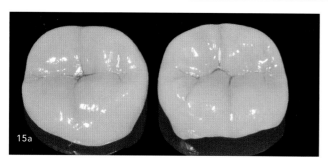

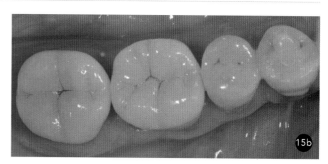

图15a，b　修复体染色后（图15a），于口内再次试戴（图15b）。

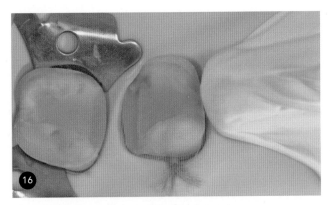

图16　橡皮障术区隔离，预备体组织面粘接处理。

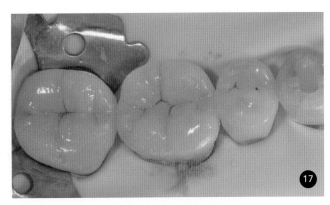

图17　当次就诊用光固化树脂完成修复体粘接。

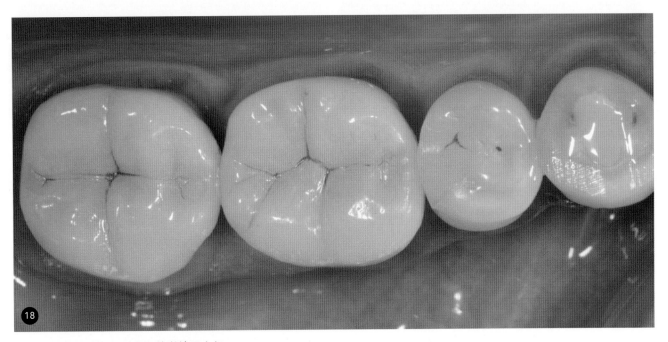

图18　修复完成后，形态和美学效果良好。

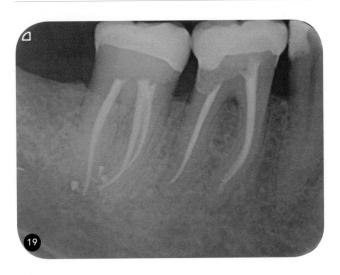

图19　术后拍摄根尖片，检查修复体以及直接法完成深边缘提升（DME）的密合性。

间接法技术：技工室完成嵌体等修复体的制作，复诊时粘接。修复体可以在充分涂布间隙剂后的石膏模型上用复合树脂分层堆塑制作完成，也可以采用CAD-CAM技术切削树脂块并辅以个性化染色制作完成。

可酸蚀陶瓷也是一种可行的材料选择，包括：采用耐火代型技术制作的传统长石瓷，或CAD-CAM切削制作的白榴石增强型玻璃陶瓷；更好的选择是热压铸造或CAD-CAM切削制作的二硅酸锂增强型玻璃陶瓷。

表3和表4进行了**归类总结**。

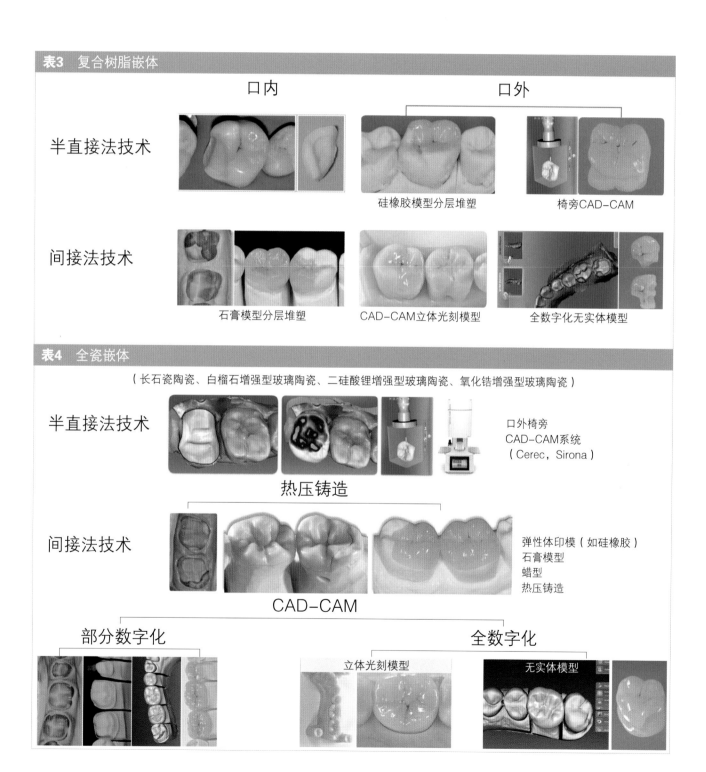

表3	复合树脂嵌体

口内　　　　　　　　　　口外

半直接法技术　　　　　　　　　　硅橡胶模型分层堆塑　　　　椅旁CAD-CAM

间接法技术　　　　石膏模型分层堆塑　　　CAD-CAM立体光刻模型　　　全数字化无实体模型

表4	全瓷嵌体

（长石瓷陶瓷、白榴石增强型玻璃陶瓷、二硅酸锂增强型玻璃陶瓷、氧化锆增强型玻璃陶瓷）

半直接法技术　　　　　　　　　　口外椅旁CAD-CAM系统（Cerec，Sirona）

热压铸造

间接法技术　　　　　　　弹性体印模（如硅橡胶）石膏模型　蜡型　热压铸造

CAD-CAM

部分数字化　　　　　　　　　　全数字化

立体光刻模型　　　　无实体模型

间接法修复体的长期寿命

修复体失败是临床工作中遇到的主要问题之一，据估计[10]，60%的临床工作是更换失败的旧充填体。可以采用生存率和失败率来评估修复体的临床表现。文献综述中给出的粘接固位修复体长期寿命的数据还是令人鼓舞的；其中一些数据总结在表5和表6中。从年失败率来看，全瓷修复体的长期表现平均来说要优于复合树脂修复体。Morimoto等[11]最近完成的系统综述最值得关注，显示玻璃陶瓷和长石瓷修复体5年及10年成功率分别为92%～95%和91%。失败的主要原因包括折裂和崩瓷（4%），随后是牙髓并发症（3%）、继发龋（1%）和脱粘接（1%）[12]。笔者分析了自1994年完成的修复体，失败率显著低于文献报道的数值。表7展示了2000—2020年的数据。

众所周知，临床治疗类研究可靠性水平偏低，偏倚更大，常会得出比随机对照研究（Randomised Controlled Trials，RCTs）列更好的结果，而RCT摒弃了单纯的临床偏好，有更为严格的方法要求。因此，显而易见，笔者个人的数据尚未经过充分的统计分析，不能得出确定结论，虽然没能给出精确的、非常低的年失败率，但它指明了一个非常有潜力的临床趋势。

可以有一定把握地说，修复体的成功率以及长期寿命与适应证的选择、是否严格遵守操作规范以及治疗操作的精准程度密切相关。文献报告，"术者因素"是显著影响因素。

此处展示了一些长期随访的临床病例（病例1～4），读者可以看到粘接固位修复体具有非常优异的形态、表面和颜色稳定性，边缘密合性维持良好。

表5 文献综述：间接法复合树脂修复体

年份	第一作者	观察期（年）	设计	材料	修复体（颗）	评价方法	研究类型	成功率（%）	年失败率（%）
2000年（J of Dent）	Wassel	5	嵌体	复合树脂	57	改良USPHS	纵向研究	82.6	3.5
2000年（J of Dent）	Van Dijken	11	嵌体，高嵌体	复合树脂	96	改良USPHS	纵向研究	82.3	1.6
2003年（Clin Oral Inv）	Pallesen	11	嵌体	复合树脂	140	改良USPHS	纵向随机研究	83	1.5
2004年（Oper Dent）	Manhart	14	嵌体，高嵌体	复合树脂			荟萃分析	年均失败率0～10，均值2.9	
2006年（Quintess INT）	Thordrup	10	嵌体	复合树脂	29		前瞻性临床研究	80	2.0
2010年（Oper Dent）	Dukic	3	嵌体，高嵌体	复合树脂	71	改良USPHS		100	0
2010年（Oper Dent）	Cetin	5	嵌体，高嵌体	复合树脂	41	改良USPHS	纵向研究	97.5	2.5

表6 文献综述：间接法全瓷修复体

年份	第一作者	观察期（年）	设计	材料	修复体（颗）	评价方法	研究类型	成功率（%）	年失败率（%）
1999年（J Adhes）	Fuzzi	11.5	嵌体	Mic.N.Cer, Fortune Cer	182	改良USPHS	纵向研究	95	0.4
2004年（Oper Dent）	Manhart	14	嵌体，高嵌体CAD-CAM全瓷				荟萃分析	年均失败率0~7.5，均值1.9 年均失败率0~4.4，均值1.7	
2005年（J Dent）	Schulte	9	嵌体，高嵌体	IPS Empress	810	Kaplan-Meier	回顾性研究	90	1.1
2005年（Dent Mat）	Krämer	8	嵌体，高嵌体	IPS Empress	96	改良USPHS	前瞻性临床对照研究	92	1
2006年（JADA）	Fasbinder	10	嵌体，高嵌体CAD-CAM	CEREC		Kaplan-Meier	22个临床病例的系统综述	97（5年）90（10年）	0.6 1
2007年（Dent Mat）	Stoll	10	嵌体，高嵌体	IPS Empress	1624	改良USPHS/Kaplan-Meier	前瞻性研究	97	0.3
2012年（Int J Prosth）	Beier	20	334例嵌体213高嵌体	热压铸造玻璃陶瓷	547	Kaplan-Meier	回顾性研究	97.3（5年）93.5（10年）78.5（20年）	0.54 0.65 1.08

表7 笔者病例（2000—2020）

修复体	**共1718颗**	前磨牙508颗（29.5%）	磨牙1210颗（70.5%）
修复体类型	嵌体65颗（3.7%）	高嵌体538颗（31.3%）	覆盖体*1115颗（65%）
材料	复合树脂1298颗（75.5%）		二硅酸锂420颗（24.5%）
制作方法	1265颗分层堆塑 132颗CAD-CAM复合树脂		233颗热压铸造 187颗CAD-CAM 二硅酸锂
牙髓活力	活髓牙1124颗（65%）		牙髓治疗后594颗（35%）
手术暴露边缘	活髓牙共128颗（11.4%）	牙髓治疗后共165颗（27.8%）	共计293颗（平均17%）

修复体类型
嵌体 3.7%
高嵌体 31.3%
覆盖体 65%

覆盖体材料
二硅酸锂 24.5%
复合树脂 75.5%

病例1 随访16年

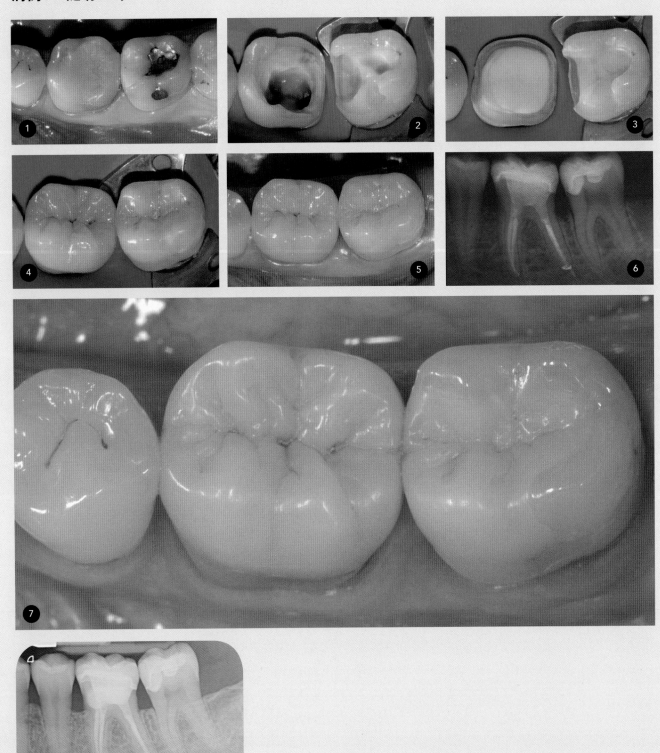

图1～图8 两颗患牙行复合树脂粘接修复：36牙髓治疗后行覆盖体修复（图1），37活髓牙经牙周手术暴露缺损边缘后行高嵌体修复（图2～图4）。术后3周时的临床照片（图5）及根尖片（图6）。16年随访（图7和图8）。

病例2 随访18年

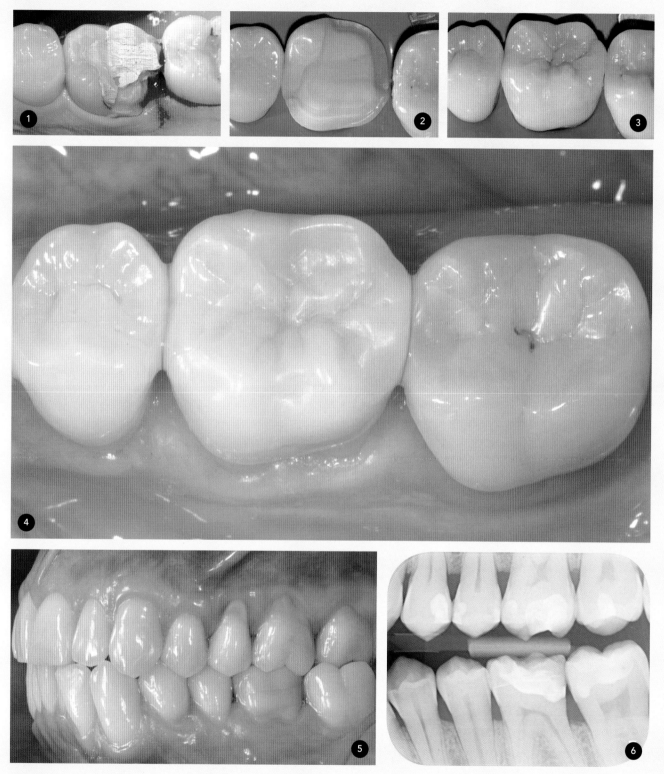

图1~图6 36大面积牙体缺损（图1），远中舌侧边缘至龈下：仅保留一个牙尖及对应边缘嵴，行高嵌体修复（图2和图3），缺损边缘经牙周手术暴露，患牙仍为活髓。18年随访临床照片（图4和图5）及X线片（图6）。

病例3　随访20年

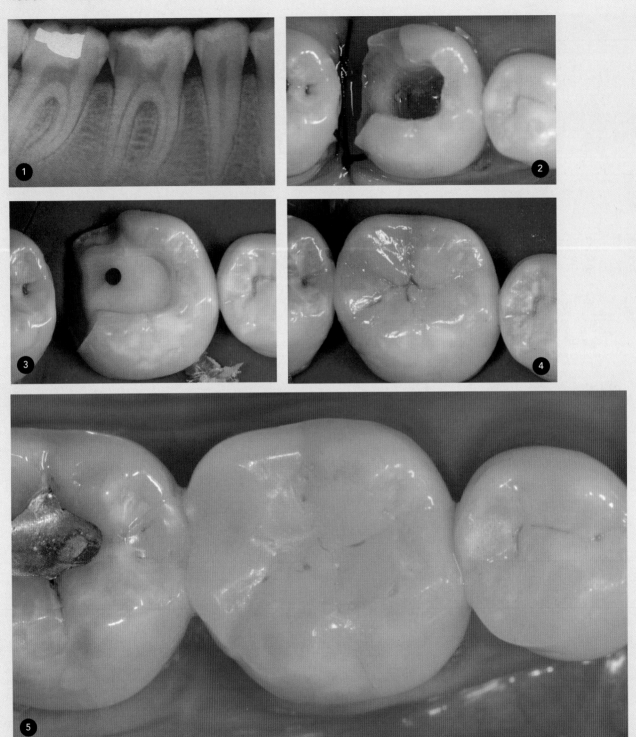

图1~图7　46大面积龋坏穿通髓腔（图1），侵犯嵴顶上附着复合体，需行根管治疗及牙周手术暴露缺损边缘（图2）。分层堆塑制作树脂嵌体覆盖远中舌尖（图3和图4）。10年随访临床照片（图5），20年随访临床照片（图6a，b）和咬合翼片（图7）。

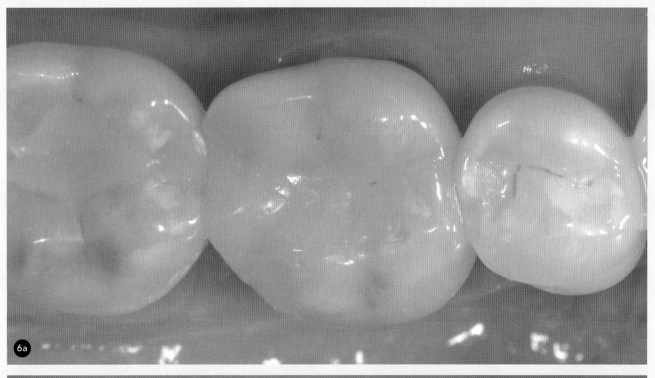

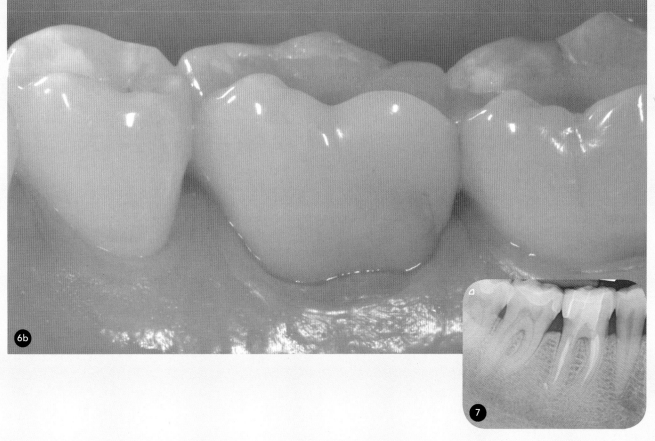

病例4　随访26年

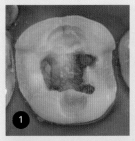
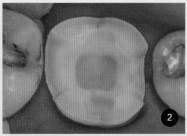
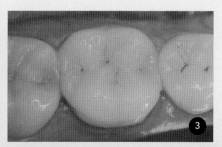

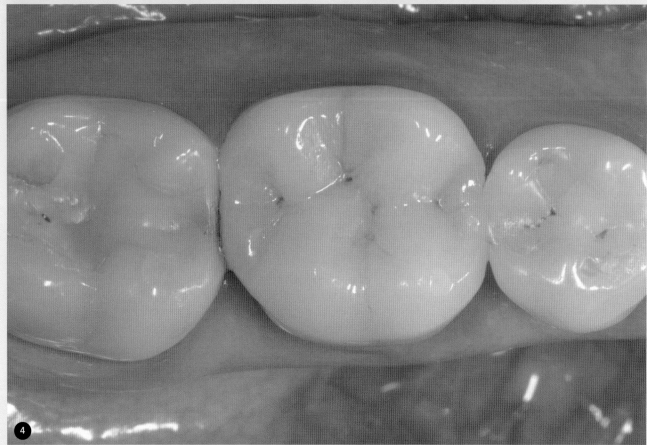

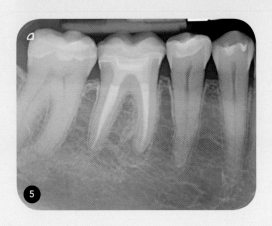

图1~图5　46根管治疗后（图1）行铸瓷嵌体冠修复（图2和图3）。26年随访临床照片（图4）和根尖片（图5）。

粘接固位间接修复体的操作流程

此处将介绍一个简明且条理清晰的粘接固位间接修复体的临床操作流程，主要来自笔者基于大量文献证据[1,3,13-15]进行的长期临床实践和总结（1994年至今）。

粘接固位间接修复体操作流程

制作硬质硅橡胶导板，记录患牙解剖形态，如果患牙缺损过大无明显解剖形态存留，则可略过此步。必要时，可以制取模型由技工室制作诊断蜡型后，再翻制硅橡胶导板。沿轴向分割硅橡胶导板，在牙体预备时可用于检查预备量，在制作修复体时可指导解剖形态的恢复。除临床检查外，治疗前进行X线片检查必不可少。

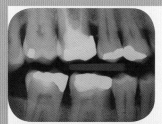

放置橡皮障，打开窝洞并/或去除旧充填体。

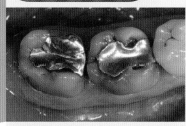
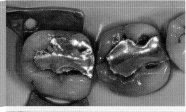
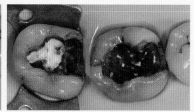

去除龋坏组织。

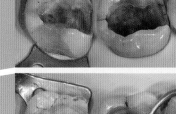
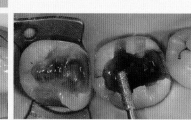

评估剩余轴壁厚度，酌情降低支持不足的轴壁的高度，完成腐质去除（可能保留部分着色的反应性牙本质）。

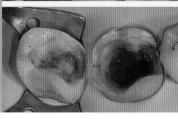

复合树脂内部重建，必要时使用纤维桩（牙髓治疗后的牙齿，可能作为义齿基牙时），采用改良双固化技术进行即刻牙本质封闭。必要时深边缘提升也在这一步完成。

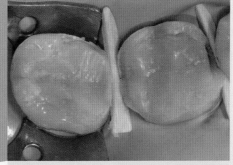

龈下缺损橡皮障无法隔离时，手术暴露缺损边缘，根据嵴顶上附着是否受侵犯确定是否进行骨修整。笔者建议，尽可能在手术完成后同期进行内部重建并制取印模（见第638页）。

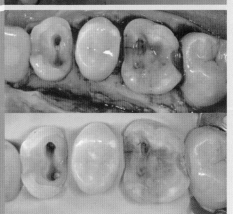

根据最新改进的指导原则［形态引导的预备技术（MDPT）］完成嵌体/高嵌体牙体预备（见第472页）。

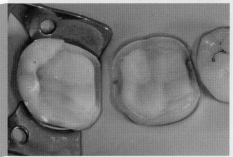

使用橡胶类印模材料制取精细印模（单牙可用Check Bite托盘取得双牙列印模），目前更流行用口内扫描仪制取光学数字印模（见第491页）。

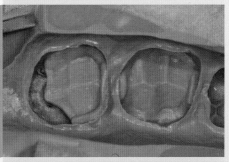

技工室或椅旁制作（复合树脂或瓷）修复体。

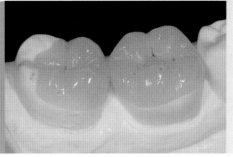

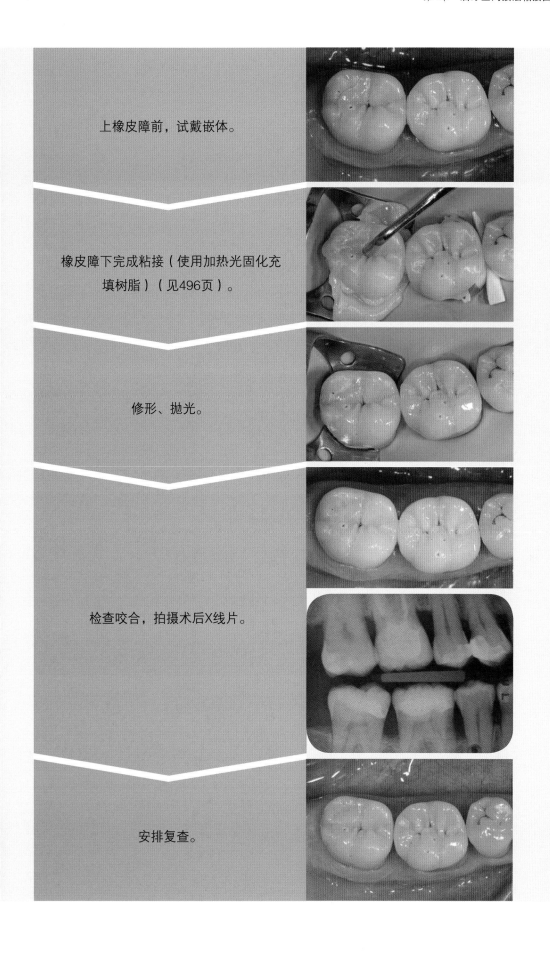

上橡皮障前，试戴嵌体。

橡皮障下完成粘接（使用加热光固化充填树脂）（见496页）。

修形、抛光。

检查咬合，拍摄术后X线片。

安排复查。

嵌体/高嵌体洞型预备原则

经典嵌体/高嵌体洞型特点

粘接固位修复体洞型预备的经典原则[4]见表8。

1 轴壁外敞度：外敞6°～10°，便于口外间接法修复体的制作、试戴和粘接。

2 口内半直接法技术预备量稍大，要求外敞度更大（至少15°～18°）。

3 顺滑且清晰、明确的边缘（用40μm细粒度金刚砂车针完成边缘精修，形成清晰流畅的洞缘）。

4 小的倒凹陷尚可接受（在硅橡胶模型上），或在石膏模型上用蜡填补。但仍要求通过恰当的内部重建和精细的牙体预备避免倒凹出现。

5 洞型边缘应避开咬合接触区。此类洞型常有轴壁牙本质的显著缺损，因此经常需要覆盖牙尖。

6 注意美学关键区，如上颌前磨牙颊面。这时不建议预备出明确的边缘，因难以获得修复体–牙体组织的良好过渡。

表8　洞型预备的经典原则

● 轴壁外敞（6°～10°）

● 内线角圆钝

● 精修形成锐利的牙釉质边缘（不制备斜面）

● 轴壁清晰、顺滑，整体设计流畅

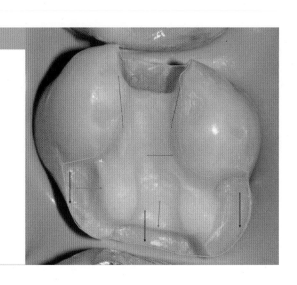

洞型设计的影响及指导参数[4,13-15]（表9）

对这些参数的分析具有重要意义。

表9　洞型设计：应考虑的参数

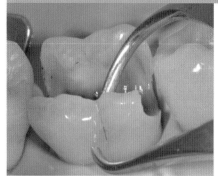

剩余轴壁厚度：
≥2.0~2.5mm（一些学者认为1~1.5mm），根管治疗后的患牙>3.0~3.5mm

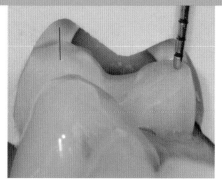

覆盖牙尖时修复体的最低厚度：
分层堆塑复合树脂≥1.5mm，
CAD-CAM复合树脂<1.0mm（最低0.6~0.8mm）
热压铸造或CAD-CAM二硅酸锂玻璃陶瓷≥1.0mm，
长石质陶瓷≥2.0mm

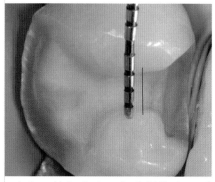

咬合面峡部宽度：复合树脂和二硅酸锂玻璃陶瓷≥2.0mm（长石质陶瓷≥3.0mm）

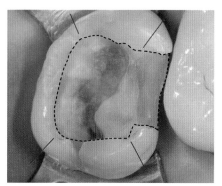

边缘避开咬合接触区

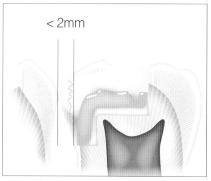

邻面修复体悬壁<2mm

活髓牙剩余轴壁厚度（保留轴壁）应＞2～2.5mm[4]（近期研究[16]认为1mm也可接受，但临床效果存疑），根管治疗牙则应＞3～3.5mm[17]。除轴壁厚度外，还应评估窝洞深度，它反映了轴壁间牙体组织缺损程度，带来的强度削弱作用比窝洞宽度更加显著[18]。

髓顶缺失导致牙齿抗力进一步下降，在功能负荷下牙尖形变更加显著，其弹性形变恢复能力更差，劈裂风险更高，这是牙髓治疗后牙齿的典型特征[19]。

另一个重要的考虑因素是隐裂纹是否存在，这决定是否要覆盖牙尖。

1. 峡部宽度（保证修复体强度）：复合树脂和二硅酸锂玻璃陶瓷≥2.0mm。长石质陶瓷＞3.0mm。

2. 边缘嵴是否存在，即是否有邻面缺损，应在3个空间层面上评估：𬌗龈向、近远中向、颊舌向。边缘嵴决定患牙强度，是连接颊舌侧壁的关键结构。

3. 覆盖牙尖的材料厚度：分层堆塑复合树脂≥1.5mm（也可区分为非功能尖1.5mm，功能尖至少2mm[14]），二硅酸锂≥1mm，长石质陶瓷≥2mm（非功能尖）、≥2.5mm（功能尖）[4]。

4. 邻面修复体悬壁≤2mm。悬壁过长是修复体边缘嵴折裂的高风险因素。

打开窝洞、评估剩余轴壁厚度、去腐、内部粘接重建

间接法修复适用于龋坏或折裂导致的冠部大面积牙体缺损，因此应当评估剩余轴壁的厚度，决定轴壁的保留或覆盖。此外，窝洞常存在倒凹，需要充分的内部重建（树脂堆塑、填补倒凹），有特定的要求和清晰的原则。

完成临床及X线片检查（图1和图2）后，开始在橡皮障下去腐和/或去旧充（图3和图4），下一步是参考上文提出的各项参数测量牙尖底部确定剩余轴壁厚度（图5和图6）。测量厚度后，将缺乏足够支持的轴壁降低（图7），这一步应在内部重建之前，以便更准确地测量轴壁厚度，同时避免暴露未形成混合层的牙本质。

牙尖高度降低的程度取决于5个方面：

1. 保证修复材料（复合树脂或瓷，分层堆塑或CAD-CAM制作）强度的最低要求。

2. 没有充足牙本质支持的牙釉质量；应降低至牙釉质有牙本质支持为止。

3. 牙釉质厚度：显然牙尖厚度的数值不足以完全确定其强度，应进一步考虑牙釉质厚度和牙本质厚度的占比。

4. 患牙的咬合情况及功能负担（是否存在副功能）。

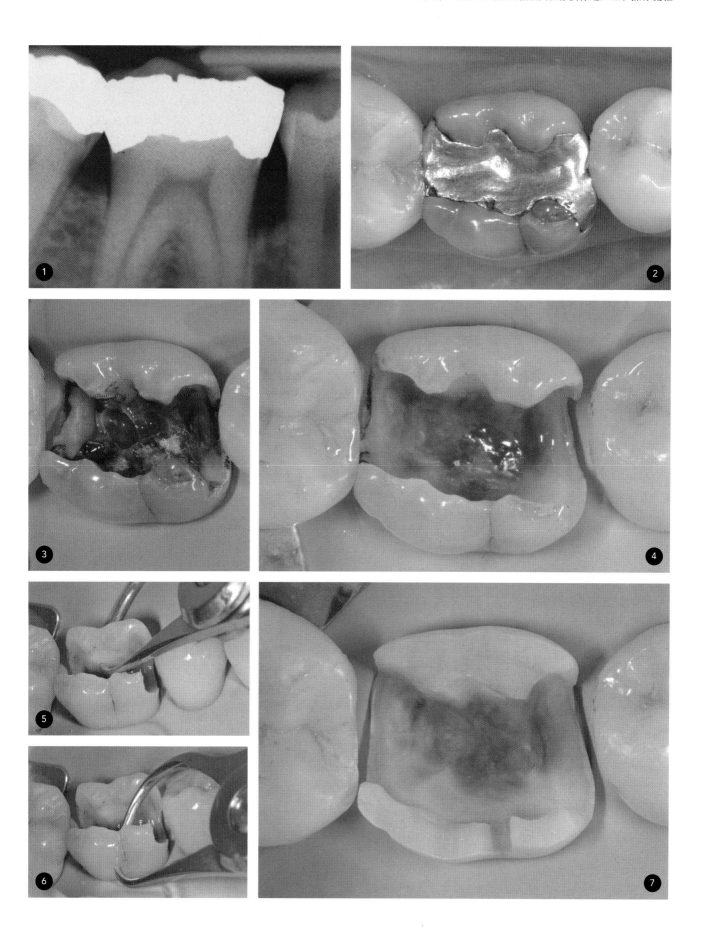

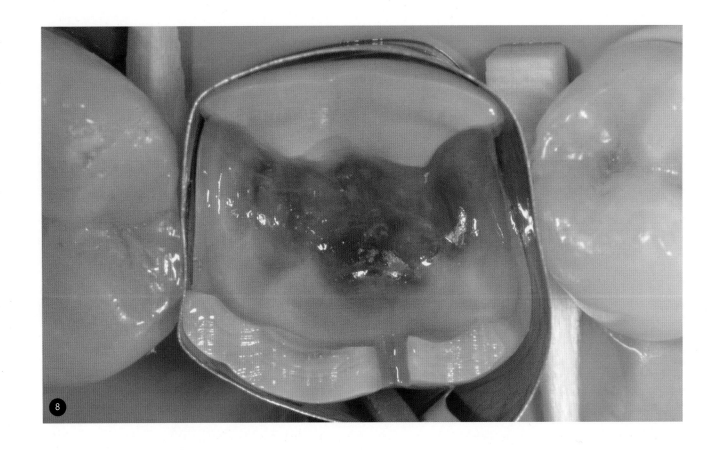

8

5 "便利形"窝洞设计：即一些情况下，保存轴壁
　不具有太大的临床意义，而通过覆盖将其保护并
　纳入整体洞型设计中则更为有益。

　　关于根据窝洞宽度决定是否需要覆盖牙尖的问
题，笔者在文献中找到如下标准[14]：从牙尖顶到髓
壁牙釉质均无牙本质支持时，或咬合面洞缘距牙尖
顶不足1mm时，均应覆盖牙尖。

　　降低牙尖后，进行**内部重建（倒凹填补）**，遵
循以下原则：

• 遵照即刻牙本质封闭（IDS）的基本原则[22]。间
　接修复牙体预备会导致大面积牙本质暴露。研究
　结果显示，为提高牙本质粘接强度，新鲜切割
　的牙本质面应在牙体预备后、制取印模前用牙
　本质粘接剂（Dentin Bonding Agent，DBA）封

闭。为实现这一目标，推荐使用含填料的三步法
全酸蚀粘接系统（图8），不过其他粘接系统也
适用。与延迟牙本质封闭相比，即刻牙本质封闭
可提高微拉伸粘接强度。如有必要，可同时完成
颈部深边缘提升，以降低后续操作的难度。这
一步使用高填料流动树脂（图9）或加热复合树
脂将大部分情况下为牙本质的颈部深边缘冠向提
升1~1.5mm。然后，在其余洞壁上涂布一层流
动性更好的流动树脂，理想厚度为0.5mm（图
10）。

• 填补因去腐而不可避免的倒凹。应强调，在内部
　重建环节，拟保留牙尖的无支持牙釉质不应完全
　去除：保存一部分无支持牙釉质（由内部重建树
　脂提供支持），另一部分牙釉质仅在洞型预备和
　边缘精修时被去除。

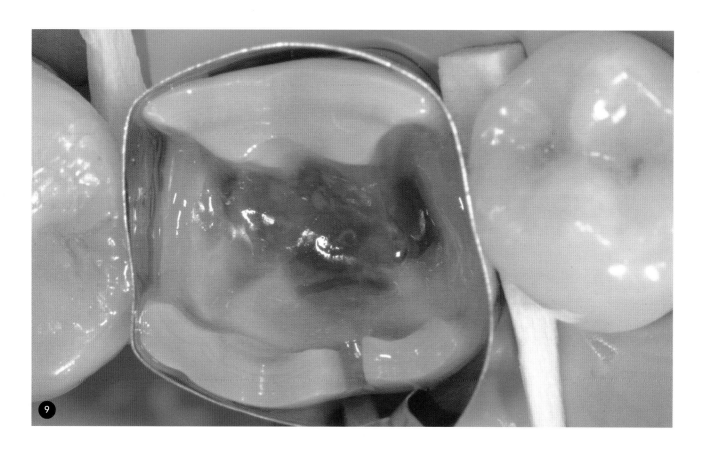

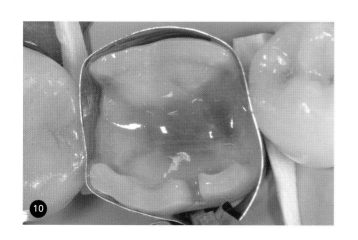

- 形成恰当的洞型设计（见第472页形态引导预备技术）。
- 降低嵌体材料厚度，并保证厚度均匀，便于粘接时光固化树脂的固化（透过嵌体光照）。事实

上，研究证据显示，光的衰减是光源与被照射表面距离的平方的函数，因此修复体厚度是光衰减的重要影响因素，0.5mm厚嵌体就会使光强降低50%[23]。

另一个影响光强衰减的因素是材料的颜色特性，如不透明度、饱和度和荧光性。光能=光强×时间。光固化所需能量为16J（1J=1000mW/s）。因此，考虑到嵌体的最小厚度为1.5mm，颜色为中等饱和度牙本质色，光照时间应延长至每个面2分钟，共6分钟，以保证树脂水门汀的充分固化。同样我们知道提高树脂材料温度可提高其转化率，减少未固化的比例。因此，这是为什么我们用加热炉将树脂加热至54℃完成粘接[24]，当然另一个目的是增加树脂的流动性。应指出，高强度光固化灯可

导致温度上升至最高60℃，可能损伤牙髓或牙周组织。因此，应持续吹气冷却光照区域，降低产热。

• 无麻醉下粘接。所有暴露的牙本质面均已形成混合层并被树脂覆盖，因此仅有轻微敏感或无敏感症状，这样在粘接完成后调𬌗时患者仍有正常的本体感觉。

文献中提到的垫底材料有玻璃离子水门汀、树脂改性玻璃离子水门汀和复合树脂。毫无疑问，内部重建选择的材料应当是高填料小颗粒或纳米颗粒混合型复合树脂，配合三步法酸蚀–冲洗或两步法自酸蚀粘接系统，通过改良双粘接技术完成粘接重建[25]。在完成新鲜切割牙本质的即刻封闭后，使用流动树脂形成一定厚度的牙本质洞衬（理想厚度为0.5mm），然后分层充填形成复合树脂基底。

随后进行牙体预备，去除牙釉质表面的粘接层，做好后续粘接的准备。对于缺损达到龈下的病例，如果未侵犯生物学宽度，临床上更方便的做法——如前所述，是充填一层高填料流动树脂，理想厚度为1~1.5mm，将颈部深边缘冠向提升[26-28]。对于龈边缘无法被橡皮障封闭或侵犯生物学宽度的病例，则必须通过手术暴露缺损边缘，同时可能去除部分牙槽骨[29]。分层堆塑的内部重建树脂目标是恢复缺损的一部分（图11），操作过程中要努力估计出嵌体最终的洞型形态，减小轴壁与窝洞内部的高度落差（轴壁间牙本质缺损所致），形成"桥梁"，同时降低邻面箱状洞型的深度，而周缘的牙釉质则不应覆盖。一些病例中进行全内部重建则更为便捷（也使用自固化或双固化树脂），主要出于工作流程便利的考虑（如临床时间不足、多牙修复、复杂

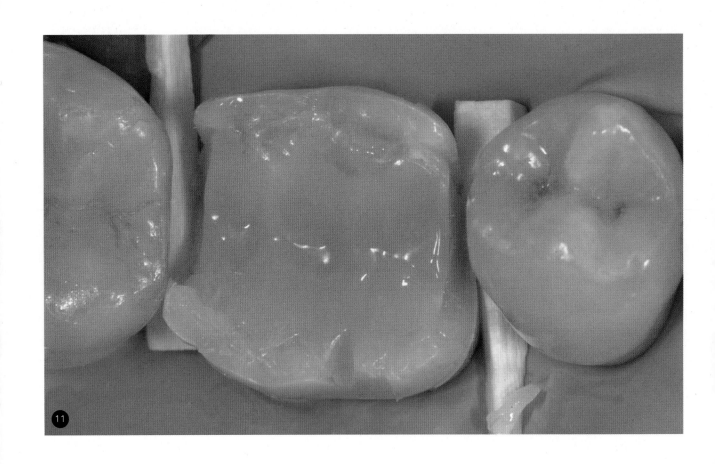

11

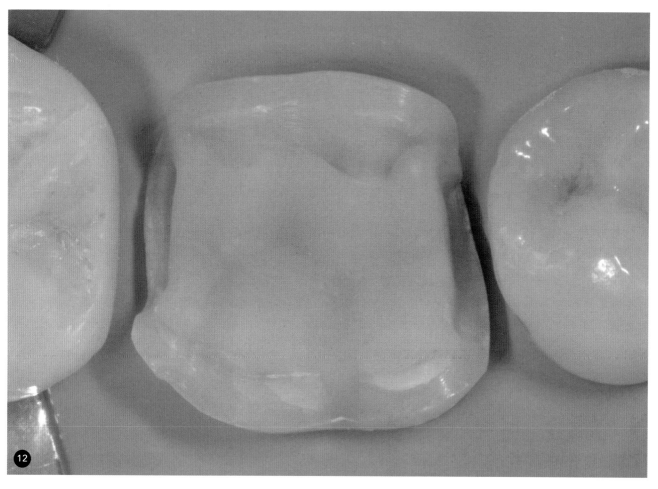

病例等），或适用于大面积缺损有待牙髓治疗的情况。对于后者，树脂重建也承担牙髓治疗前缺损修复的作用，符合即刻牙本质封闭的理念。

对于修复空间较小的病例（如酸蚀或磨损等情况），树脂核不充填至咬合面，仅用一薄层流动树脂形成迷你树脂核。下一步是根据MDPT技术（图12）进行牙体预备，下文将详细介绍。最后一个临床步骤是修复体粘接（图13和图14），最终获得可靠的、良好的临床和影像学效果（图15和图16）。

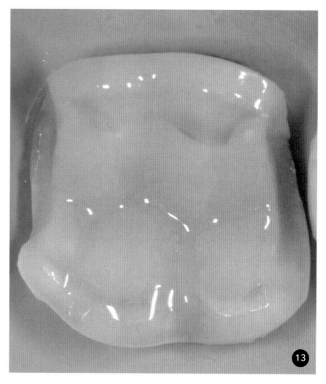

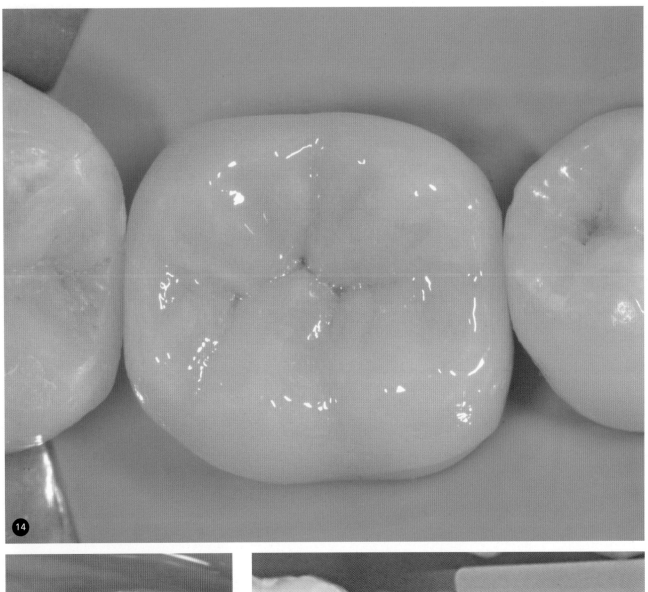

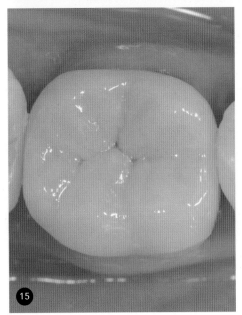

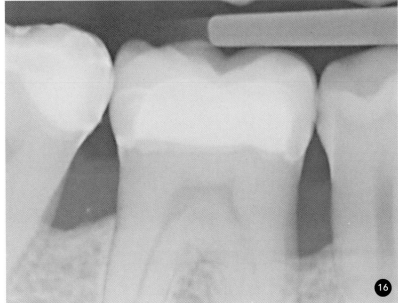

对于牙髓治疗后的患者（图17），尤其是磨牙，根据文献报告[30-31]，也能够不进行常规的树脂分层堆核或纤维桩核，而是使用流动树脂形成洞衬去除倒凹陷。必要时提升龈阶，从而进行充分的髓腔预备，最终采用类似髓腔固位冠的方法（见第630页），将单层材料修复体（全瓷或树脂）延伸至髓腔内并覆盖全部牙尖，完成修复（图18）。

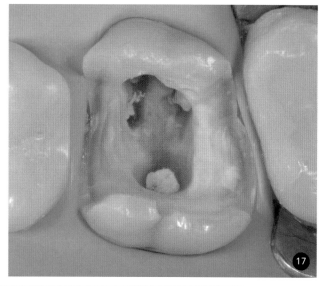

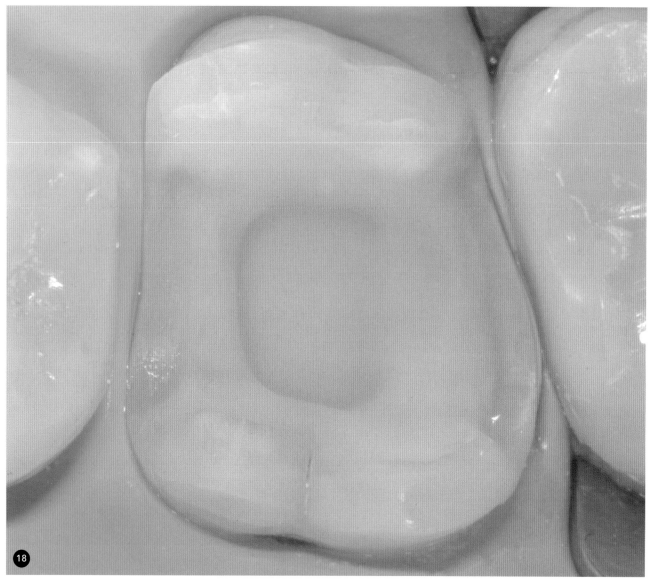

经典嵌体/高嵌体预备设计的局限性

　　笔者个人的临床体会是，经典的粘接固位修复体预备设计（文献中报告）在以下方面存在局限性，包括最大限度保存健康牙体组织的修复原则以及新材料与新粘接技术的应用等。此外，内部重建的时机（在牙体预备之前）及设计、肩台的设计（即在某一位置制备肩台包绕牙尖）等，均有不足之处。最后也是同样重要的一点，修复体在美学关键区的融入效果也有待提高。经典的设计原则（表10）似乎脱胎于传统间接法非粘接固位修复体的设计。后者的设计特征是由固位型的需要所决定的，如全包围的肩台、咬合面预防性扩展等，这导致大

表10	"经典"预备设计

上颌

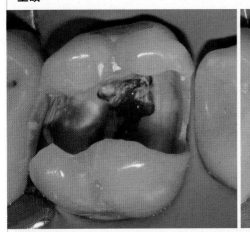 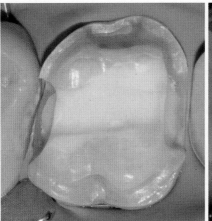 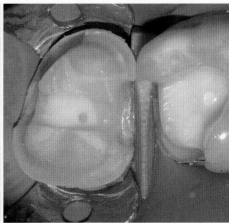

下颌

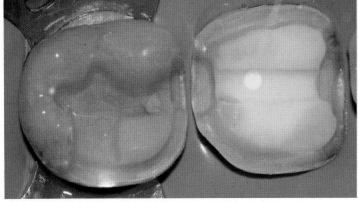 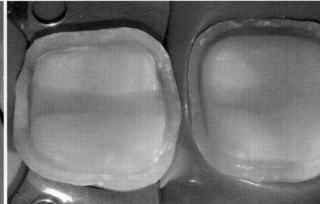

面积牙本质暴露，健康牙体组织出现不必要的"牺牲"。此外，经典预备设计没有考虑到牙齿冠部矿化组织的形态结构及组织解剖学特征。此外，文献中没有清晰给出确定肩台位置的明显标准，导致临床医生只能针对具体病例进行经验性设计。

　　更重要的是，包绕牙尖常导致牙本质暴露，且边缘处牙釉质厚度明显降低。牙釉质粘接能保持优异的长期稳定性，而牙本质粘接的可预期性要低一些。另外，经典设计中包含肩台、峡部、点线面角等，尽管会修整圆钝，但并不完全适合应用粘接修复技术（需使用光固化树脂粘接），嵌体的就位更加困难，边缘不密合的风险更高。最后，肩台的宽度，也就是修复体的厚度，似乎也过大，不利于粘接树脂的充分固化。

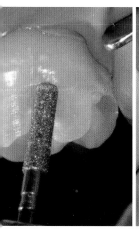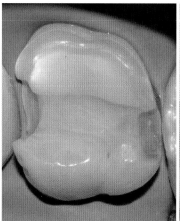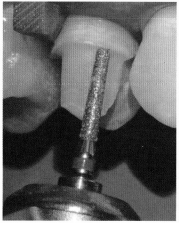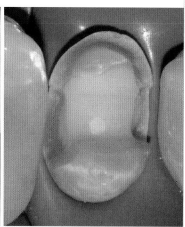

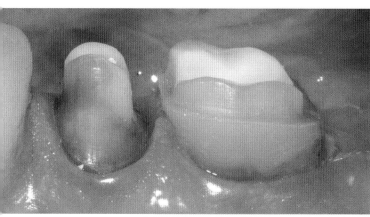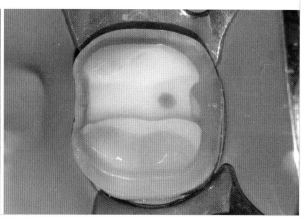

预备设计的革新：形态引导预备技术

照片中展示的预备设计称为"形态引导预备技术"（Morphology Driven Preparation Technique, MDPT）[3]（表11），即使不去讲解，读者也能马上发现，这是一种非常创新的预备设计，专用针对粘接固位修复体的需要。

这一全新的嵌体预备原则将带来以下方面的改善：

1 将健康牙体组织的损伤降到最低，尽可能减少牙本质暴露，以及规避在轴壁上的某个高度经验性的肩台制备（牙尖包绕）。

2 以定深沟指导咬合面预备，或用硅橡胶导板指导，是更优选择。

3 将肩台预备宽度（需要时）降低至最多1.2～1.5mm，以利粘接树脂充分固化。

表11 形态引导预备技术

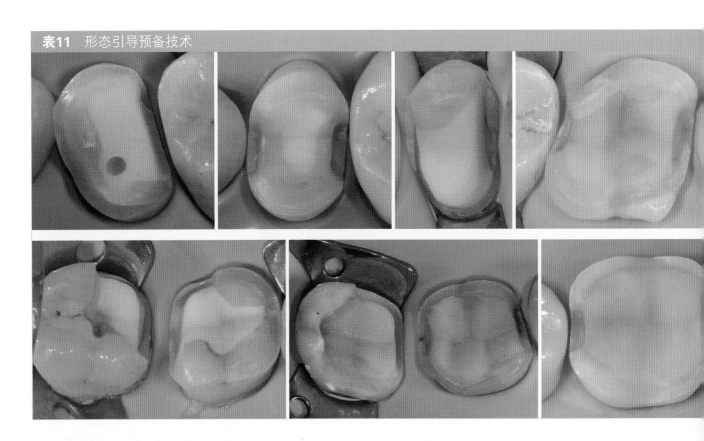

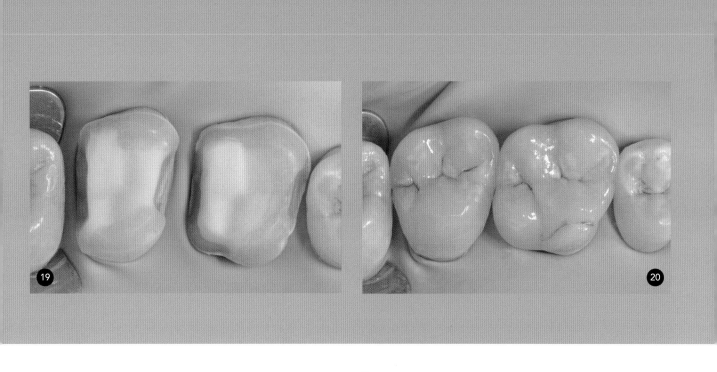

4 边缘设计上，通过优化釉柱切割方向、增加可供粘接的牙釉质面积，改善粘接质量，邻面箱形与牙尖顶通过斜面相连并形成连续的曲线。

5 使粘接树脂更易于在预备体表面流动。

6 改善修复体与牙体组织交界面的美学表现。

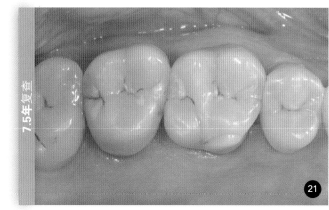

7.5年复查

具体的预备顺序是：邻面箱形预备，依解剖形态降低咬合面，连接箱形龈阶与轴壁，最后确定轴壁边缘。上下颌牙齿轴壁边缘的形式略有差异（凹形斜面或窄肩台）。

事实上，轴壁边缘的设计具体由以下因素决定，包括剩余健康牙体组织的情况、边缘位置、牙尖的形态及斜度和外形高点位置。根本上讲，预备设计由牙齿的形态和结构特点决定（解剖式预备设计）（图19～图21）。笔者提出的预备设计经过数百个病例的不断应用和改良（见第451页表7）自2005年起至今已有超过15年随访。接下来我们详细阐述具体的预备原则。

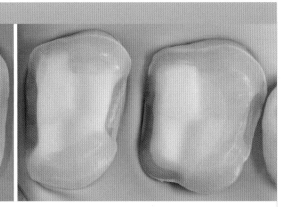

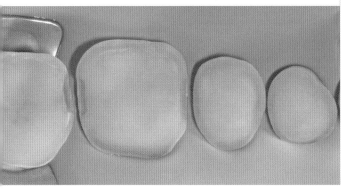

前磨牙和磨牙的MDPT预备原则
（图22a～c）

这里以根管治疗后存在MOD缺损的前磨牙为例。余留轴壁牙本质支持尚可，但颊侧基底部有裂纹，边缘嵴缺损，因此需要覆盖牙尖，避免患牙折裂。

不过，覆盖牙尖也应当遵循最大限度保存牙体组织的原则。

牙髓治疗后的磨牙则以另一病例为例说明，该患牙有大面积MO缺损，远中边缘嵴完整，具体见图23a，b；近中箱形制备了肩台，理想宽度为1～1.2mm，随后依解剖形态进行咬合面预备，保持各牙尖的比例关系，然后自近中面箱形开始，制

图22a～c　上颌前磨牙

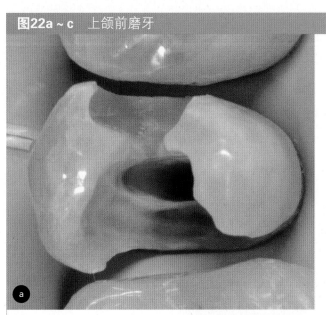
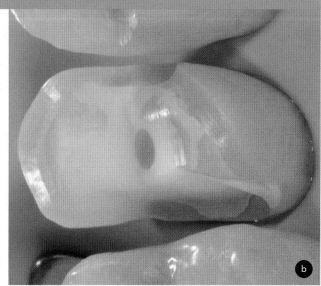
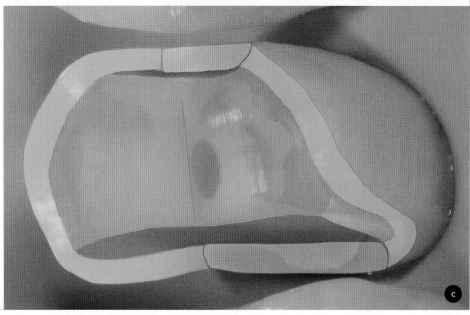

- ⬤ 端端对接
  （1.2～1.5mm）
  - ▸ 邻面箱形：常规应用
  - ▸ 轴壁：边缘位于外形高点以下时

- ⬤ 咬合面依解剖形态预备

- ⬤ 洞壁外敞6°～10°

- ⬤ 近远中、颊侧向斜面
  （浅凹肩台）：
  - ▸ 轴壁边缘位于外形高点以上时

［来源：Veneziani M. Posterior indirect restorations: updated indication and a morphology driven preparation technique. Int J Esthet Dent. 2017;12(2):204–30］

图23a ~ d　上颌磨牙

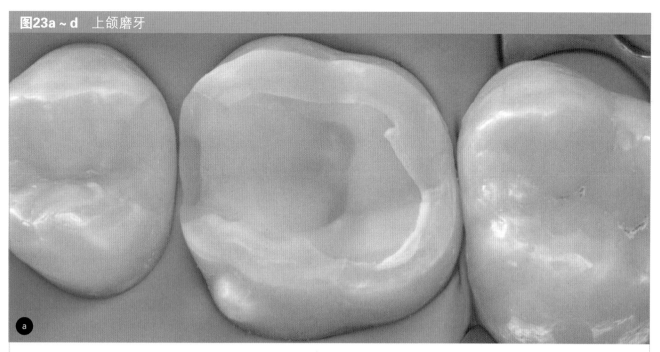

- 端端对接
  （1.2 ~ 1.5mm）
  - 邻面箱形：常规应用
  - 轴壁：边缘位于外形高点
    以下时

- 咬合面依解剖形态预备

- 洞壁外敞6° ~ 10°

- 近远中、颊侧向斜面
  （浅凹肩台）：
  - 轴壁边缘位于外形高点以
    上时，同时保存边缘嵴

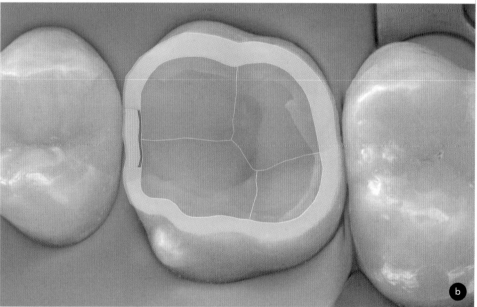

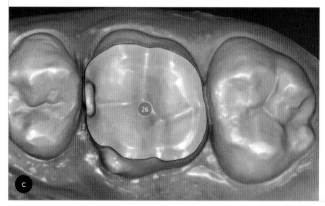

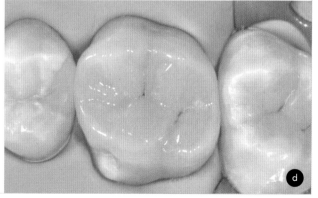

[来源：Veneziani M. Posterior indirect restorations: updated indication and a morphology driven preparation technique. Int J Esthet Dent. 2017;12(2):204–30]

备斜面，延伸至颊舌轴壁，最后在远中边缘嵴上制备小的连续斜面，不打开邻接。

用口内扫描仪获得预备体印模（图23c），制作粘接固位的CAD-CAM二硅酸锂玻璃陶瓷覆盖体（图23d）。

MDPT的具体预备原则如下：

1 邻面箱形对接型肩台理想宽度为1~1.2mm，最厚不超过1.5mm，内角圆钝。

使用平头锥形中粒度金刚砂车针（直径14；图24）预备，使用同样形状的细粒度金刚砂车针精修。

预备浅箱装洞型（预备前内部重建时可能已充填邻面缺损）的目的是使间接修复体的厚度达到强度要求，同时允许足够的光线透过以使粘接时复合树脂能够完全固化[23]。龈阶处预备出锐利边缘后，会斜切釉柱[32]，虽然不利于粘接[33]，但这一区域粘接树脂很薄，聚合收缩低，因此不会带来显著影响。

2 内壁外敞6°~10°，边缘锐利，内角圆钝。

应将轴壁咬合面边缘预备成锐利边缘，此处难以制备斜面边缘，且易造成修复体边缘折裂。

内壁光滑、外敞3/5°+3/5°、内角圆钝的预备体便于修复体的试戴，粘接时加热后的复合树脂也能够很好的流动。

（高嵌体）预备时，邻面箱形的轴壁同样使用直径10的细粒度锥形金刚砂车针进行预备，形成同样的外敞度（图25）：同时完成预备和精修。

3 制备定位沟，依牙尖形态进行咬合面预备，预备后保持牙尖比例关系不变。

使用直径14和18的锥柱形车针（图24和图26）。根据修复体材料的强度要求确定磨除量，在1-1.5-2mm范围内。覆盖体不预备咬合面箱形，仅覆盖一个轴壁、对侧轴壁完整的高嵌体可允许制备咬合面箱形，在粘接时辅助修复体稳定就位。

建议制备定深沟指导咬合面预备，或条件允许时在牙体预备前制取硅橡胶印模，分割形成硅橡胶导板指示预备量（要求牙尖相对完整、形态恰当时）。

4 轴壁在近远中向和颊舌向均预备出浅凹肩台或浅凹斜面。车针选择圆头柱状车针，只使用末端部

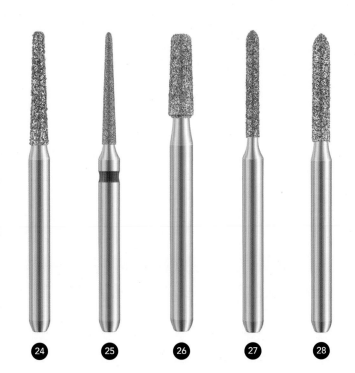

分，邻面选择直径10的车针（图27）（"连通匝道"，空间狭小处），轴壁选择直径14车针（图28）。这种设计适用于需覆盖牙尖时轴壁边缘在牙冠外形高点冠方的情况。这种情况较多出现在（从形态和结构角度考虑）上颌磨牙和前磨牙的颊腭侧壁，以及下颌磨牙和前磨牙的颊侧壁。

这种预备设计能够：
- 保存最多的健康牙体组织。
- 形态决定的可粘接牙釉质增加，不造成牙本质暴露。

- 边缘形态更适合粘接，能够以接近垂直的角度切割釉柱[34]（锐利斜面则导致釉柱被沿长轴切割）（表12）。
- 预备体边缘更偏根方（沿轴壁斜面）的同时不"牺牲"健康牙体组织厚度，而传统包绕牙尖的锐利肩台则不可避免地降低牙尖厚度。
- 减少（待覆盖的）牙尖顶与邻面箱形底部的"距离"（由于颊舌侧边缘更偏根方），因此形成了没有锐角的曲线形"连通匝道"，即从邻面龈阶开始，能够向上画出一条不间断曲线，连接牙尖顶，至对侧邻面洞型。

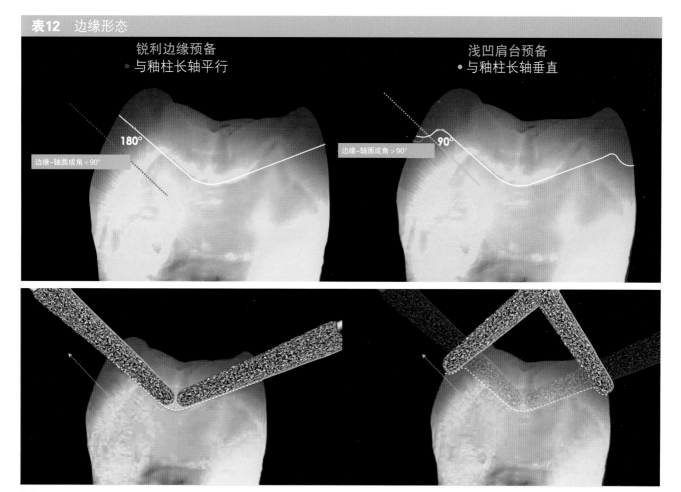

表12 边缘形态

锐利边缘预备	浅凹肩台预备
• 与釉柱长轴平行	• 与釉柱长轴垂直

180° 边缘–轴面成角 < 90°

90° 边缘–轴面成角 > 90°

[来源：Veneziani M. Posterior indirect restorations: updated indication and a morphology driven preparation technique. Int J Esthet Dent. 2017;12(2):204–30]

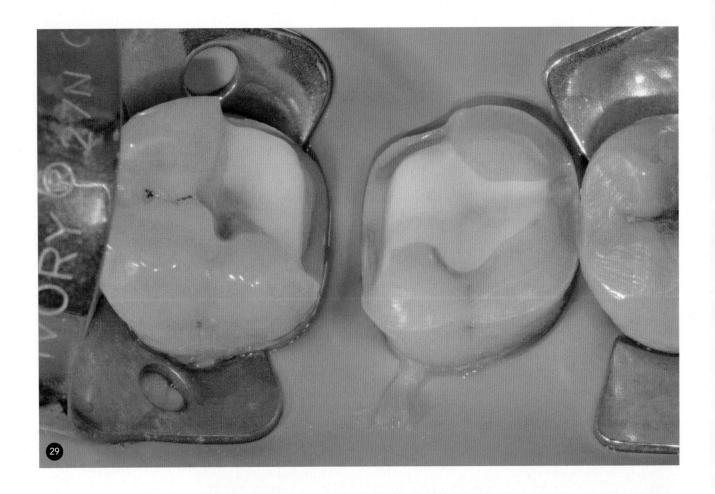

㉙

图30　下颌磨牙与前磨牙

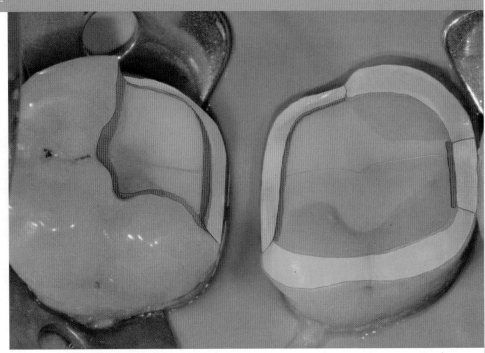

- 端端对接
  （1.2～1.5mm）
  - ▸ 邻面箱形：常规应用
  - ▸ 轴壁：边缘位于外形高点
    以下时

- 咬合面依解剖形态预备

- 洞壁外敞6°～10°

- 近远中、颊侧向斜面
  （浅凹肩台）：
  - ▸ 轴壁边缘位于外形高点以
    上时

[来源：Veneziani M. Posterior indirect restorations: updated indication and a morphology driven preparation technique. Int J Esthet Dent. 2017;12(2):204-30]

- 修复体与预备体的交界面更偏根方，修复体拟真性更高，美学效果更好。

5 轴壁对接形锐利边缘。少数病例中，预备体边缘位于外形高点以下，大面积牙体缺损导致牙尖缺损至颈1/3，预备成端端对接边缘更加方便（具体特征见第1点），在冠根向边缘位置与牙尖覆盖后的位置相同。这时没有理由再将预备体边缘进一步根向延伸形成斜面。这种情况更常出现在下颌磨牙和前磨牙的舌面，这主要由解剖形态的不同所决定（外形高点位于冠部颈1/3）（图29和图30）。从预备流程角度看，在使用对应的中粒度金刚砂车针完成洞型设计后，更换同样形状的细粒度金刚砂车针（40μm）（图31），用增速手机完成精修。将内角修整圆钝，使用棕色抛光尖抛光边缘。颈缘用40μm和15μm纱条抛光（图32）。

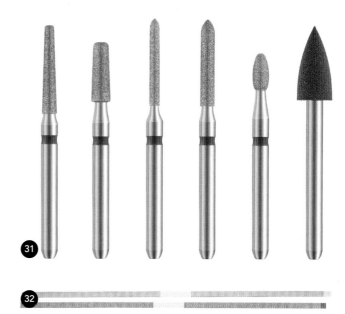

预备设计改良的理论原理

上文讲解的预备设计源于对改进经典设计局限性的需要，其理论原理基于后牙形态分析，上下颌牙有些许不同。必须理解牙齿形态和结构特点才能正确运用。

上颌磨牙和前磨牙

图33和图34展示了按照MDPT原则完成的上颌磨牙和前磨牙牙体预备。

上颌磨牙和前磨牙

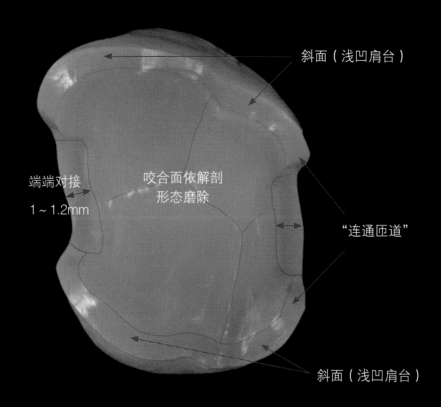

斜面（浅凹肩台）

端端对接

1 ~ 1.2mm

咬合面依解剖
形态磨除

"连通匦道"

斜面（浅凹肩台）

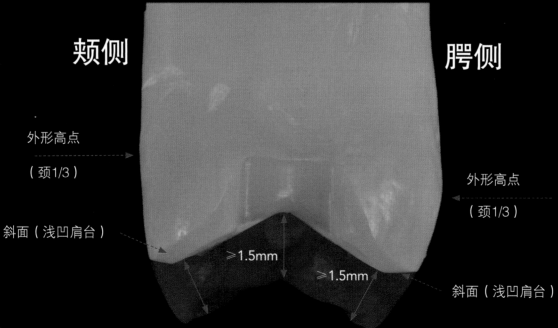

颊侧

腭侧

外形高点

（颈1/3）

外形高点

（颈1/3）

斜面（浅凹肩台）

≥1.5mm

≥1.5mm

斜面（浅凹肩台）

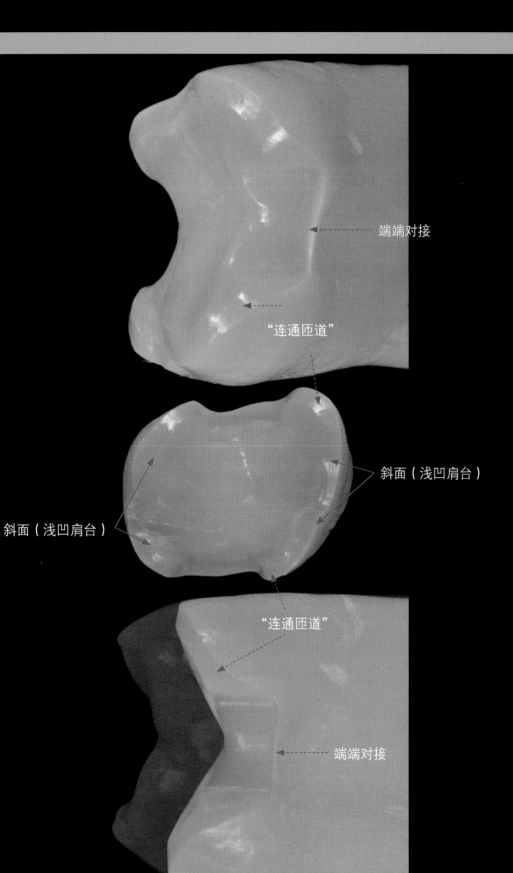

端端对接

"连通匝道"

斜面（浅凹肩台）

斜面（浅凹肩台）

"连通匝道"

端端对接

几何因素（图35）

从Marseillier[34]的模式图中能够看出上颌牙颊腭侧面有明显的倾斜度，向冠方聚拢，外形高点（或称"牙齿赤道"）位于颈1/3。需要覆盖牙尖时，如果边缘处预备成锐利的反斜面，则会斜切釉柱，同时修复体出现锐边，强度不足；另外，包绕牙尖则导致大量牙体组织丧失，通常会导致牙本质暴露。因此显而易见，当边缘位于外形高点冠方

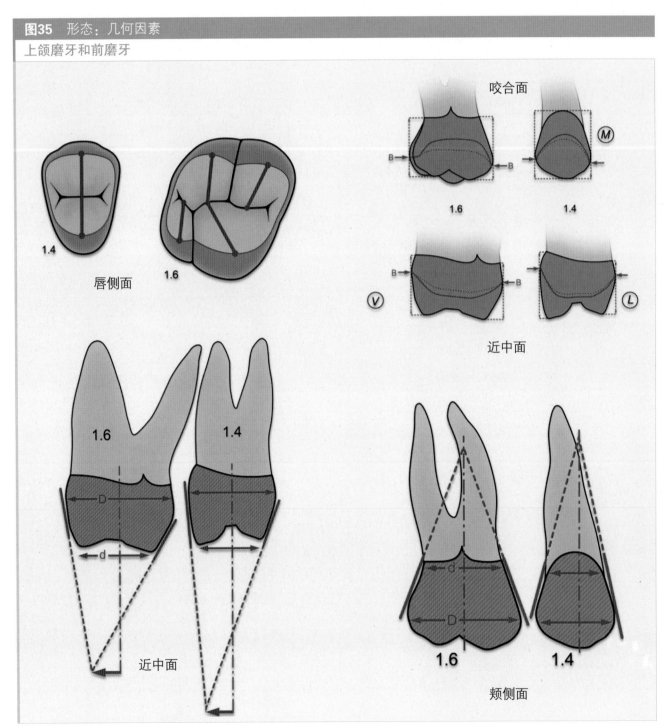

图35 形态：几何因素
上颌磨牙和前磨牙

（来源：Modified from E. Marseillier. Les Dents Humaines Morphologie. Ed Gauthier-Villars, 1967）

时，应当以浅凹斜面（肩台）的形式切割釉柱，无论从形态角度还是微观角度（切割釉柱方向垂直于其长轴）都是更为合适的选择，能够带来上文提到的各项优点。

邻面轴壁向根尖方向聚拢，外形高点位于𬌗1/3，因此边缘设计只能选择圆直角肩台。此外，圆直角肩台用平头锥形车针预备起来较为简单。最后，斜面边缘或带小斜面的肩台并不适用（尽管可以达到更好的切割釉柱的效果），这样做会使边缘向根方移动，导致颈部牙釉质厚度降低。

结构因素（图36）

分析天然牙的三维结构[36]，可以看到牙釉质表面为凸形，而与之对应的牙本质则为凹形（S形）。牙本质表面的凹陷十分明显，主要位于冠部中1/3和𬌗1/3，外形高点冠方。因此，只要边缘位于这一区域，就应当选择浅凹肩台斜面，能够在切割牙釉质凸面的同时顺应牙本质的凹面形态，不造成牙本质暴露（双赢）。相反，包绕牙尖形成肩台不仅牺牲更多牙体组织，还会导致更多牙本质暴露，从粘接角度讲更为不利。

图36 形态：结构因素

上颌磨牙和前磨牙

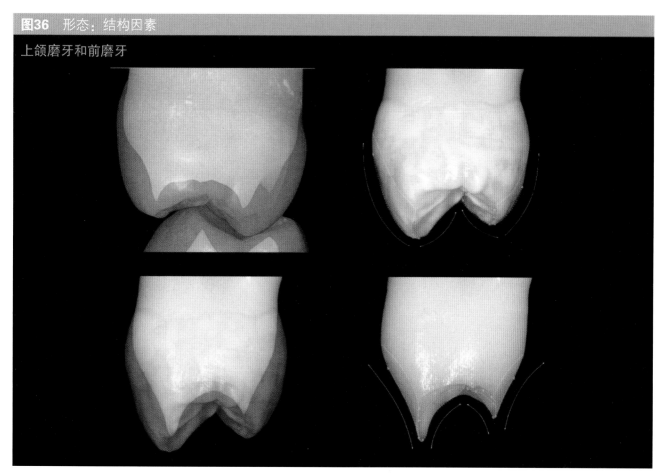

[来源：Bazos P, Magne P. Bio-emulation: biomimetically emulating nature utilizing a histo-anatomic approach: Structural analysis. Eur J Esthet Dent 2011; 6(1):8-19]

图37 形态引导预备技术

下颌磨牙和前磨牙

斜面（浅凹肩台）   端端对接

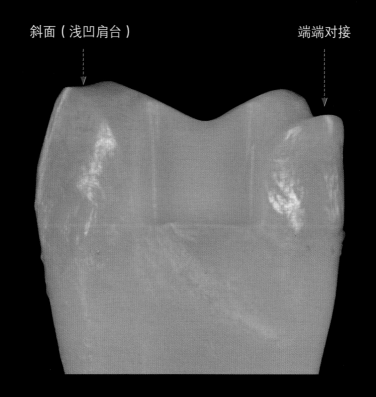

颊侧   腭侧

▶ 内完成线

▷ 外完成线

≥1.5mm

≥1.5mm

1.0mm

外形高点

（冠1/3）

外形高点

（颈1/3）

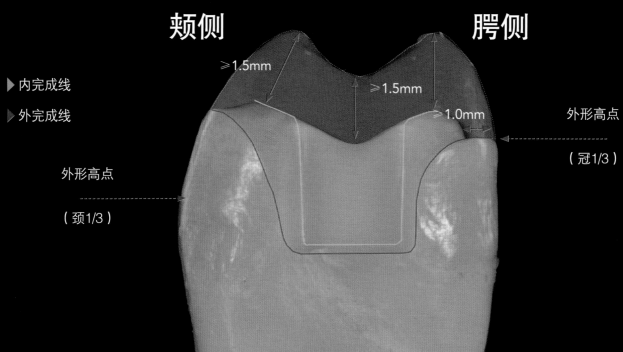

［来源：Veneziani M. Posterior indirect restorations: updated indication and a morphology driven preparation technique. Int J Esthet Dent. 2017;12(2):204-30]

下颌磨牙和前磨牙

如图37所示，下颌前磨牙和磨牙的标准MDPT预备设计。下颌牙的考虑因素与上颌牙类似。

几何因素（图38a～c）

可以明显看出，下颌后牙颊面倾斜并向冠方聚拢，外形高点位于颈1/3，而相对应的，磨牙舌面接近垂直，前磨牙舌面有缩窄（原因在于下后牙通常

形态：几何因素

图38a　下颌磨牙和前磨牙

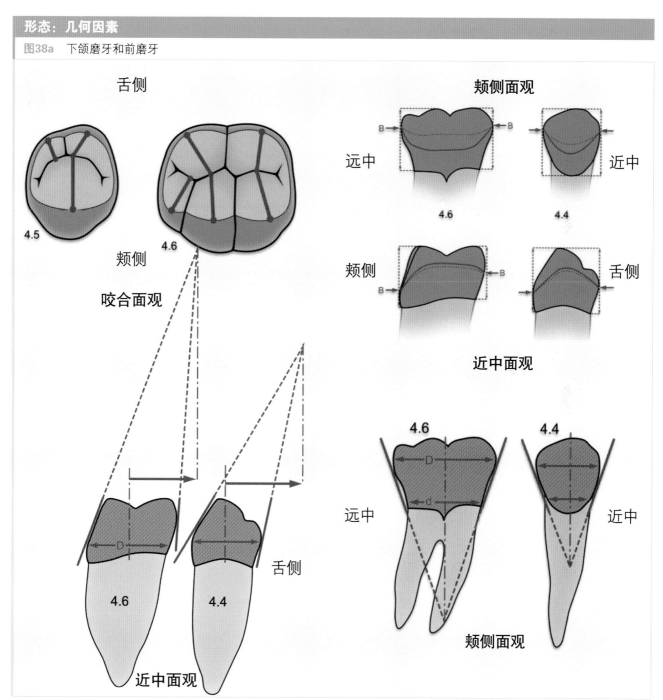

（来源：Modified from Marseillier E. Les Dents Humaines Morphologie. Ed Gauthier–Villar; 1967）

图38b

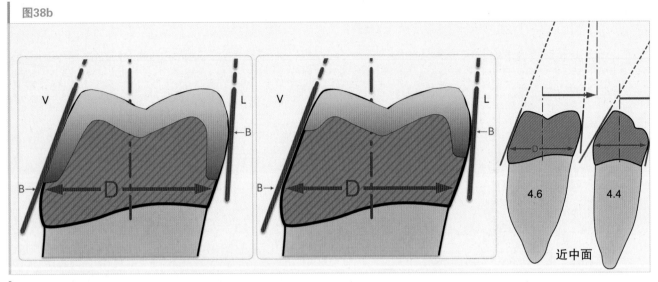

图38c

颊舌侧边缘位于外形高点线（B）冠方

舌倾），外形高点线则位于冠1/3。因此，颊面边缘通常设计为浅凹肩台，大面积牙体缺损导致颊壁缺损至颈1/3的除外：这时应当设计窄对接肩台。另外，舌面边缘更多采用对接肩台的设计，因为需要覆盖牙尖时舌侧壁缺损常涉及冠1/3及中1/3，此时边缘位于外形高点根方、舌侧壁的倒凹区域。不过应当强调，如果舌侧缺损位于冠1/3水平以上时，应当设计浅凹边缘。这种**颊舌侧均采用浅凹肩台的"变体"设计**（图38c），其典型适应证见于咬合

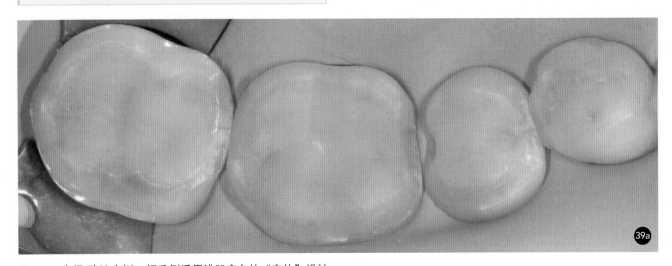

图39a　磨损/酸蚀病例，颊舌侧采用浅凹肩台的"变体"设计。

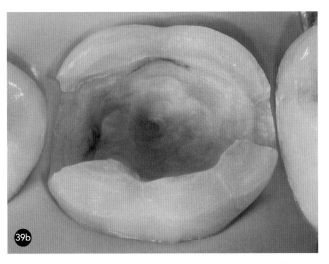
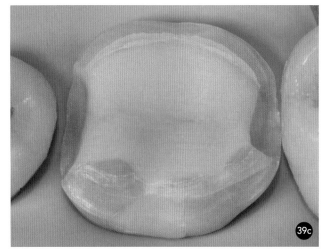

图39b，c　牙隐裂病例，颊舌侧采用浅凹肩台的"变体"设计。

面因磨损或酸蚀需要修复时（图39a），或牙尖虽有充分支持但仍需覆盖时（如牙隐裂）（图39b，c）。

结构因素（图40）

　　从结构角度我们也能看出，颊面牙釉质明显向牙本质突出，牙本质则在冠1/3及中1/3存在明显凹陷，而舌侧牙釉质明无明显突起，牙本质也呈直线形。因此，这种结构特点进一步支持了颊侧形成浅凹肩台、舌侧形成对接肩台的设计。对于需覆盖舌尖且舌尖缺损至冠1/3外形高点线水平的病例，边缘可设计成浅凹肩台。在MDPT原则指导下，粘接固位修复体的不同牙体预备设计及其变体，将借由临床病例米进一步分析、讲解。

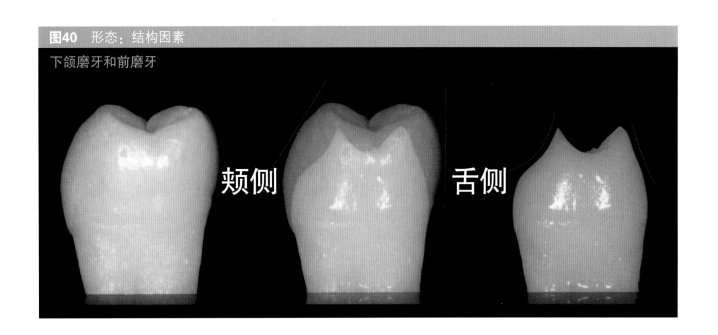

图40　形态：结构因素

下颌磨牙和前磨牙

颊侧　　舌侧

印模、材料选择、修复体粘接

精准印模

精准印模有两种制取方法:

1 使用弹性印模材料(聚醚橡胶或PVS硅橡胶)制取传统印模。

2 使用3D口内扫描仪制取光学数字印模。

使用弹性印模材料制取传统印模(聚醚橡胶或硅橡胶)

应当选择聚醚橡胶或硅橡胶。聚醚橡胶(图41a~e)精确性很高,但质地偏硬,需要填补未预备牙齿的倒凹;笔者推荐用两组分材料一次法制取印模:Permadyne™ Light(3M,ESPE)枪混注射至预备体周围,托盘内装填Impregum™ Soft(3M,ESPE)。硅橡胶一次法印模[如Flexitime® Monophase、Light Flow,Kulzer(图42a~c),或Aquasil Regular、Light(Dentsply Sirona)(图43a~d)]也可以很好地替代聚醚橡胶,其精确性

相当且弹性较好,更易取下,同时邻间隙内的印模材料不易撕裂。

可采用个别托盘或成品托盘,建议使用无孔托盘,涂布托盘粘接剂后,可用于制取工作印模及对颌印模(对颌印模也可使用藻酸盐)。咬合记录(通常为最大牙尖交错位的咬合记录,复杂病例则取正中关系记录或"参考位"咬合记录更佳)可使用加热软化的硬质蜡(Beauty Pink extra hard,Miltex ex Moyco)或硅橡胶咬合记录材料(如Flexitime® Bite,Kulzer或Occlufast,Zhermack等)。一些病例还可以使用双牙列半牙弓托盘(COE,USA no.72)(图44),可以同时取得工作印模、对颌印模和习惯咬合位记录[37](图45a~c)。不过该托盘主要用于单牙修复,要求有稳定的I类咬合;能够节省操作时间,同时取得半侧牙弓的精细印模。印模至少灌制两次,制作可拆卸代型石膏模型(图41c),以及用于精确检查邻接触的不可拆卸模型(图41d)。

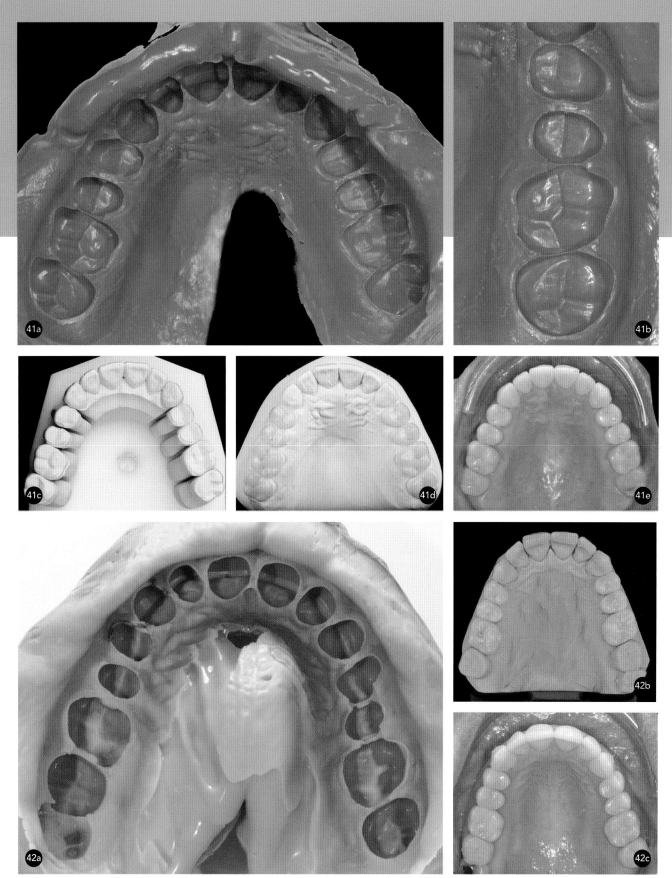

（来源：D.T. Ateicos Quintavalla, Franco Pozzi Laboratory, Parma, Italy）

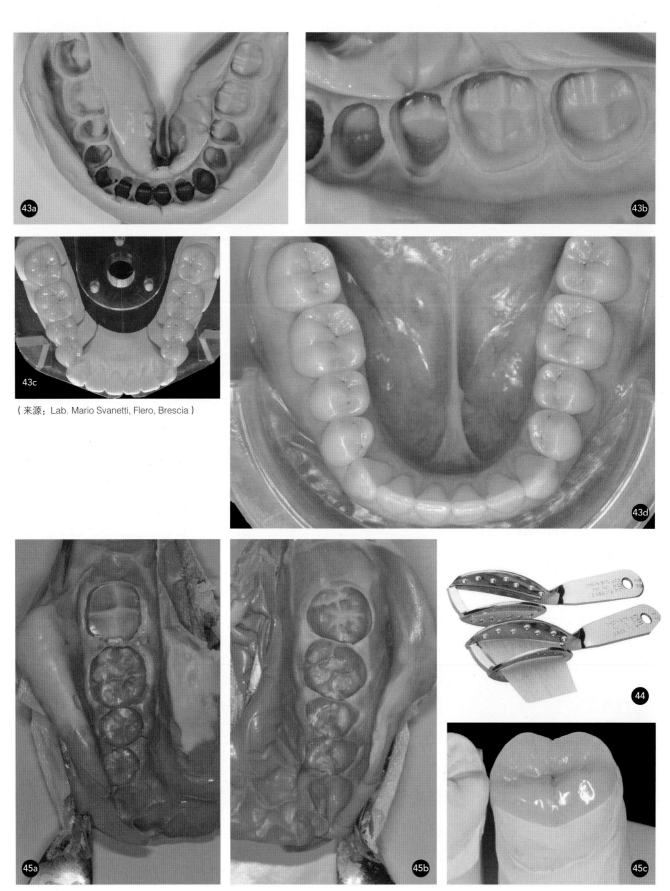

（来源：Lab. Mario Svanetti, Flero, Brescia）

（来源：Lab. Andrea Pozzi, Parma）

使用3D口内扫描仪制取光学数字印模

这是目前的首选方法，目前的口内3D扫描仪（如Omincam/Primescan，Dentsply Sirona；Trios 3/4，3Shape）已经能达到与传统橡胶印模相当的精度[8]，可配合使用多种创新的CAD-CAM可研磨材料，在椅旁采用半直接法或间接法完成修复体制作，患者接受程度更高，同时利用互联网传输STL文件比印模邮寄更加方便快捷。

在数字印模上确定预备体边缘，3D打印形成工作模型，尤其在多牙修复时，需获得两个模型：一个可拆卸代型模型，一个不可拆卸模型。在数字化设计时，调节接触强度，形成一致的邻接触和咬合接触力度，然后在树脂模型上进一步检查。单牙修复或少数牙修复时（图46a～f），可以取半牙弓印

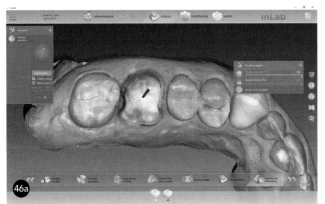

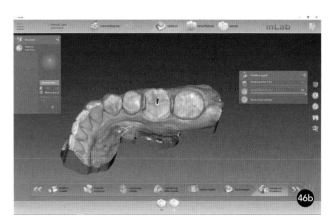

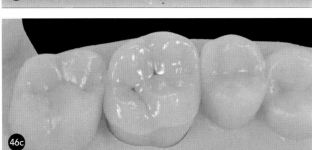

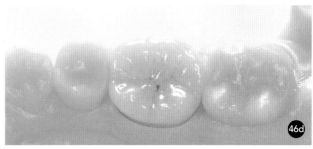

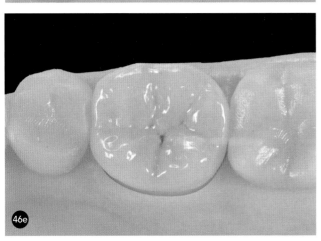

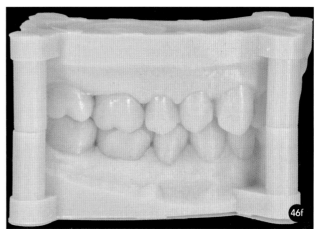

（来源：Mario Svanetti Laboratory, Flero, Brescia, Italy）

模：只扫描单侧印模，非常"稳定"、可靠[39]。多牙修复时，即使均位于同侧，也建议扫描全牙列印模（图47a～g），便于技师参考对侧牙形态。如果涉及所有后牙的修复，则必须取得全牙列印模（图48a～g）。

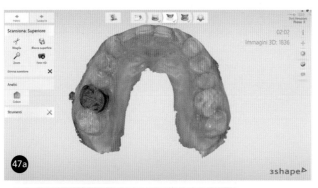

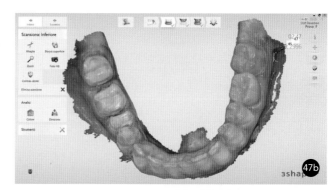

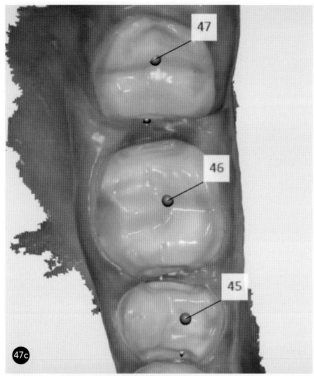

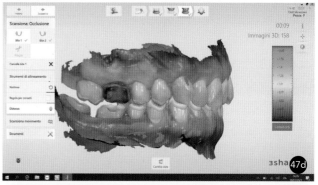

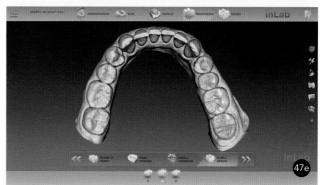

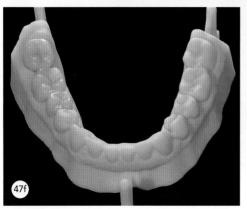

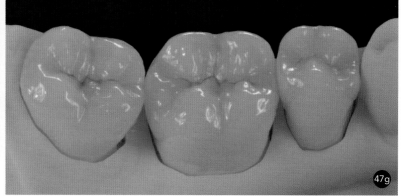

（来源：Andrea Pozzi Laboratory, Parma, Italy）

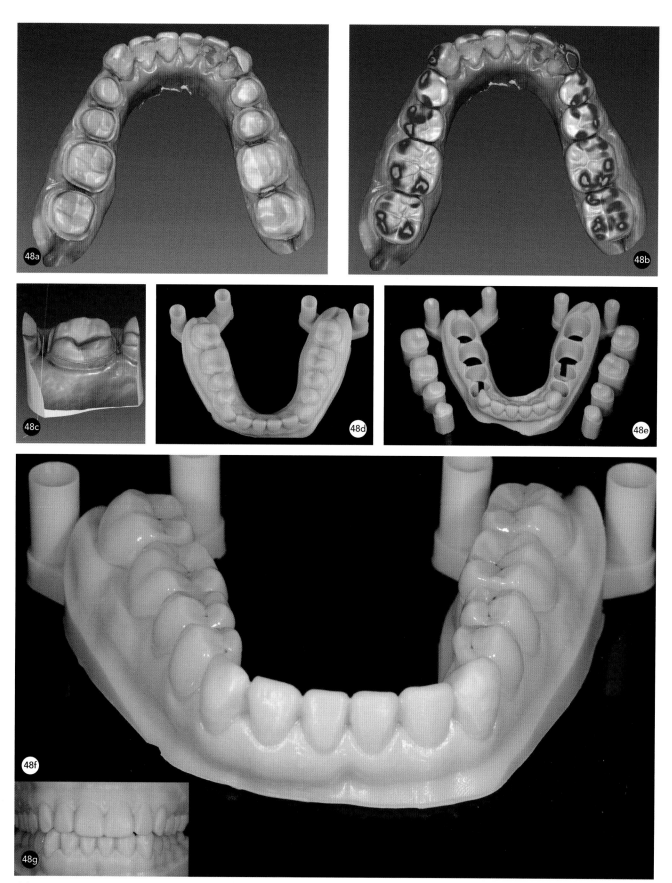

（来源：Mario Svanetti Laboratory, Flero, Brescia, Italy）

粘接固位修复体的材料选择

　　修复材料涉及的问题非常复杂，且材料研发也在不断进展，讨论起来需要非常详细和全面，因此并非本书的主要讨论内容。笔者尝试将这个问题进行简化，重点关注与临床相关的方面。鼓励读者主动更深入地了解材料学知识。粘接固位修复体可以采用多种材料制作，为便于叙述，可分为两大类：树脂材料和全瓷材料。这里参考Gracis等[40]

的**分类**（表13）。对于**树脂材料**（图49），制作方法包括：

1. 临床或技工用复合树脂材料，利用传统橡胶类印模灌制石膏模型后，在模型上分层堆塑制作。
2. 瓷增强型树脂材料，采用CAD-CAM技术在3D打印模型上制作完成，或无实体模型制作。这类材料进一步可分为：

   - 纳米瓷树脂（Nano-Ceramic Resins，NCR）（许多厂家生产可切削树脂快，如Lava™ Ultimate，

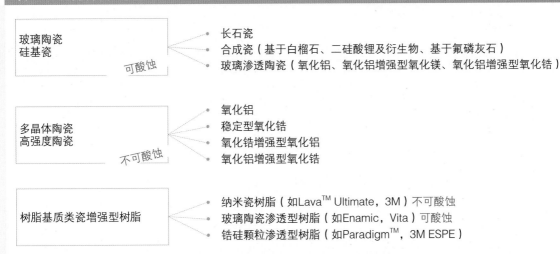

表13　全瓷材料及类瓷材料

玻璃陶瓷硅基瓷（可酸蚀）	· 长石瓷 · 合成瓷（基于白榴石、二硅酸锂及衍生物、基于氟磷灰石） · 玻璃渗透陶瓷（氧化铝、氧化铝增强型氧化镁、氧化铝增强型氧化锆）
多晶体陶瓷高强度陶瓷（不可酸蚀）	· 氧化铝 · 稳定型氧化锆 · 氧化锆增强型氧化铝 · 氧化铝增强型氧化锆
树脂基质类瓷增强型树脂	· 纳米瓷树脂（如Lava™ Ultimate，3M）不可酸蚀 · 玻璃陶瓷渗透型树脂（如Enamic，Vita）可酸蚀 · 锆硅颗粒渗透型树脂（如Paradigm™，3M ESPE）

表14　复合树脂VS瓷

复合树脂：更接近牙本质	瓷：更接近牙釉质
◉ 技术难度低、费用低	◉ 美学表现优异
◉ 弹性模量（10～16GPa）接近牙本质（18.6GPa）	◉ 尺寸及颜色稳定性优异
◉ 牙齿-修复体界面单一	◉ 水溶性极低［（1±0.7）μg/mm³］
◉ 可重衬修改	◉ 弹性模量接近牙釉质［（95±5）GPa］
◉ 修复治疗前或牙髓治疗前理想的"堆核"材料	◉ 热膨胀系数接近牙本质（$11 \times 10^{-6} \sim 17 \times 10^{-6}$/℃）
◉ 理想的"共同磨耗"性（材料和对颌牙牙釉质）	◉ "共同磨耗"性不理想（材料+对颌牙牙釉质）
◉ 热膨胀性更高（$20 \times 10^{-6} \sim 50 \times 10^{-6}$/℃）	◉ 工艺复杂，费用较高
◉ 显著吸水［（17±1）μg/cm³］	◉ 不能用于修复前"堆核"
	◉ 折裂可能性大（仅长石瓷）

（来源：Gracis S, et al. New classification system for all-ceramic and ceramic-like restorative materials. Int J Prosthodont 2015;28:227-35）

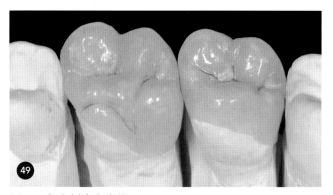

图49　复合树脂高嵌体。

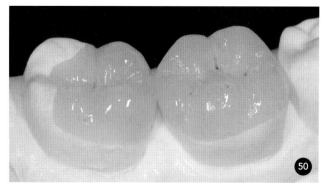

图50　全瓷高嵌体。

3M；Cerasmart，GC；Grandio blocs，VOCO；BRILLIANT Crios，Coltene等）。

• 瓷渗透树脂，如Vita Enamic®（VITA Zahnfabrik）。

• 锆硅颗粒增强型树脂（如Paradigm™，3M ESPE）。

对于**全瓷材料**，则包括如下两类：

1 可酸蚀玻璃陶瓷（硅基陶瓷）（图50）：

• 长石质陶瓷。

• 合成瓷（白榴石基、二硅酸锂基、氧化锆增强型二硅酸锂基）。

• 玻璃渗透陶瓷（氧化铝、氧化铝增强型氧化镁、氧化铝增强型氧化锆）。

2 不可酸蚀多晶体陶瓷：

• 氧化铝。

• 稳定型氧化锆。

• 氧化锆增强型氧化铝。

• 氧化铝增强型氧化锆。

上述材料可CAD-CAM切削，也可热压铸造。简单来说，一般原则是：

1 分层堆塑或CAD-CAM切削的复合树脂修复体，硅砂或硅烷偶联处理后粘接。

2 热压铸造或CAD-CAM切削的二硅酸锂玻璃陶瓷修复体，酸蚀并硅烷偶联处理后粘接。

另外，可以将瓷渗透树脂（PICN VITA ENAMIC®，Vita Zahnfabrik）和氧化锆增强型二硅酸锂玻璃陶瓷（Celtra Duo，Dentsply Sirona）归为可酸蚀陶瓷。

高透型立方相氧化锆（Katana™，Kuraray Noritake）是另一种强度更高的材料选择（挠曲强度700MPa，二硅酸锂强度380～400MPa），该材料无法酸蚀（尽管有学者提出了特殊的"粘接"处理流程），目前不建议用于粘接固位的部分修复体。但目前原则上建议应用于单层全冠（外染或唇颊侧烤瓷）的制作，并采用简化粘接系统粘接（如自粘接树脂水门汀或一步法自酸蚀粘接系统）。

关于**粘接固位修复体材料**的选择，文献结论尚有争议：一些学者[36]认为全瓷修复体由于强度及界面表现更好，是后牙缺损的最佳选择。然而，系统综述[41]结论显示，目前没有效力较高的证据支持全瓷嵌体的临床表现与其他材料存在任何差异[42-47]。

虽然尚无定论，我们可以做的是**分析这两种材料的优缺点**，根据临床情况，针对每个病例的具体特点，选择最有优势的材料。表14简洁、清晰地总结了复合树脂和全瓷材料的各方面优缺点。

复合树脂的优势包括制作难度及费用较低，弹性模量（10~16GPa）与牙本质（18.6GPa）接近，牙齿–修复体界面单一，方便重衬及调改。它也是修复前内部重建的理想堆核材料，有更好的"共同磨耗"性（修复体材料与对颌牙牙釉质共同磨耗）。另外，复合树脂热膨胀性较大（$20 \times 10^{-6} \sim 50 \times 10^{-6}/℃$），有显著的吸水性，颜色及尺寸稳定性不足。简单来说，我们可以认为，从物理机械特性角度看，复合树脂更接近牙本质[13]。

全瓷具有优异的美学性能，尺寸及颜色稳定性优异，水溶性极低［（1 ± 0.7）$\mu g/mm^3$］，热膨胀系数接近牙本质（$11 \times 10^{-6} \sim 17 \times 10^{-6}/℃$）。另外，全瓷材料制作工艺复杂且费用较高，"共同磨耗"不理想，不适于堆核，且长石瓷折裂可能性更高。从物理机械特性角度看，全瓷材料更接近牙釉质[13]。

通过对上述优缺点的总结，笔者选择复合树脂的情况包括：单牙覆盖部分牙尖的高嵌体（无隐裂纹），未来有需要牙髓再治疗的可能时，或未来有可能更换修复方法时。实际上关于粘接界面的质量，复合树脂修复时粘接界面均为同类材料（复合树脂核、复合树脂嵌体、复合树脂水门汀），这一点比全瓷修复更为有利。最后，患者的决定也会影响最终材料的选择。

与之相对，全瓷材料，最好是热压铸造或CAD/CAM切削后外染色制作的二硅酸锂玻璃陶瓷，更适合于大面积覆盖全部牙尖的修复体（覆盖体、贴面覆盖体、长包绕覆盖体、粘接固位全冠），尤其适合整个区段多牙修复且对尺寸和咬合的长期稳定性要求较高的病例。

此外，由于全瓷材料更加坚硬、对牙尖的稳定作用更强，根据笔者的经验和文献证据，是隐裂牙修复的首选，一般应当覆盖全部牙尖[13,48-50]。最后一个影响材料选择的因素是对颌牙：如果对颌牙是瓷修复体，最好选用与之相同的材料。

修复体粘接

为达到修复效果的长期稳定，一个尤其精细的重要临床步骤就是修复体粘接，重点在于去除多余粘接树脂及边缘的最终抛光。

粘接系统和水门汀种类

可选择的粘接系统包括三步法酸蚀–冲洗粘接系统或两步法自酸蚀粘接系统，也可使用通用型一步法粘接系统。

原则上笔者使用三步法酸蚀–冲洗粘接系统（Optibond™ FL，Kerr Dental）。

其他选择如下：

1 双固化自粘接树脂水门汀：操作方便，可直接使用（不需要粘接处理），由于流动性好，不易去除残留粘接剂，抗磨耗性差（在牙体–修复体交界区），与牙本质的粘接强度和其他多步法粘接系统相当，但与牙釉质的粘接强度显著下降[51-54]。

2 双固化树脂水门汀：需要粘接处理（通常步骤简化），同样存在难以去除残留水门汀和抗磨耗性差的问题。这两种粘接系统均为双固化，即便不考虑其性能不够理想的问题，笔者也不推荐使用，原因在于嵌体的粘接是较为耗时的过程，化学固化水门汀会限制操作时间。

3 光固化流动树脂：需要粘接处理，必须使用高填料流动树脂，由于不需要加热也有良好的流动性，粘接嵌体时更加简单。不过同样面临难以去除残留树脂的问题。可以和膏体充填树脂联合应用于邻面洞中，一定程度上规避上述问题（"Combo"技术，G.Chiodera，Brescia，Italy）。

4 预热光固化充填树脂有以下特点：
- 配合粘接系统一同使用（建议三步法酸蚀–冲洗粘接系统）。
- 开箱即用。
- 使用探针大弯端（S23H，Deppeler）可轻易于去除残留树脂。
- 用于咬合面，抗磨耗性好。
- 可以形成理想的牙体–修复体界面，关闭边缘处的微间隙（用硅胶刷将边缘处多余树脂抹平）。
- 效果可预期，文献证据充分。

基于上述特点，笔者将其作为首选材料。建议使用高填料型迷你颗粒混合填料复合树脂（纳米填料树脂由于硬度较高，不推荐使用），需要使用特制的加热炉（Calset，Addent）预热至54℃；还有

厂家设计了可放入加热炉内加热的大块充填树脂胶囊及注射枪（VisCalor，VOCO），临床使用十分方便。加热可增加树脂流动性，还能提高单体转化率[55-56]。粘接嵌体时，将树脂涂布至窝洞内及嵌体边缘，粘接高嵌体和覆盖体时，将树脂涂布至预备体中心处。树脂水门汀的理想厚度，在修复体内部约为300μm，边缘处应当小于100μm。

粘接操作流程

我们将介绍树脂和全瓷修复体粘接的分步骤流程，再通过两个不同临床病例的展示以帮助读者更形象地理解。

最好在牙体预备和印模制取后的1周内完成修复体粘接；临时修复体可采用光固化弹性树脂制作（如Telio®，Ivoclar Vivodent，有两个型号："嵌体"版弹性更好，"高嵌体"版则更坚硬），直接将树脂充填到预备体上，用充填器和手指辅助塑形即可完成制作。试戴正式修复体前，用探针（S23H，Deppeler）即可轻松去除临时修复体。

1 试戴嵌体

检查邻面接触，必要时调改。这一步应在上橡皮障之前完成：根据临床经验和文献[57]，橡皮障会影响邻接触力度，导致邻接变紧。检查嵌体的固位和边缘密合性，着重注意颈部是否密合。如果密合性不佳或邻接不良，树脂嵌体可以重衬或调改。而瓷嵌体则只能做减法调磨，无法添加。用咬合纸检查咬合，应当小心：勿使患者用力咬紧，避免修复体折断。

2 粘接面处理

树脂嵌体（分层堆塑或CAD-CAM切削纳米瓷树脂）组织面粗化。树脂嵌体组织面应当粗化处理，一般使用口内迷你喷砂枪，用50μm氧化铝（Al$_2$O$_3$）喷砂粉在2bar的压力下喷砂。不过，除常规喷砂以外，更建议使用30μm 3M Cojet™喷砂粉进行组织面硅化处理（图51），处理后能在修复体组织面形成二氧化硅的"冷融合"，不仅形成微机械嵌合，还能形成摩擦化学结合。具体地说，Cojet™喷砂粉在Al$_2$O$_3$内核的表面包裹了一层二氧化硅（SiO$_2$）。喷砂枪的气枪使喷砂粉以极高的速度撞击至修复体表面；这一过程中动能转化为热能，使SiO$_2$沉积在修复体上，从而能形成摩擦化学结合。这一结合的摩擦结合部分来自喷砂颗粒撞击修复体表面后形成的SiO$_2$结合；化学结合部分则来自SiO$_2$经硅烷偶联剂处理后，与粘接剂和树脂水门汀的结合。喷砂后，用乙醇清洁组织面。

瓷嵌体组织面粗化。为形成微机械嵌合，瓷嵌体组织面应进行酸蚀处理，不同材料根据厂家建议，选择不同的处理方法：

- 二硅酸锂增强型玻璃陶瓷（热压铸造或CAD-CAM；图52a，b）：5.5%氢氟酸（Hydro-fluoric acid，HF）酸蚀20秒[56]。
- 白榴石增强型玻璃陶瓷：5.5%HF酸酸蚀40秒。
- CAD-CAM氧化锆增强型二硅酸锂玻璃陶瓷：Suprinity（Vita），5%HF酸蚀20秒；Celtra Duo（Dentsply Sirona），5.5%HF酸蚀30秒[59-60]。
- 聚合物渗透型瓷（VITA ENAMIC®，Vita Zahn-fabrik）：5%HF酸蚀20秒。

用强力水冲洗去除氢氟酸。

酸蚀后组织面微孔内残留的结晶物可能会与粘接水门汀发生竞争，进而降低粘接强度，必须完全去除[61]。

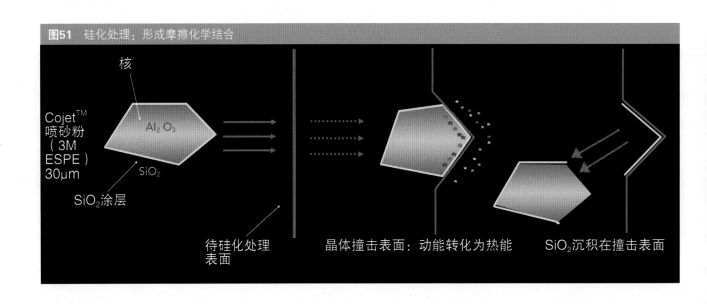

图51 硅化处理：形成摩擦化学结合

核

Cojet™
喷砂粉
（3M
ESPE）
30μm

Al$_2$O$_3$

SiO$_2$

SiO$_2$涂层

待硅化处理表面

晶体撞击表面：动能转化为热能

SiO$_2$沉积在撞击表面

因此，酸蚀后，可使用35%磷酸（图52c）涂擦60秒达到清洁组织面的目的，更推荐将修复体浸没在98%乙醇内超声荡洗1~5分钟（图52d）。

- 硅烷，一种双功能基团，作为偶联剂连接复合树脂修复体组织面"冷融合"的二氧化硅颗粒和复合树脂水门汀，涂布在表面粗化处理后的修复体组织面。如果树脂修复体硅烷处理的意义有限（尽管如此仍应当进行硅烷处理），瓷修复体则必须进行硅烷处理：硅烷偶联剂的硅烷部分将与玻璃陶瓷结合，而其有机功能部分将与树脂水门汀内的甲基丙烯酸树脂共同聚合。为增强硅烷的有效性，最好在加热炉内进行热处理（最好100℃1分钟）。
- 最后一步是在修复休组织面涂布未固化的粘接剂，但从时机上看应在完成牙面粘接处理后、修复体准备粘接就位前进行。

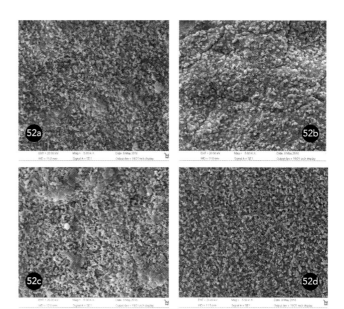

图52a~d 二硅酸锂玻璃陶瓷。酸蚀前（图52a）；4%HF酸蚀20秒（Bisco，Sweden & Martina）（图52b）；磷酸酸蚀后（图52c）；乙醇超声荡洗5分钟后（图52d）。

（来源：Courtesy of Prof. Nicola Scotti, University of Turin）

3 预备体粘接处理

具体流程包括：

- 橡皮障隔离术区。
- 用毛刷（STARBrush™，Ultradent）蘸取混合氯己定的浮石粉清洁预备体，随后喷砂（可选步骤），并用甘氨酸喷砂清洁。
- 特氟龙隔离邻牙，透明成型片则更佳（Hawe Adapt™ Sectional Matrix System，Kerr Dental），保护邻牙。
- 窝洞全酸蚀（包括牙釉质和复合树脂，牙本质已完全被树脂覆盖）。
- 彻底冲洗（至少30秒），干燥。
- 粘接系统处理：如果采用三步法高填料粘接系统，涂布牙本质预处理剂（可选步骤，用于牙本质意外暴露且未在牙体预备阶段被树脂封闭的情况），然后涂布粘接剂，不固化。

4 修复体就位

就位修复体之前，在组织面涂布粘接剂，然后涂布光固化复合树脂（一部分在修复体边缘，一部分在窝洞中央），随后用轻柔的力量逐渐加压，去除多余树脂。成型片可帮助隔开邻面多余树脂，为保证修复体完全就位，应将其取下。很重要的一步是使用声波手机，在特制的Peek工作尖上包绕特氟龙胶带后，辅助修复体就位，这种声波振动会使少量的残留水门汀再次溢出，去除这部分树脂后用平头硅胶刷将边缘抚平，使粘接树脂与预备体边缘更加密合。最后一步是用Gore-tex®材质的牙线（Glide）通过邻面，去除邻面不易发现的多余树脂。

5 光固化

用力保持嵌体就位，用1~2个高功率光固化灯每面光照2分钟，共6分钟，有条件可涂布甘油凝胶阻氧。由于光固化时间较长，持续吹气冷却很重要，避免牙髓过热（可能导致牙髓充血）或牙齿烧伤。

6 修形和抛光

这一步的目标是：

- 平整咬合面和邻面的洞缘，保证修复体边缘无间隙。
- 将不平整的表面修整光滑。
- 修补边缘缺陷。
- 将修复体各个面抛光、上亮。

具体使用的器械（图53和图54）见第2章。具体流程包括使用细粒度金刚砂车针修整咬合面和轴面边缘，使用往复手机的40μm和15μm工作尖以及中粒度和细粒度抛光条（Sof-Lex 1954N，3M ESPE）修整邻面边缘。

抛光先使用棕色抛光尖接电马达低速抛光，充分水冷，再用低速手机蓝色硅胶尖（Identoflex）在空气冷却下抛光。然后，用合成纤维毛刷，或蘸有抛光膏的羊毛轮，或Occlubrush等自抛光毛刷完成上亮。对于全瓷嵌体，仅对边缘处进行修整抛光，只用合成纤维毛刷干燥状态下上亮。

7 咬合检查

取下橡皮障后，用30μm咬合纸和8μm咬合膜（Hanel）检查咬合；使用高速手机和短的火焰形细粒度金刚砂车针或钨钢球钻（只适用于复合树脂），去除正中咬合早接触点及侧方咬合干扰点。调磨的区域再次用相应的抛光车针抛光，避免引起对颌牙磨耗（尤其是瓷修复体），降低折裂风险；实际上Susanne Schaerrer的研究证实，瓷修复体的表面粗糙区域是修复体裂纹的始发区域。

8 X线片检查

拍摄咬合翼片或根尖片，确保邻面无残留粘接剂，检查颈部边缘密合性及穿龈形态是否良好。

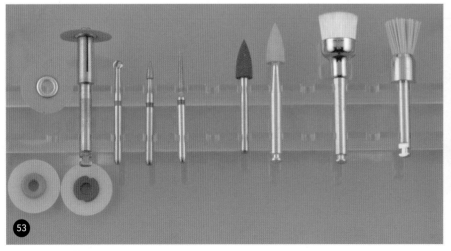

53

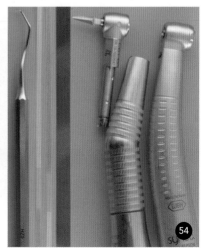

54

病例1
复合树脂嵌体粘接流程

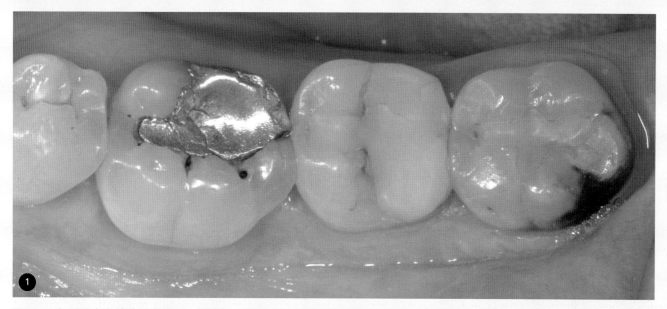

图1　36和37不良充填体继发龋坏，需更换。最终患牙大面积缺损需覆盖牙尖，边缘至龈下，需在拔除第三磨牙的同时进行手术暴露。

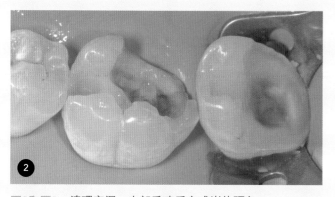
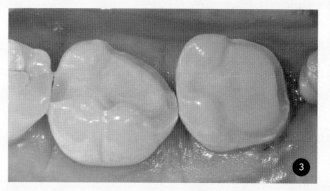

图2和图3　清理窝洞，内部重建后完成嵌体预备。

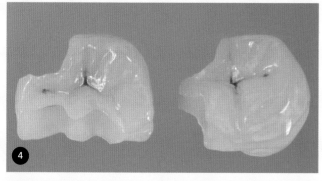
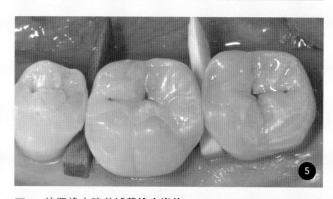

图4　取数字印模查看，技工室制作两颗CAD–CAM复合树脂嵌体。

图5　放置橡皮障前**试戴检查嵌体**。

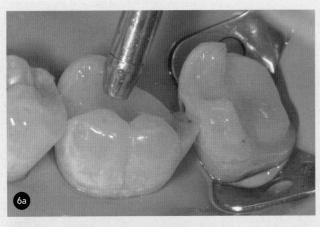
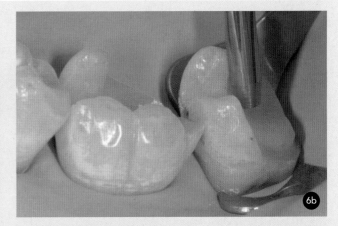

图6a，b　甘氨酸喷砂完成最终**清洁**。

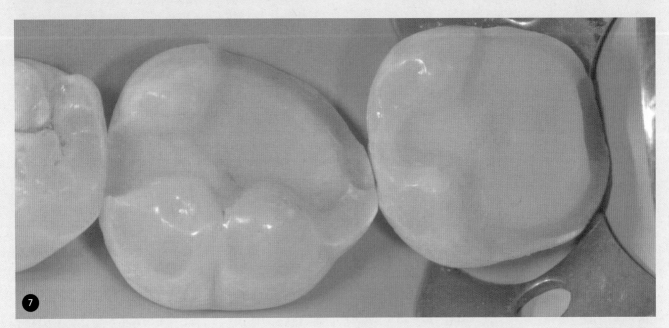

图7　预备体清洁完成后。

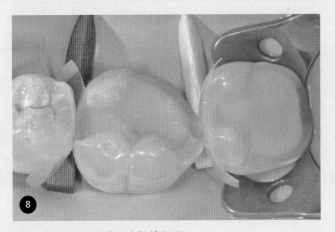
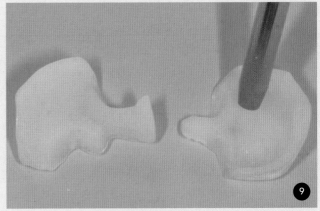

图8　解剖式透明成型片**保护邻牙**。

图9　用30μm Cojet™喷砂粉进行嵌体组织面**硅化处理**。

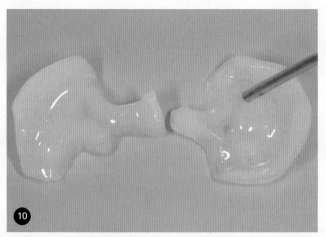

图10　涂布**硅烷偶联剂**并加热。

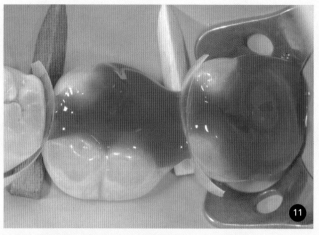

图11　37%磷酸**酸蚀**30秒。

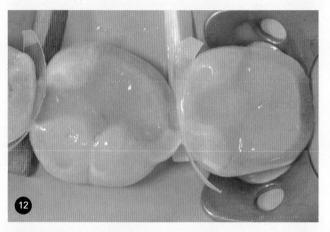

图12　涂布粘接剂，**不固化**。

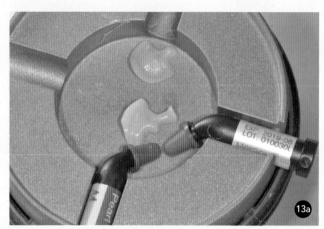

图13a　用特制加热器预热嵌体和树脂胶囊（Calset，AdDent）。

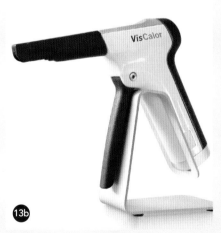

图13b　可以使用VisCalor注射枪（VOCO）预热热流动型大块充填树脂。

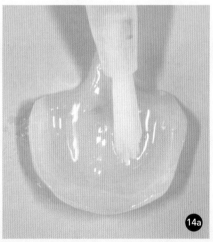

图14a，b　在嵌体组织面涂布**未固化**的粘接剂。

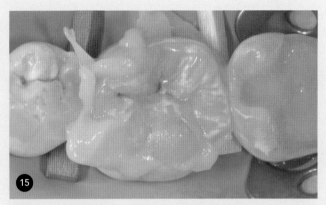

图15　涂布**预热树脂**，手指按压36嵌体初步**就位**。

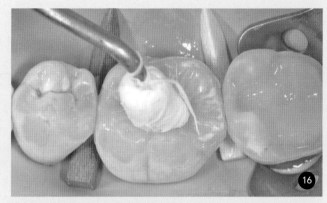

图16　声波工作尖辅助**嵌体就位**。

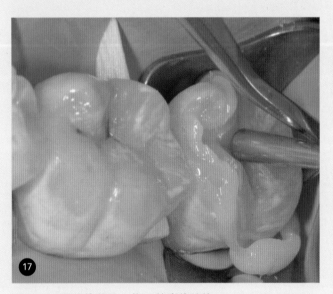

图17　**36固化修整后**，将37的嵌体**就位**。

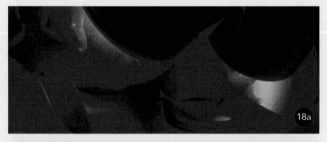

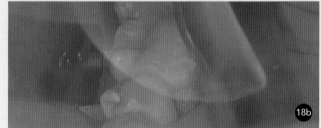

图18a，b　甘油凝胶阻氧，每个面光照2分钟，共6分钟，达到完全**固化**。

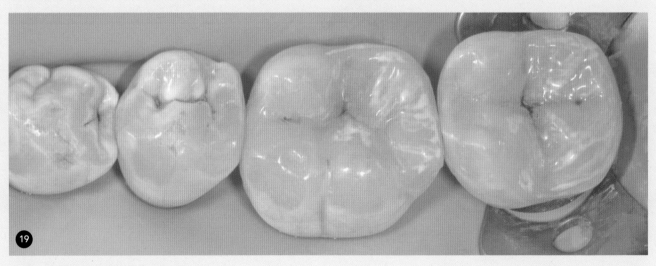

图19　修整抛光完成后的临床照片。

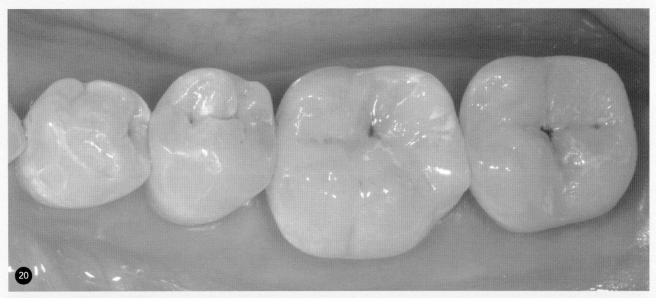

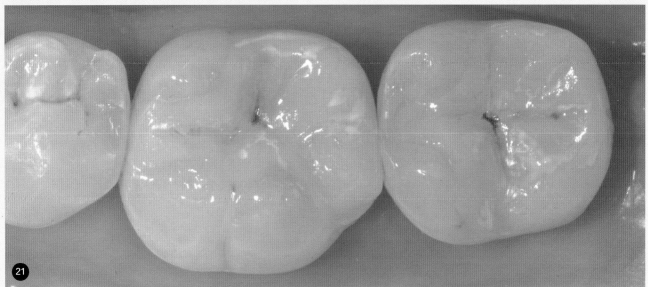

图20和图21　修复完成后的临床照片，修复体形态和颜色融入性良好。

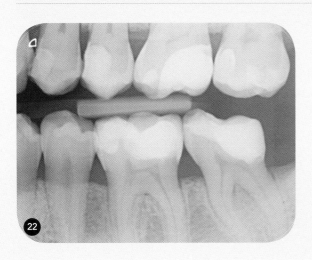

图22　咬合翼片检查：无残留粘接树脂，颈部边缘密合性优异，邻面穿龈形态恰当。

病例2
全瓷嵌体粘接流程

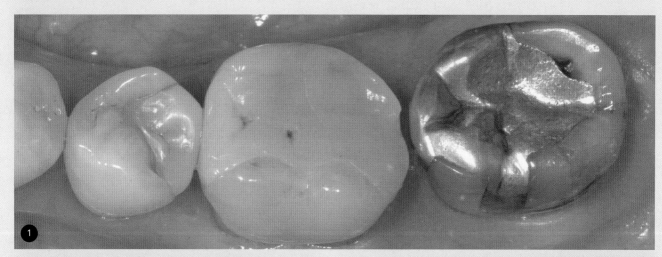

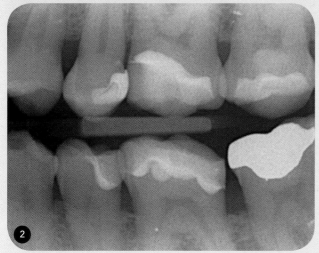

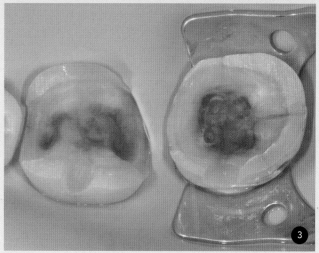

图1~图3　3区临床照片（图1）和X线片（图2），37不完善银汞充填体、36不完善瓷嵌体、35树脂充填体继发龋坏，均需清理和更换。最终形成大面积牙体缺损（图3），需要覆盖牙尖，部分边缘位于牙本质并深入龈沟内，需要深边缘提升。

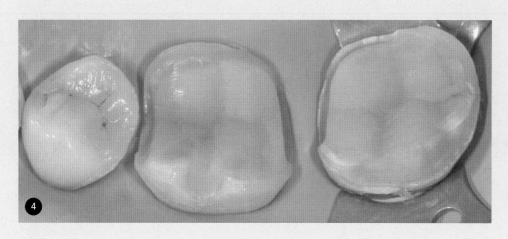

图4　35进行直接法树脂充填，同时完成36和37的内部重建及覆盖体预备。

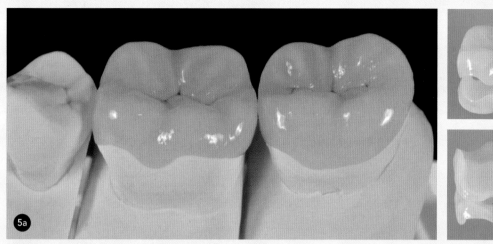
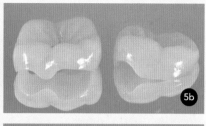
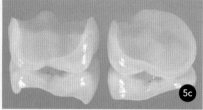

图5a～c　取常规印模，技工室制作完成两个二硅酸锂玻璃陶瓷覆盖体。

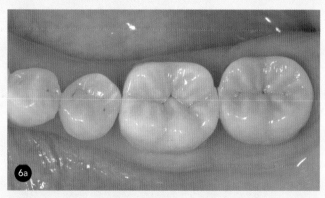
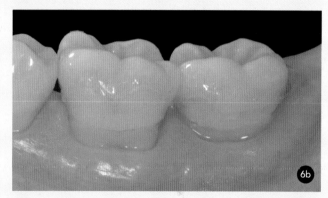

图6a，b　放置橡皮障前**试戴嵌体**：检查边缘密合性、邻接触力度及颜色。

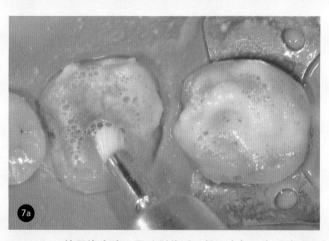
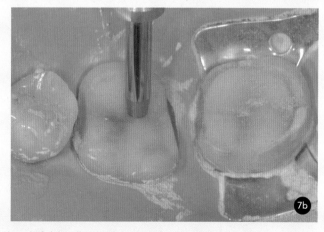

图7a，b　放置**橡皮障**，用毛刷蘸浮石粉混合氯己定后**清洁预备体**；本病例还进行了50μm氧化铝喷砂和甘氨酸喷砂。

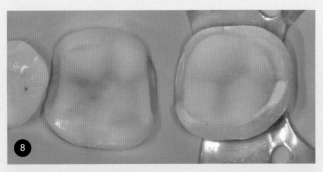

图8　彻底清洁后的预备体。

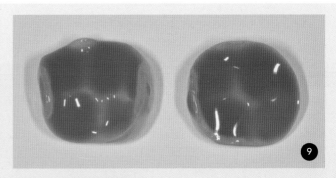

图9　5.5%氢氟酸**酸蚀**20秒。

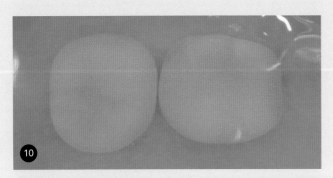

图10　98%乙醇**超声荡洗**。

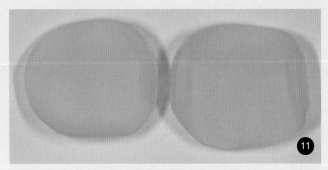

图11　酸蚀、荡洗后的瓷嵌体组织面。

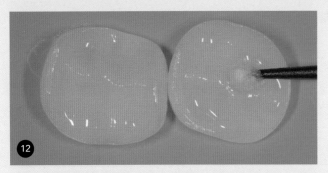

图12　涂布**硅烷偶联剂**，加热至100℃ 1分钟。

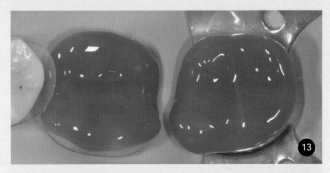

图13　透明成型片保护35远中，36、37用37%磷酸**酸蚀**30秒。

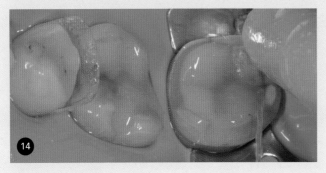

图14　充分水**冲洗**。

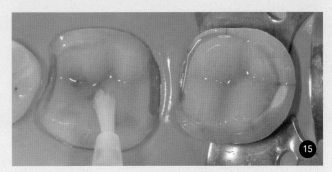

图15　干燥后在**预备体表面涂布未固化**的粘接剂。

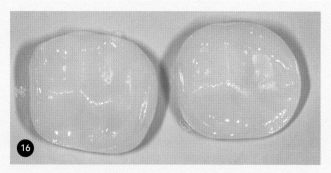

图16　在**硅烷化的瓷修复体内表面**涂布**未固化**的粘接剂。

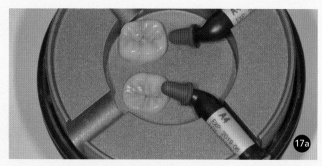

图17a　预热光固化混合填料树脂（Calset，AdDent）。

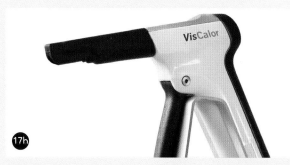

图17b　也可以使用VisCalor注射枪（VOCO）预热热流动型大块充填树脂。

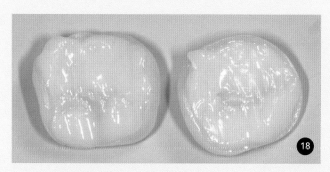

图18　在嵌体组织面涂布**预热树脂**。

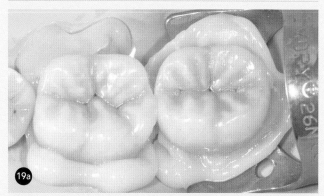

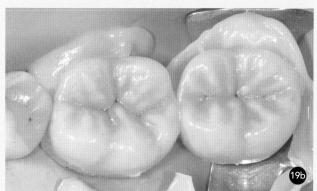

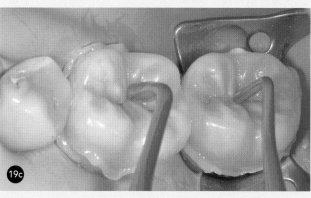

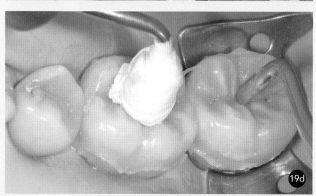

图19a～d　**同时**粘接两个嵌体，手指按压达到初步就位，大量多余树脂溢出（图19a），用探针（S23H）（图19b）可轻松去除；再用声波工作尖促进树脂流动，少量树脂再次溢出（图19c），修复体进一步就位（图19d）。

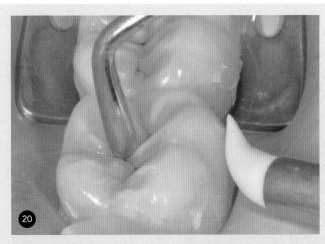

图20　用硅胶尖以"抚平"的动作利用边缘处的多余水门汀封闭边缘微间隙。

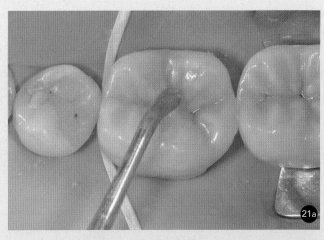

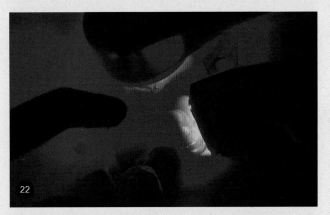

图22　甘油凝胶下每个面**光照固化**2分钟，持续吹气冷却。

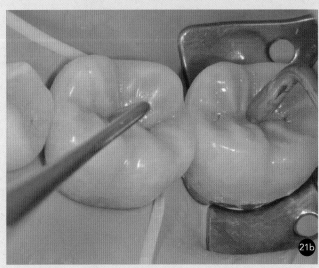

图21a，b　必须用Gore-tex®材质牙线（Glide）完全**去除**邻面**多余粘接树脂**。

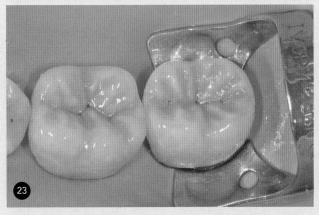

图23　最终固化后修复体照片。

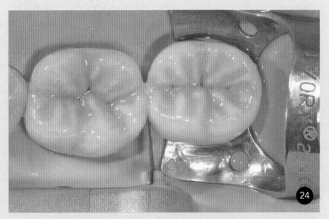

图24　**修形**主要局限在邻面，使用往复手机的40μm金刚砂片进行邻面修形。

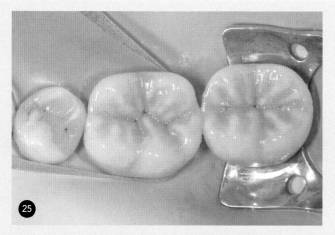

图25 然后，用薄的抛光砂条抛光邻接触区龈端。

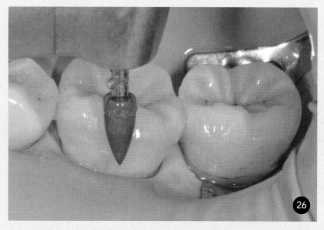

图26 充分水冷下，用接高速手机的棕色硅胶尖**抛光**轴面边缘（或使用不同粒度的玻璃陶瓷专用抛光车针）。

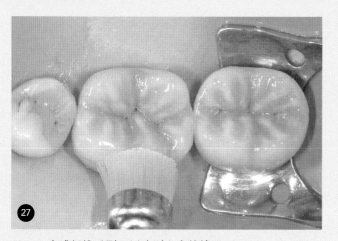

图27 合成纤维毛刷足以达到上亮的效果。

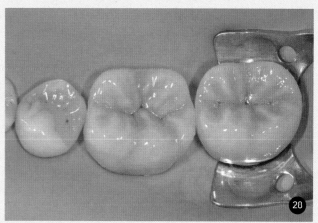

图28 边缘修形、抛光完成后。

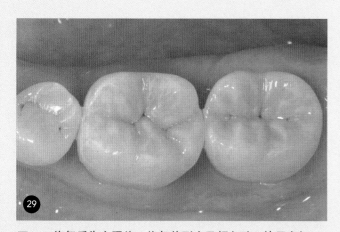

图29 修复后临床照片，修复体形态及颜色融入效果良好。

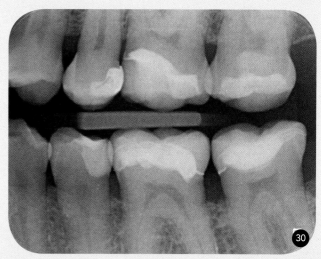

图30 咬合翼片检查：无残留粘接树脂，颈缘密合，邻面穿龈形态恰当。

粘接固位修复体分类：活髓牙及根管治疗牙的临床修复方案

上文讲述的操作流程和"全新的"牙体预备设计可应用于所有传统的粘接固位修复体（嵌体、高嵌体、覆盖体），也促使了一系列新型修复体的产生（加法覆盖体、覆盖体–贴面、长包绕覆盖体、粘接固位全冠、髓腔固位冠）。选择不同类型的粘接固位修复体，要评估剩余健康牙体组织的质、量和形态，并统筹考虑已在"预备体设计"章节内充分讨论的各项选择标准，还要考虑到局部和一般因素（见第48页表15）。接下来为了简明清晰，根据表15中列出的不同修复体类型，我们将粘接固位修复体的临床应用进行逐一讨论。

表15 不同类型的粘接固位修复体[136]

传统修复体

新型修复体

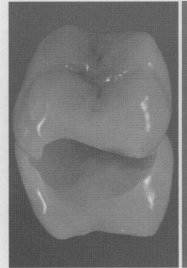

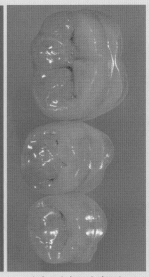

加法覆盖体   𬌗贴面（桌面式贴面）

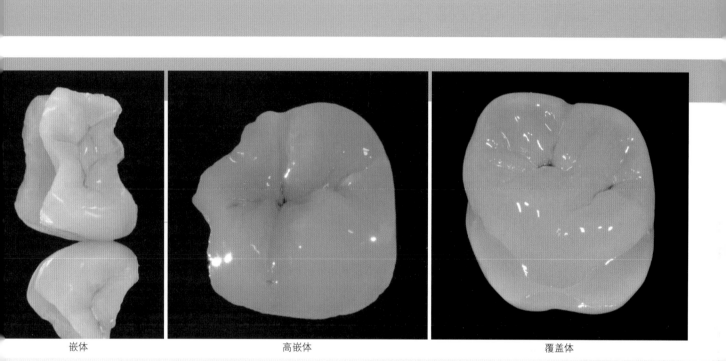

嵌体　　　　　　　　　　高嵌体　　　　　　　　　　覆盖体

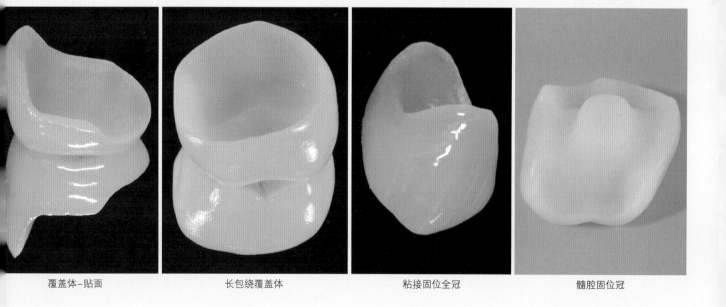

覆盖体-贴面　　　　长包绕覆盖体　　　　粘接固位全冠　　　　髓腔固位冠

微创修复解决方案：粘接修复技术及牙周手术联合治疗

传统粘接固位修复体

> 嵌体

指不覆盖牙尖的修复体。适应证包括双面Ⅱ类洞（MO或DO缺损，活髓牙或牙髓治疗牙），以及三面中–大型缺损（MOD缺损，仅活髓牙），要求颊舌侧壁完好无裂纹。

材料选择复合树脂。

目前，直接法也可很好地达到同样可预期的修复效果，但更微创，费用更低（见第338页Ⅱ类洞修复）。

临床病例1

活髓磨牙和前磨牙MO/DO嵌体

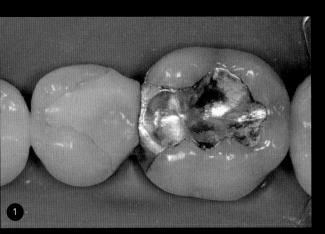

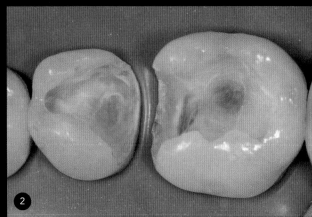

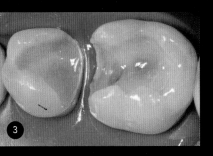

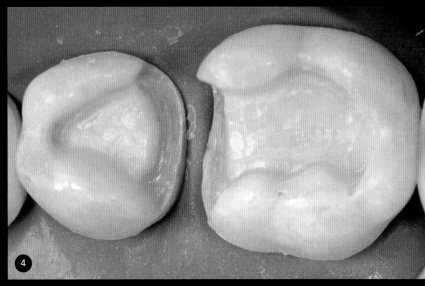

图1　不完善银汞充填体（36），不完善树脂充填体（35），形态不良，边缘不密合，明显继发龋坏。

图2　去净旧充填体及腐质后，形成中–大型Ⅱ类洞。根据20世纪90年代中期的经典适应证，术者选择间接修复。

图3和图4　粘接处理后，涂布一层流动树脂（图3），完成复合树脂内部重建，根据传统预备原则完成MO/DO嵌体预备（图4）。

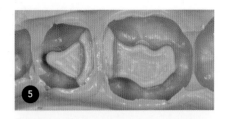

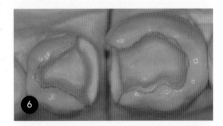

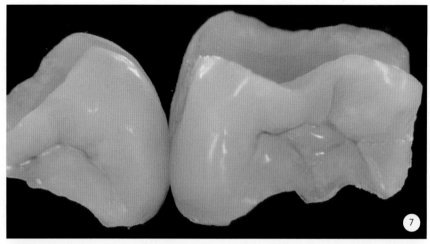

（来源：D.T. Moreno Fiora (Desenzano, Brescia, Italy)）

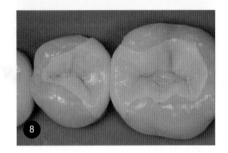

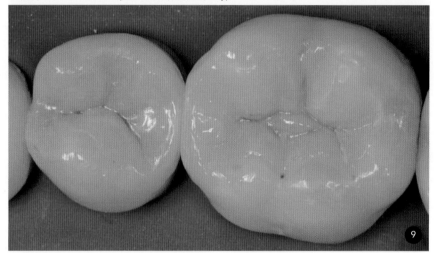

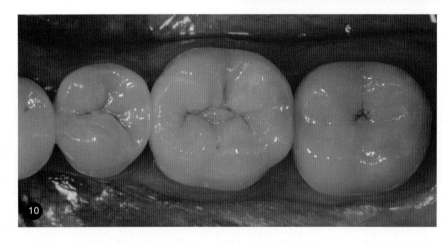

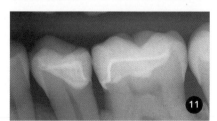

图5～图7　制取硅橡胶印模（图5），制作可卸代型石膏模型（图6），技工室完成两颗复合树脂嵌体的制作（图7）。

图8和图9　上橡皮障前试戴嵌体，之后在橡皮障下用预热光固化树脂完成嵌体粘接（图9）。

图10和图11　临床照片（图10）和X线片（图11）可见嵌体修复后形态、功能和美学效果良好。

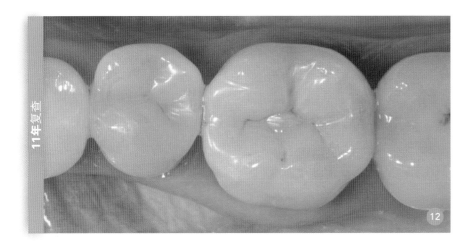

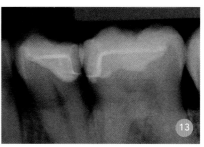

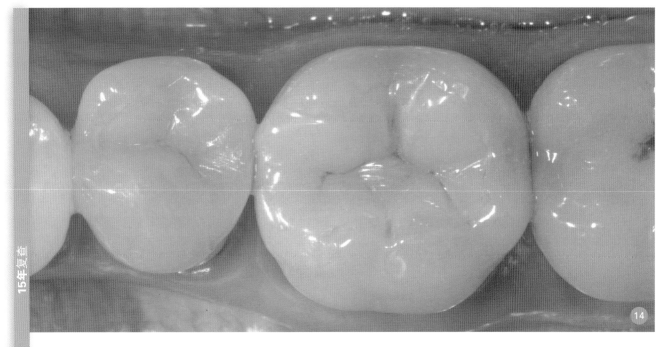

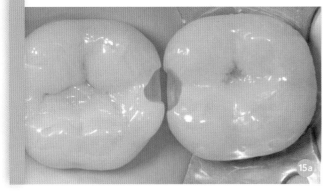

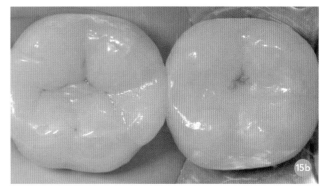

图12和图13　多年后的修复效果值得关注：11年复查，从临床照片（图12）和X线片（图13）可见形态恰当、表面光泽、边缘密合性保持良好。

图14和图15a，b　15年复查（图14），嵌体仍保持相当好的状态，不过邻面两个小的缺损通过直接法充填（图15a，b）。

传统粘接固位修复体

> 高嵌体

指覆盖部分牙尖的修复体。适用于大型Ⅱ类洞、仅部分轴壁有良好支持（＞2～2.5mm）、一侧或双侧边缘嵴缺损的活髓牙（见第519页临床病例2）。对于牙髓治疗牙（Endodontically Treated Tooth，ETT），至少应保证有一侧边缘嵴完整，且两个轴壁有良好支持（＞3～3.5mm），最好该轴壁能与边缘嵴相连续。两种情况下，都不可有隐裂（见第522页临床病例3）。材料可选择复合树脂或瓷，请参考上文关于材料特点和材料选择影响因素的相关章节。

临床病例2

36活髓牙高嵌体修复
（分层堆塑制作）

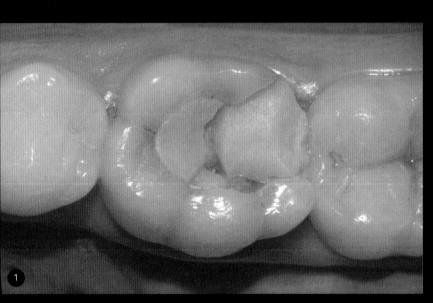

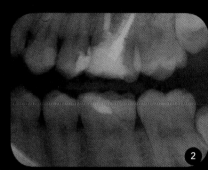

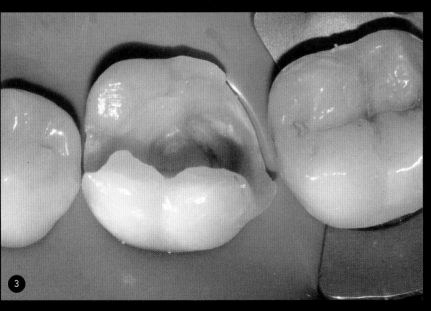

图1和图2 36不完善充填体折断（图1），边缘出现明显渗漏，X线片清晰可见残留腐质和继发龋坏（图2）。

图3 去除旧充，彻底去净腐质，形成大型MOD洞，远中舌尖（DL）和远中颊尖（DV）需覆盖，远中颈部龈阶无牙釉质存留。

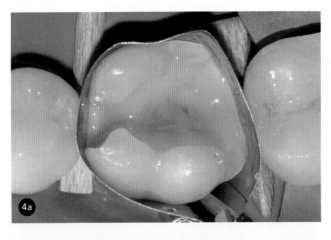
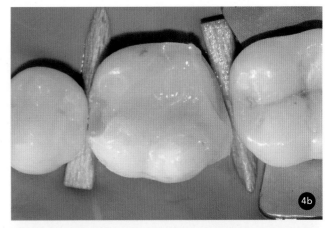

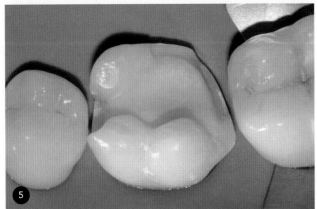
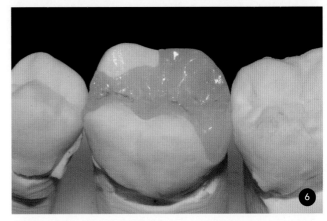

［来源：Odt. Andrea Pozzi (Parma)］

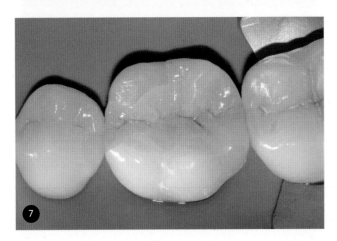

图4a，b～图6　在完成内部重建和深边缘提升后，术者选择间接修复（图4a，b）。进行高嵌体预备（图5），覆盖部分牙尖（DL和DV），制取常规印模，在石膏模型上分层堆塑制作复合树脂高嵌体（图6）。

图7和图8　上橡皮障前试戴高嵌体，然后在橡皮障下（图7），用预热光固化复合树脂完成高嵌体粘接（图8）。

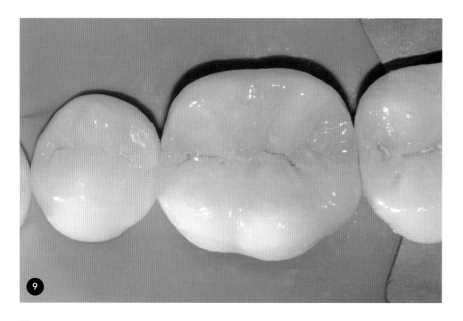

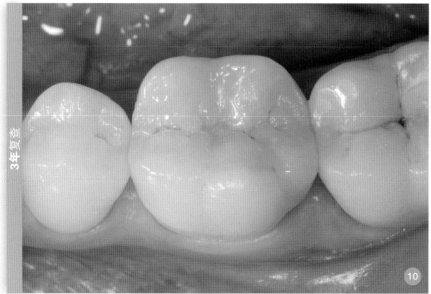

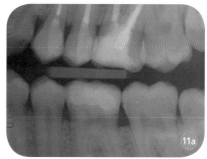

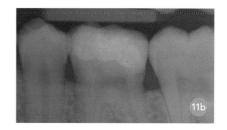

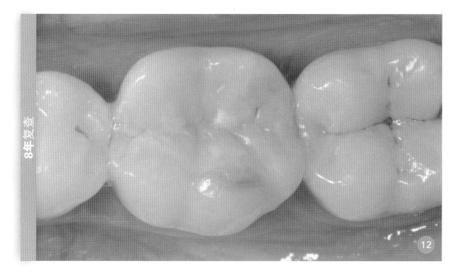

图9　修复体修整抛光完成后，边缘、形态和美学效果良好。

图10~图12　3年复查临床照片（图10）和X线片（图11a，b），修复体保持非常好的状态，8年复查更加证实这一点（图12），整体形态、功能、美学表现和边缘密合性良好。

临床病例3

牙髓治疗后CAD-CAM树脂高嵌体修复

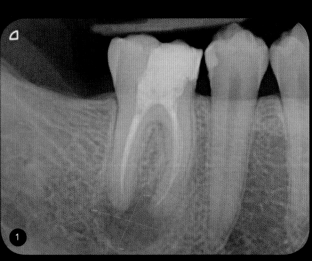
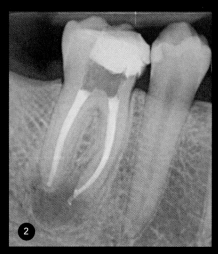

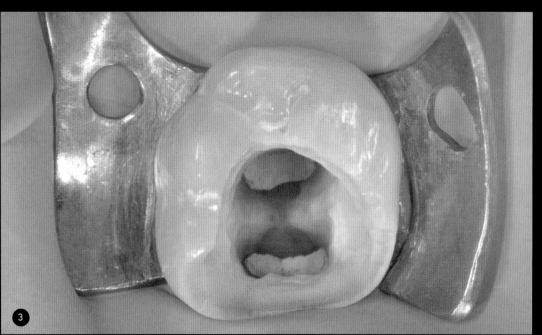

图1 23岁女性患者。根尖片显示近远中根根尖周大范围低密度影。冠部为直接法树脂充填，质量同样不达标准。

图2~图3 完成根管再治疗（A. Fava医生，Parma，Italy），在去除旧充填体后，去净腐质，做好根管的清理、成形和充填。患牙缺损为大型Ⅱ类洞（图3），近中边缘嵴缺损，近中颊、舌尖部分缺损；不过患牙远中边缘嵴完好，远中颊舌尖有良好的牙本质支持并通过远中边缘嵴相连，因此尽管患牙已经进行了根管治疗，条件仍允许我们采用未覆盖全部牙尖的高嵌体修复，达到可预期的临床效果。

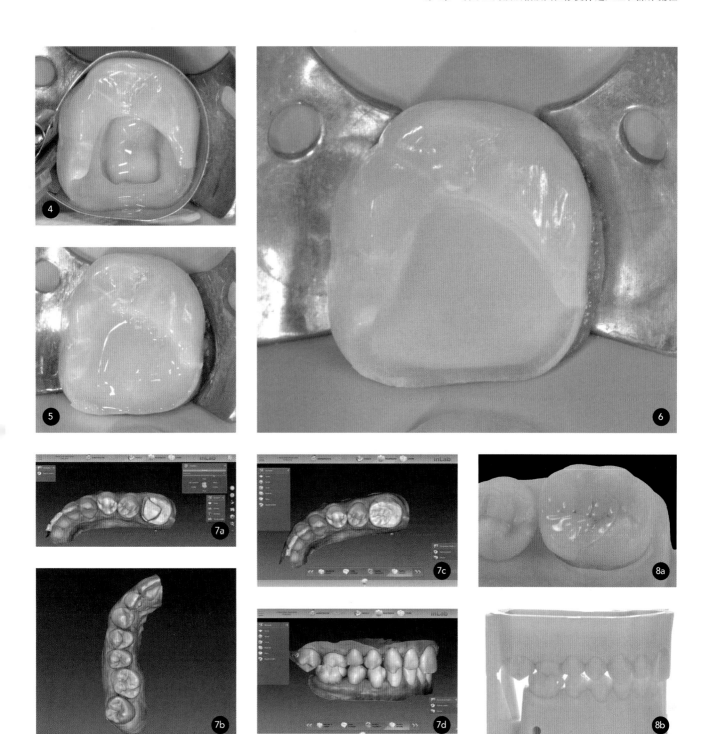

图4～图6 涂布粘接剂后，上圈形成型片，流动树脂形成洞衬，同时提升近中颈部边缘，髓底则使用亚光白的流动树脂覆盖。然后，分层充填复合树脂形成树脂核（图5），完成高嵌体预备，覆盖远中颊尖和远中舌尖，近中面预备成1mm宽圆角肩台（图6）。

图7a～d和图8a，b 目前常规使用口内扫描仪取得局部牙列工作印模和对颌印模（图7a，b）。将STL文件通过网络传输给技工室，制作CAD-CAM切削的复合树脂高嵌体（图7c，d）。然后手工雕刻出细节，修整、染色、抛光后，在3D打印的模型上完成模型试戴（图8a，b）。

（来源：D.T. Mario Svanetti, Flero, Brescia, Italy）

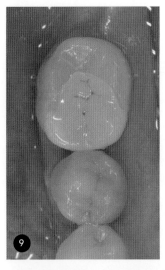

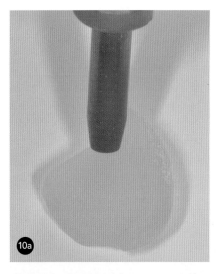

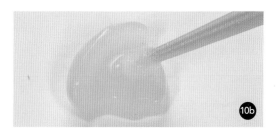

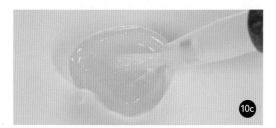

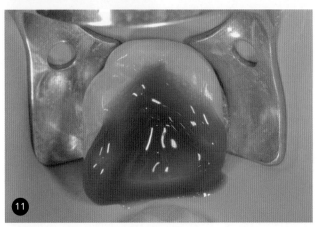

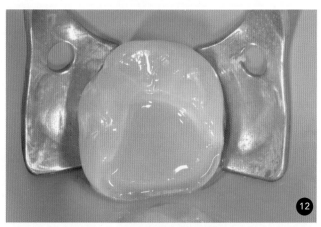

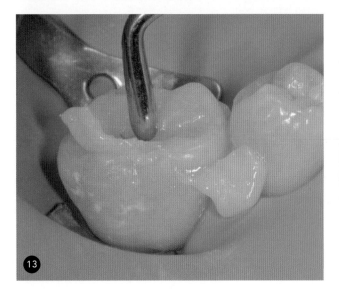

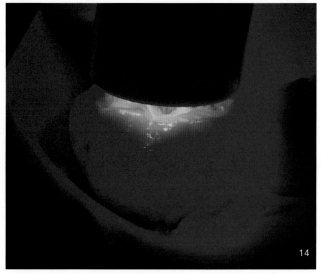

图9和图10a~c 上橡皮障前，试戴高嵌体，然后进行粘接处理：粗化，硅烷加热处理，涂布粘接剂。

图11~图14 完成预备体粘接处理后（图11和图12），将修复体就位，用预热复合树脂（图13）粘接，光照固化4~6分钟（图14）。

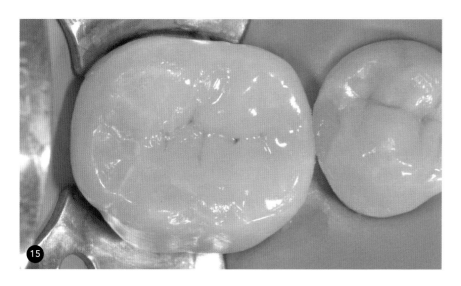

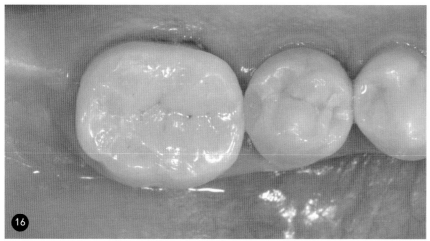

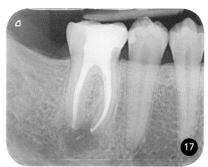

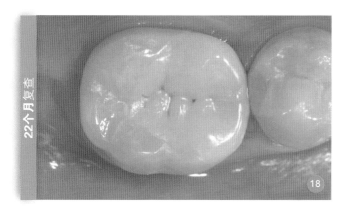

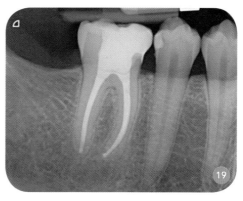

图15　修整边缘，将所有表面抛光，修复体边缘密合性良好，形态恰当。

图16和图17　临床照片（图16）可见良好的美学和功能效果。X线片检查（图17）可见根充恰填，颈部密合性良好，穿龈形态恰当。

图18和图19　22个月复查：修复效果保持良好（图18），X线片（图19）可见根尖周病变近乎完全愈合，要归功于规范的根管治疗和完善的冠部封闭，这不仅是获得长期修复效果的基础，也是避免根管内微生物再感染的保障。

传统粘接固位修复体

> 覆盖体

指覆盖全部牙尖的修复体。活髓牙适应证为大型Ⅱ类洞，轴壁支持不足（≤2mm），两侧边缘嵴均缺损（MOD洞）的情况，或（活髓牙）虽然轴壁支持充分但存在牙釉质牙本质裂纹时。

材料可以选择复合树脂（见第527页临床病例4）或瓷，参照上文列出的相关指标，有时还需要一系列复杂的评估（在相应病例中讨论）。

对于牙髓治疗后双侧边缘嵴缺损（MOD洞）——

通常合并轴壁支持不足（＜3~3.5mm）——需要覆盖全部牙尖，如果存在隐裂纹则更需覆盖全部牙尖。

如果有牙隐裂，笔者常规建议选择全瓷材料增强牙尖稳定性，可显著提高坚固度，不过目前尚没有可靠的文献证据支持笔者的观点（见第540页临床病例6）。

临床病例4

37磨牙活髓复合树脂覆盖体修复：
深大龋坏保存活髓

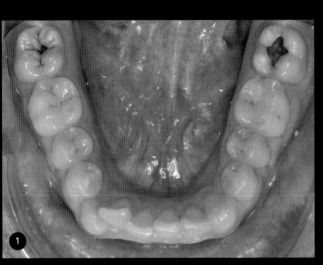
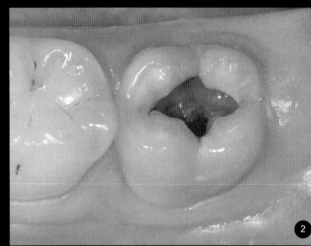
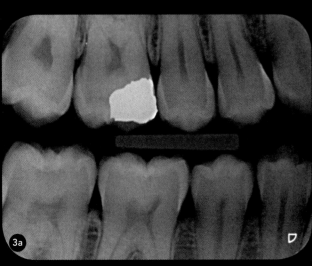
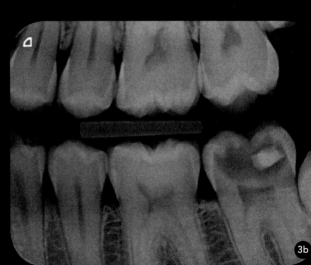

图1~图3a，b 22岁男性患者的下颌牙，该患者龋易感性高（图1）。临床检查可见37大面积龋坏（图2），左下后牙区咬合翼片可见龋坏近髓（图3b）。然而，患者无自发症状，牙髓活力测试时，温度刺激去除后，无持续疼痛症状。对侧咬合翼片（图3a）显示其他患牙龋损，后采用直接法复合树脂充填（见第150页临床病例6）。

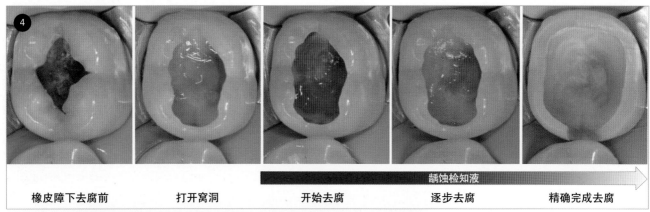

| 橡皮障下去腐前 | 打开窝洞 | 开始去腐 | 逐步去腐 | 精确完成去腐 |

龋蚀检知液

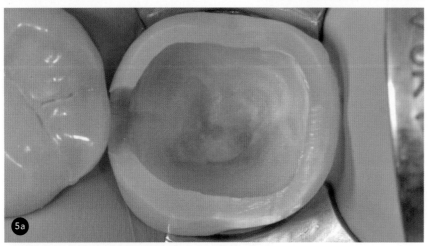

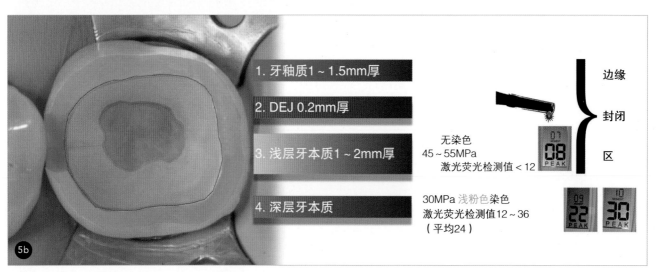

1. 牙釉质1~1.5mm厚

2. DEJ 0.2mm厚

3. 浅层牙本质1~2mm厚

4. 深层牙本质

无染色
45~55MPa
激光荧光检测值 < 12

30MPa 浅粉色染色
激光荧光检测值12~36
（平均24）

边缘

封闭

区

（来源：Alleman DS, Magne P. A systematic approach to deep caries removal end points: The peripheral seal concept in adhesive dentistry. Quintessence Int. 2021;43:197-208）

图4和图5a，b 橡皮障隔离后，打开37窝洞，可见大面积龋坏：在红色龋蚀检知液和激光荧光的指示下（图4），用旋转器械（瓷球钻接反角手机，金刚砂球钻接红圈增速手机）逐步去除腐质，目标是通过恰当的去腐，保存牙髓活力（图5a）。这里遵循上文论述的"深龋去腐终点"指导原则[62]（图5b），在窝洞外围形成粘接封闭区，在窝洞中央可保留一部分脱矿的非感染牙本质，这部分牙本质可能会再矿化。

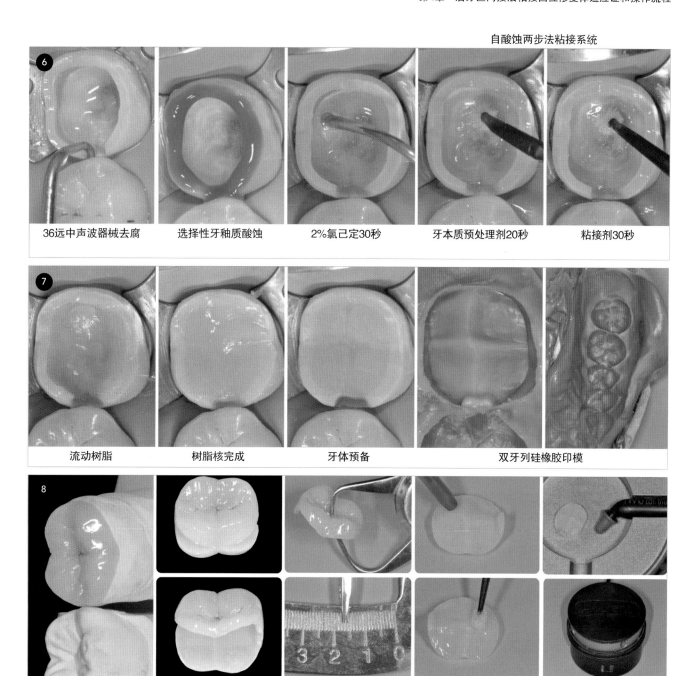

自酸蚀两步法粘接系统

6

36远中声波器械去腐　　选择性牙釉质酸蚀　　2%氯己定30秒　　牙本质预处理剂20秒　　粘接剂30秒

7

流动树脂　　　　树脂核完成　　　　牙体预备　　　　双牙列硅橡胶印模

8

分层堆塑复合树脂覆盖体　　最小厚度1.5mm　　粗化+硅烷化　　预热复合树脂

图6　评估轴壁厚度，去除37支持不足的轴壁，同时用角度声波工作尖去除36远中腐质；然后开始粘接处理，根据37窝洞的深度和宽度，选择两步法自酸蚀粘接系统。

图7　进行内部重建，涂布一层厚度均匀（0.5mm）的流动树脂，完成覆盖体预备，用Check Bite（Dental Tray）托盘取得双牙列硅橡胶印模。

图8　技工室在石膏模型上分层堆塑制作复合树脂覆盖体；选择树脂材料的原因是考虑到患者年轻，龋损近髓：远期如果需牙髓治疗会更加容易。

覆盖体厚度为1.5mm，足以保证修复体强度，同时将健康牙体组织磨除量降至最低。

修复体组织面粗化处理后，涂布硅烷偶联剂加热，完成粘接处理。

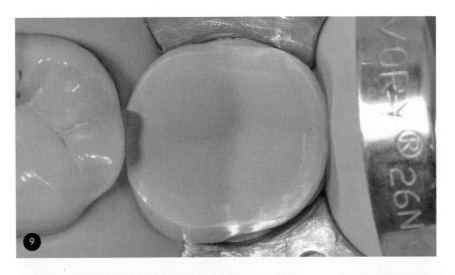

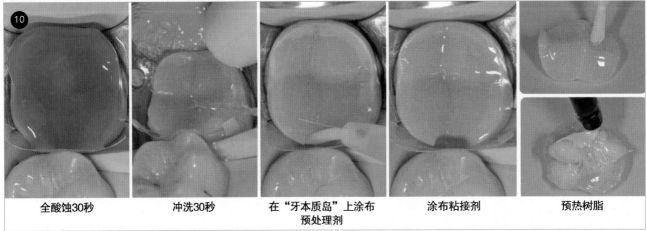

| 全酸蚀30秒 | 冲洗30秒 | 在"牙本质岛"上涂布预处理剂 | 涂布粘接剂 | 预热树脂 |

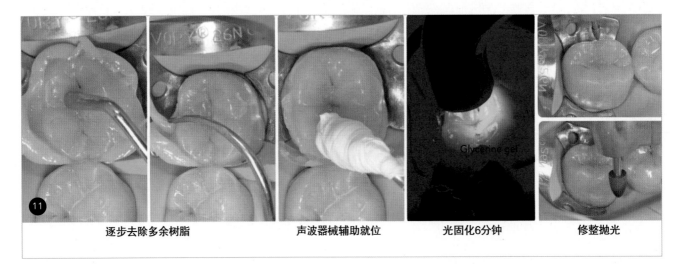

| 逐步去除多余树脂 | 声波器械辅助就位 | 光固化6分钟 | 修整抛光 |

图9　粘接前将预备体彻底清洁后：预备体表面有周缘一圈良好的牙釉质和位于内部的树脂核，是粘接的良好界面（没有机械固位设计）。

图10和图11　根据流程用预热树脂完成粘接：逐步去除多余树脂，声波器械辅助修复体就位，甘油凝胶阻氧后每面光照2分钟固化，同时吹气降温。

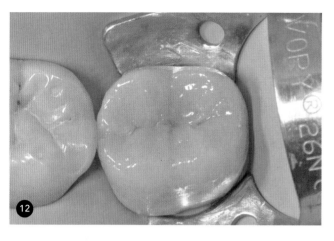

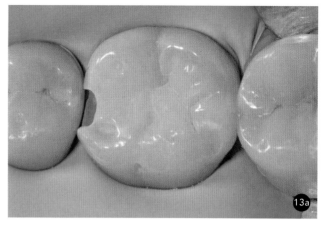

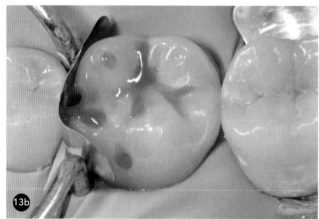

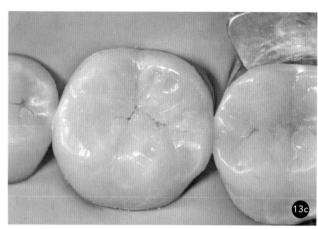

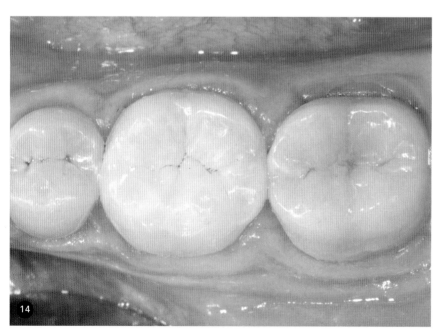

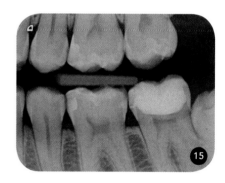

图12和图13a～c　覆盖体粘接、修整、抛光完成后（图12）。最后，在粘接37覆盖体时，36的Ⅰ类洞和Ⅱ类洞采用直接法充填，使治疗流程更加顺畅（图13a～c）。

图14和图15　取下橡皮障后即刻照（图14），拍摄咬合翼片检查（图15）。从咬合翼片上可以清晰看到龋坏深度及修复体的密合程度。

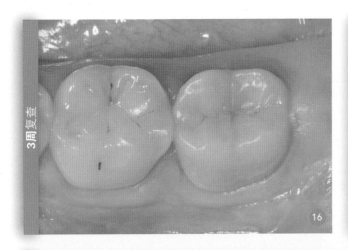

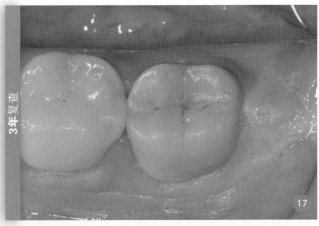

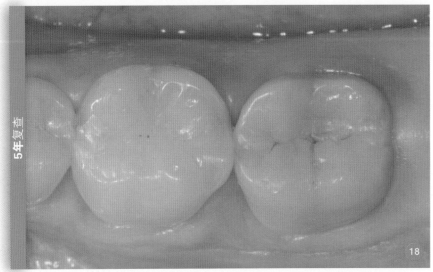

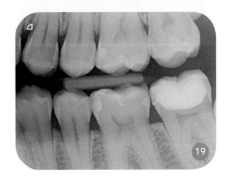

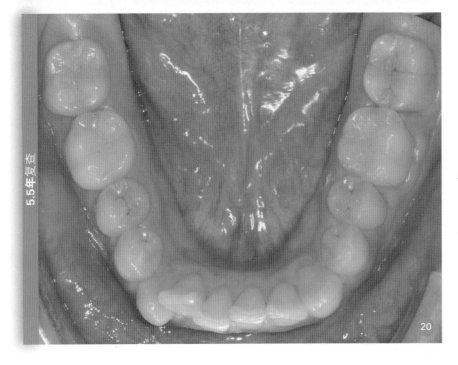

图16　3周复查，可见修复体形态及密合性良好，软组织恢复满意。

图17　3年复查，可见修复体保持良好，患牙牙髓活力正常，无疼痛。

图18和图19　5.5年复查（图18）及X线片检查（图19），修复体稳定，边缘封闭保持良好，牙髓活力正常。

图20　下颌全牙列照片，直接法充填体（36、46、47）和间接法覆盖体（37）保持良好，软组织健康。不过可以看到轻微副功能导致的一定程度磨耗，磨牙区为重。

临床病例5

牙髓治疗后二硅酸锂玻璃陶瓷覆盖体修复

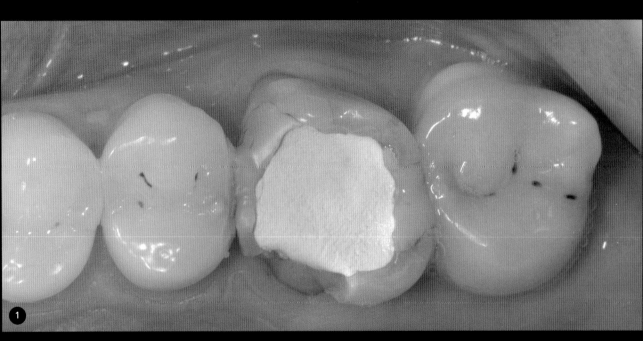

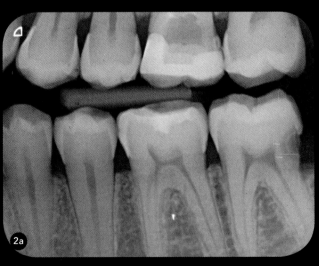

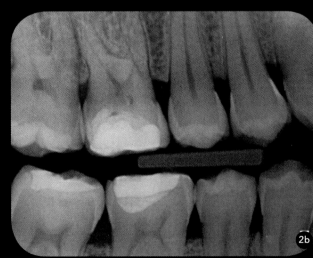

图1和图2a，b 30岁男性患者，从左右两侧咬合翼片（图2a，b）可以看到，患者双侧后牙均治疗。值得关注的是，37远中颈部龈下龋坏，需翻瓣后术中行充填治疗，治疗过程较为复杂（见第282页）。

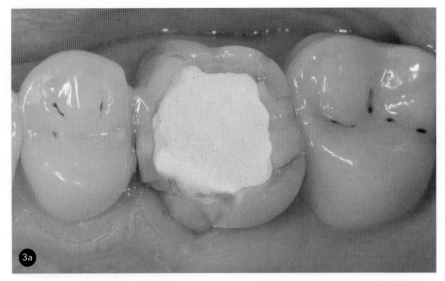

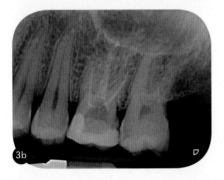

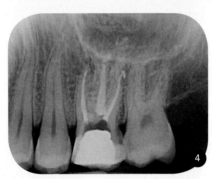

26大面积牙体组织缺损，边缘嵴丧失，虽剩余三壁但支持不足，近中舌尖劈裂至龈沟内（既往治疗不完善所致）。对于这类临床情况，尤其是根管治疗牙，传统思路是先行修复前内部重建，完成临时修复后，通过冠延长手术暴露缺损边缘，最后完成全冠修复。这种策略并无原则性问题，但疗程花费较高，对仅剩的少量健康牙体组织来说不够微创。这类病例——笔者建议——采用粘接修复的策略才是双赢的目前主流的超微创的选择。与本病例类似的许多临床病例促进了微创修复与传统修复之间界限的新变革，让我们更加专注于微创修复。

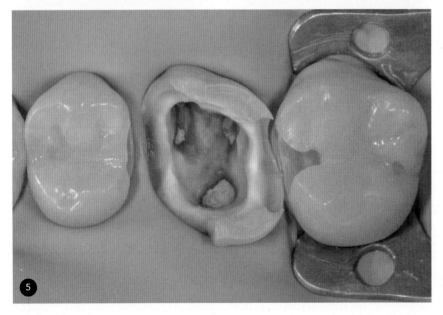

图3a，b　待修复的患牙26（图3a）根管治疗不完善，存在根尖周病变（图3b），近中舌尖（MP）折裂，近远中面为旧充填体，咬合面暂封材料充填。

图4和图5　患者有症状，行根管再治疗（图4）。然后去除所有旧充填体，仔细去除腐质，同时完成25远中和27近中牙合面去腐备洞（图5）。

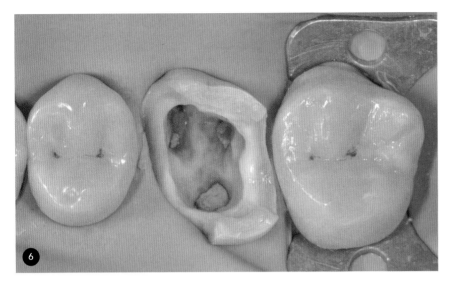

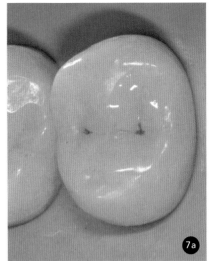

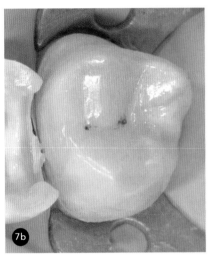

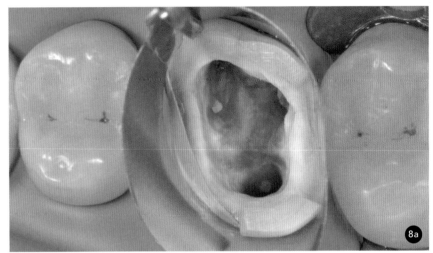

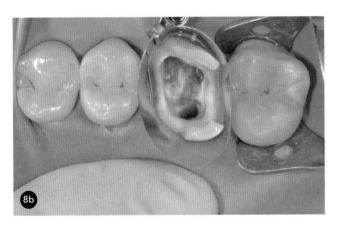

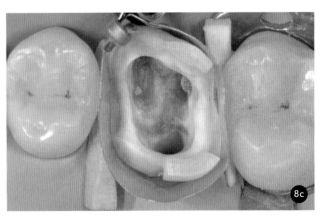

图6和图7a，b　首先完成25和27的直接法充填（图6），修形、抛光（图7a，b）。

图8a～c　由于近中舌尖劈裂，26难以完成橡皮障隔离，橡皮障盖过近中边缘，影响成型片就位（图8a）；这里有一个很有用的小技巧，可以请助手拉开橡皮障（图8b），暴露颈缘后，用带自锁装置的圈形成型片将其包绕，这样颈部边缘就清晰可见（图8c）。

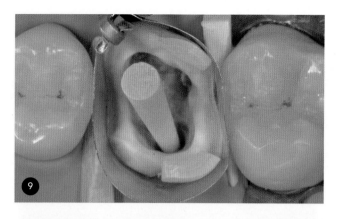

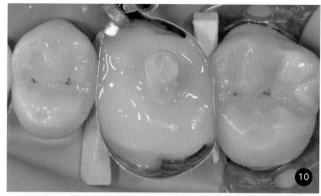

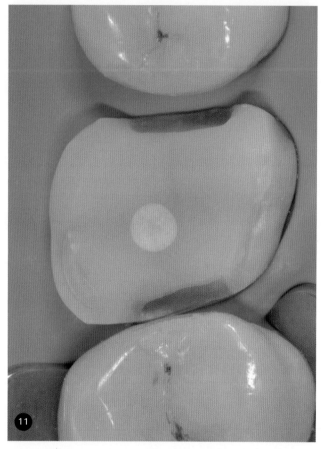

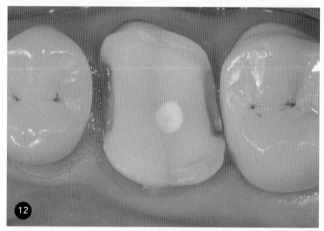

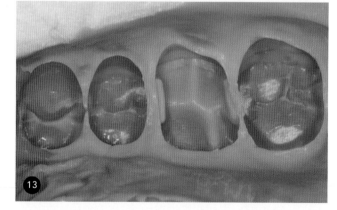

图9　选择锥度较大的纤维桩（Endoshape，Isasan No.10），修整尖端，使纤维桩尽可能与根管形态相匹配，注意保留至少4mm根充物保证根尖封闭[63]；这里没有使用特殊的桩道预备车针，尽量保存原用根管形态，小心地清理根管壁。

图10　同时完成纤维桩粘接与树脂核堆塑。是否使用桩存在争议，如今大部分情况下不用桩，尤其是磨牙采用粘接修复

时。针对本病例，使用纤维桩出于未来修复需要的目的，因为冠部缺损较大，未来可能需要二次修复。

图11　根据MDPT原则完成牙尖全覆盖的牙体预备，近中舌尖处修复体将终止在用于深边缘提升的复合树脂。

图12和图13　取下橡皮障（图12），制取硅橡胶精细印模（Flexitime® Monophase+Light Flow，Kulzer）（图13）。

技工流程：整铸二硅酸锂玻璃陶瓷覆盖体

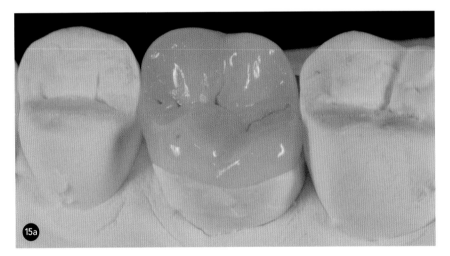

（来源：D.T. Lab. Franco Pozzi, Ateicos Quintavalla, Parma, Italy）

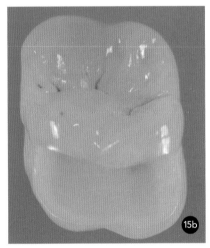

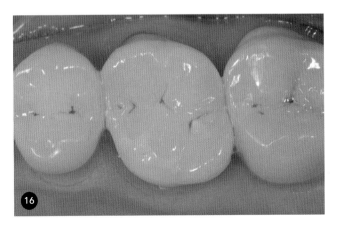

图14　灌制石膏模型，涂间隙剂，技工制作蜡型，而后包埋通过热压铸造工艺制作修复体（二硅酸锂e.Max Press HT，Ivoclar Vivadent）。

图15a，b　切去铸道，修整咬合面解剖形态，染色，抛光，完成高质量高精度的修复体。

图16　口内试戴。

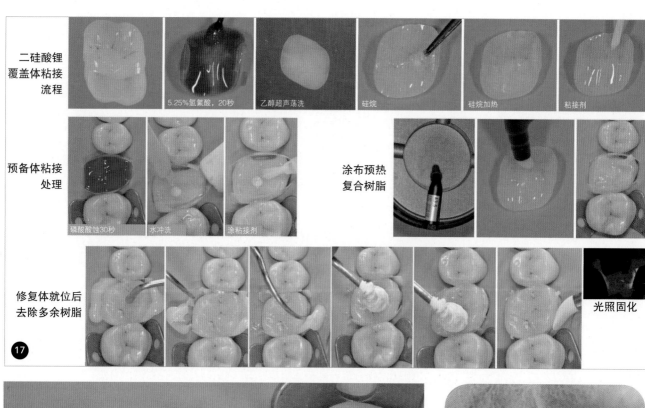

二硅酸锂覆盖体粘接流程　　5.25%氢氟酸，20秒　　乙醇超声荡洗　　硅烷　　硅烷加热　　粘接剂

预备体粘接处理　　磷酸酸蚀30秒　　水冲洗　　涂粘接剂　　涂布预热复合树脂

修复体就位后去除多余树脂　　光照固化

17

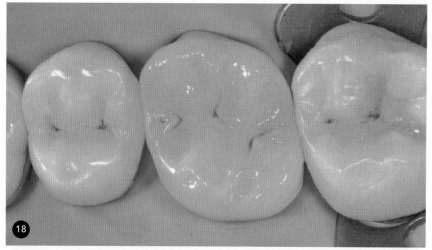

18

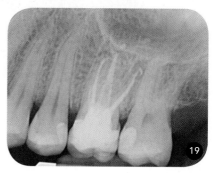

19

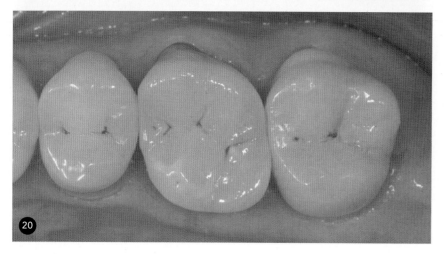

20

图17和图18　严格遵照流程完成修复体粘接（图17）。在完成边缘和邻面的修形、抛光后，拍摄照片（图18），从形态角度看，修复体与周围患牙协调，邻接触紧密。

图19～图21　X线片（图19）非常有助于判断是否有粘接剂残留，并检查颈部边缘密合性及穿龈形态。数天后，患者从失水状态中恢复，更容易看出修复体良好的颜色过渡及功能形态特点（图20和图21）。

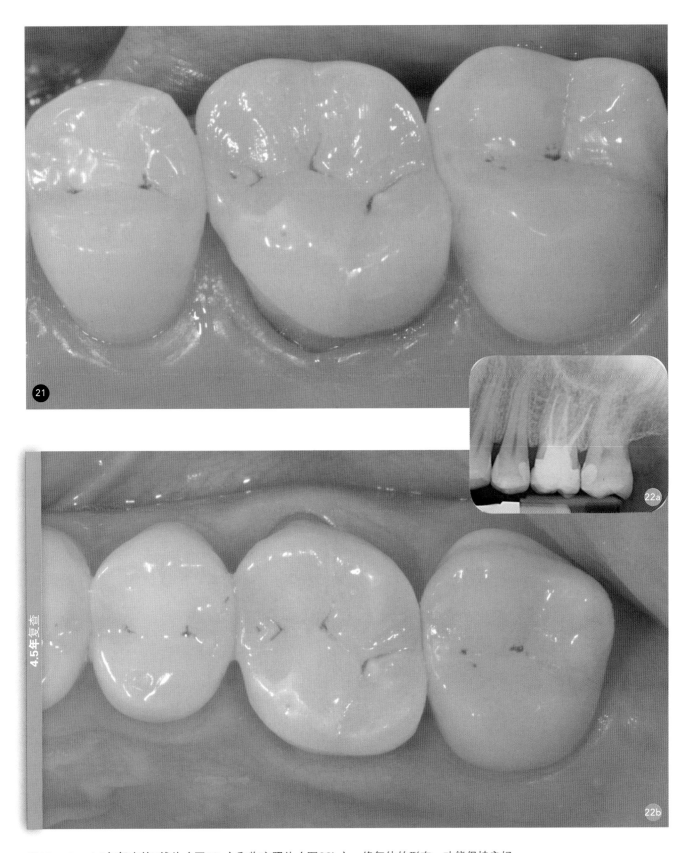

图22a，b 4.5年复查的X线片（图22a）和临床照片（图22b），修复体的形态、功能保持良好。

临床病例6

26活髓牙隐裂牙综合征全瓷覆盖体修复

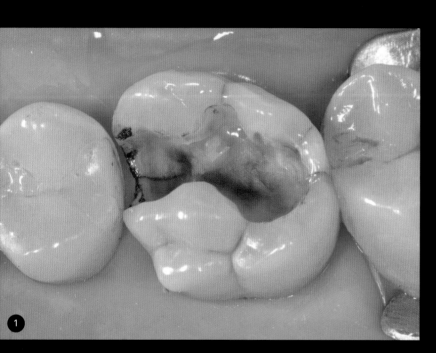

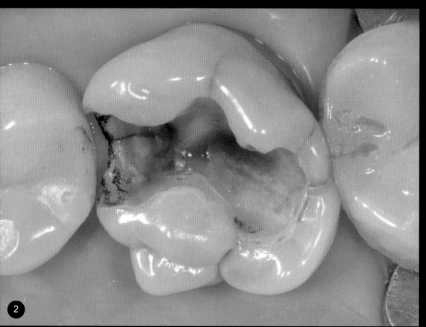

图1和图2　50岁女性患者，上颌第一磨牙过去采用银汞充填，目前出现明显的隐裂牙综合征表现（见第32页）。患者主诉咬合疼痛，对温度刺激（冷刺激）和高渗液体刺激（甜刺激）敏感。侧壁厚度足够，但去除旧银汞充填体后，颊舌侧壁基底部及邻面洞洞底均可见明显的牙釉质牙本质裂纹。尽管侧壁相当厚，但本病例仍适宜进行间接法全牙尖覆盖的微创修复。不过，目前的问题是使用哪种材料：复合树脂还是全瓷？笔者认为，全瓷等较坚硬的材料可能会阻止隐裂纹的进展（见第32页和第494页）。事实上，瓷的弹性模量（85~95MPa）大于复合树脂（10~16MPa），能增强牙齿冠部强度、提高牙尖稳定性，进而减小裂纹进展的可能性。

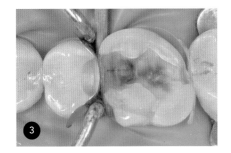

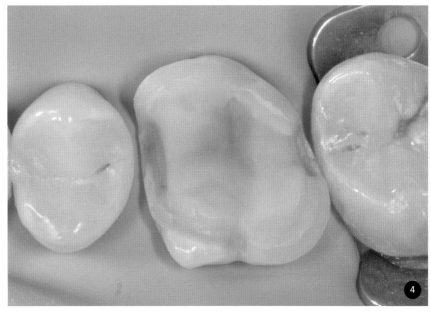

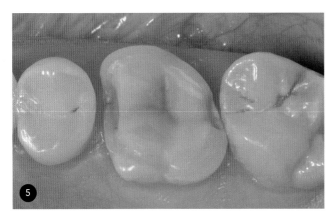

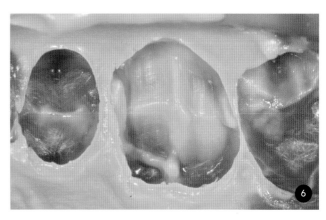

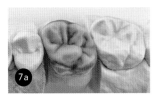
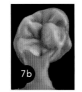

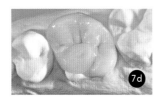
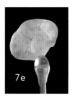
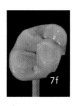

（来源：Lab. Franco Pozzi, Parma）

图3和图4　降低颊舌尖，预备量满足"高嵌体强度要求"即可（1mm）（图3）。随后，经过粘接处理，使用一薄层流动树脂做一个小的堆核，然后根据MDPT原则，颊舌壁预备斜面，与邻面洞相连（图4）。同时，完成15 DO的复合树脂充填。

图5和图6　取下橡皮障（图5），制取硅橡胶精细印模（图6）。

图7a～f　本病例技工制作采用常规流程：灌制2个超硬石膏模型（一个制作可拆卸代型，另一个为完整模型），制作蜡型，精确形成解剖形态（图7a），制作铸道（图7b），包埋，使用HT二硅酸锂玻璃陶瓷块完成热压铸造（图7c）。铸造完成后，用车针修整出咬合面细节，染色，抛光。最终修复体形态良好（图7d）、通透性足够（图7e），且美学表现优异（图7f）。

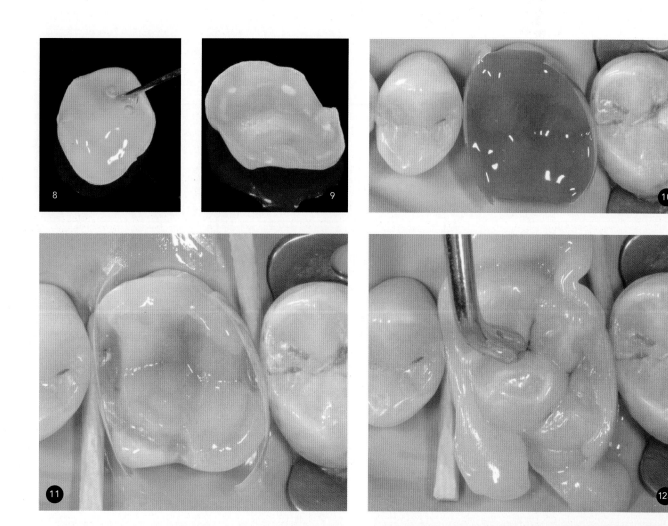

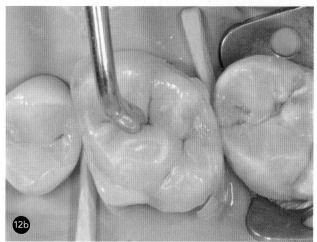

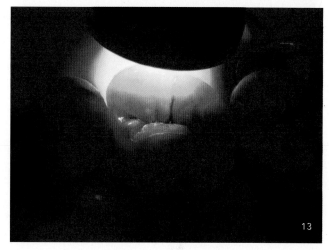

图8和图9　最后一步是修复体粘接：酸蚀高嵌体（图8），充分清洁后，硅烷处理（图9）。

图10～图13　橡皮障隔离术区，患牙磷酸酸蚀30秒（图

10），注意使用聚酯解剖式成型片保护邻牙。应用粘接系统（图11），用预热树脂粘接高嵌体，逐步去除多余树脂（图12a，b），每面光固化2分钟，注意气流冷却（图13）。

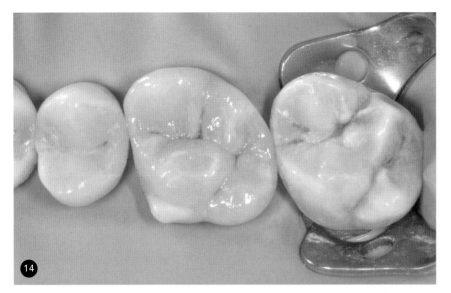

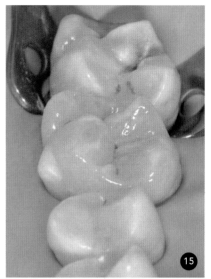

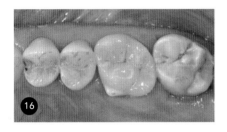

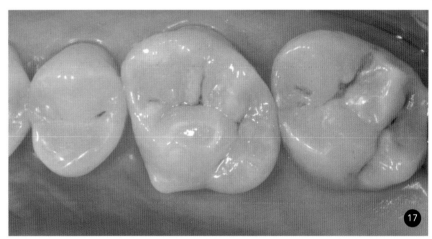

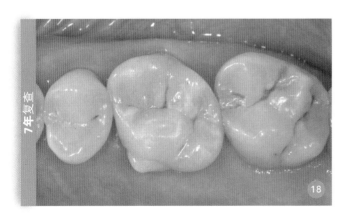

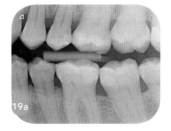

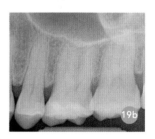

图14～图17　完成修复体粘接和边缘抛光后（图14）的最终照片；能够看到修复体形态协调，效果理想（图15）。取下橡皮障后，检查咬合接触（图16），牙齿复水后美学效果优异（图17）。修复体患牙隐裂相关症状完全消失。

图18和图19a，b　7年复查，临床检查（图18）和X线片检查（图19a，b）可见修复体形态和颜色稳定，牙龈健康，无深牙周袋，修复体边缘封闭良好、无微渗漏。患牙保持活髓，对温度刺激和咬合应力无不适反应。

新型粘接固位修复体

这类修复体的诞生，来自对最大限度保存健康牙体组织的不断追求，形成了传统修复与微创修复的新交界，给后牙区修复设计带来了显著变化。这还源于后牙区修复美学要求的提升，如上颌前磨牙重度变色的情况等。其具体分类如下。

＞ 加法覆盖体

这类修复体可以覆盖部分牙尖，更常见的是覆盖全部牙尖，但不进行牙体预备。其适应证包括，由于酸蚀/磨损导致的牙体缺损的解剖形态的恢复，阻生牙咬合的恢复，如恒牙先天缺失导致的乳牙滞留（见第545页临床病例7），或升高垂直距离的病例（见第550页临床病例8）。修复材料（主要为CAD-CAM复合树脂、热压铸造或CAD-CAM全瓷）的选择需具体病例具体分析，综合考虑厚度、咬合力负担、修复体设计、再治疗或修补便利性等。

成年女性患者因前磨牙先天缺失所致的75滞留乳磨牙全瓷加法覆盖体修复

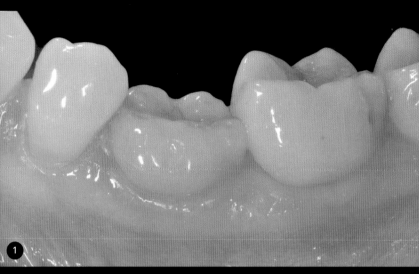

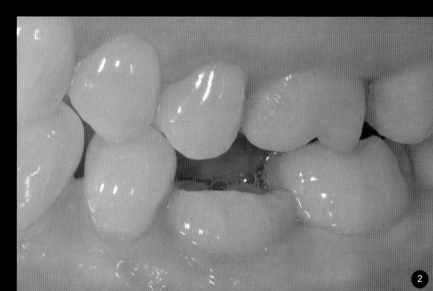

图1和图2 45岁女性患者，35先天缺失，75乳磨牙滞留于牙弓内，低于咬合平面（图2）。邻牙34和36分别向远中和近中倾斜，造成75阻生。可行的方案之一是拔除滞留乳牙进行种植修复，但患者考虑到该方案创伤较大表示拒绝，因此我们向患者提出可以通过加法间接修复（加法覆盖体）的方法完成完全无创的粘接修复。

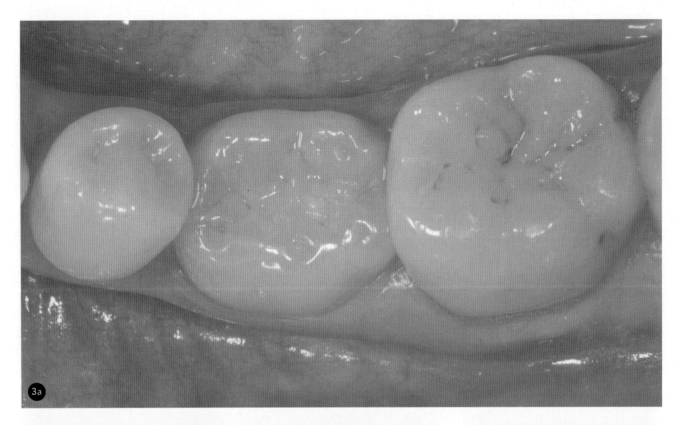

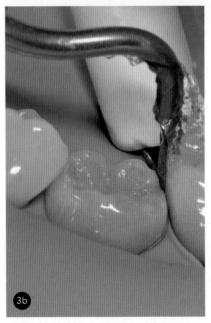

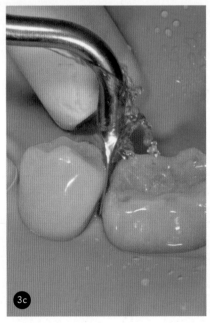

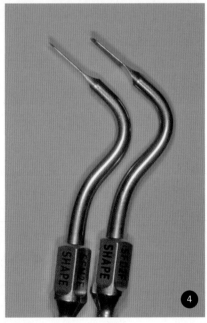

图3a～c和图4　为使修复体能够就位——沿牙齿长轴——需进行患牙及相邻恒牙的邻面片切（图3a～c），去除倒凹，与邻牙分离。强烈建议用合适的声波工作尖（Sonic-strip，Komet；图4）完成这项操作。

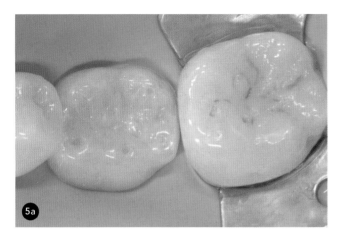

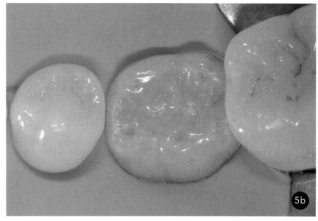

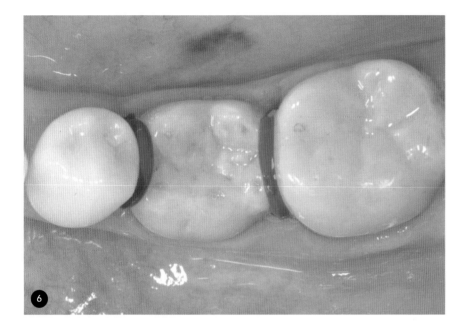

图5a，b 邻面的"预备"，预备量非常少，但足以允许修复体就位。

图6 为进一步开展邻间隙，将合适的正畸橡皮圈放置在邻间隙内，持续7～10天。

图7 在取下橡皮圈的同时，制取硅橡胶印模，灌制石膏模型，在咬合面涂布间隙剂，制作蜡型，随后完成热压铸造的二硅酸锂玻璃陶瓷修复体。

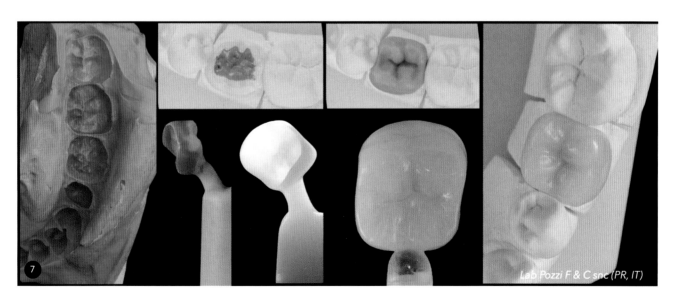

Lab Pozzi F & C snc (PR, IT)

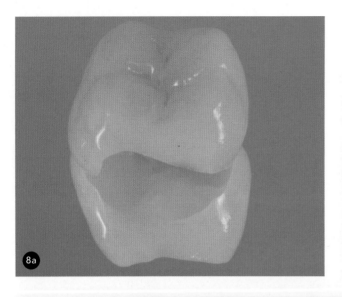

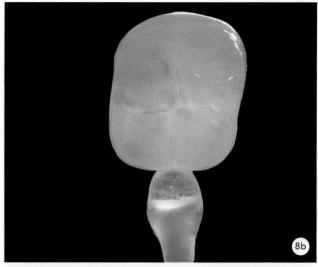

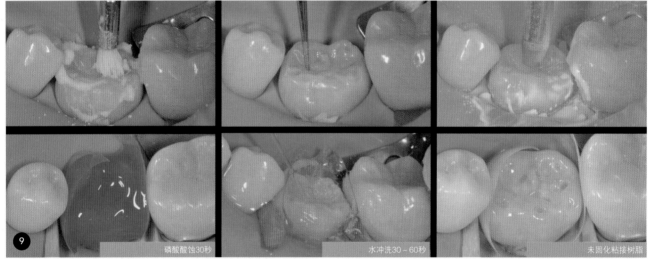

磷酸酸蚀30秒　　　　水冲洗30～60秒　　　　未固化粘接树脂

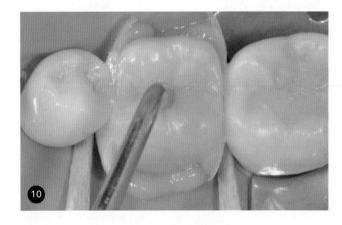

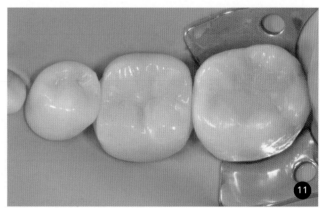

图8a，b　放大照片展示加法覆盖体的细节。

图9和图10　按照流程进行粘接处理（图9），用光固化复合

树脂完成修复体粘接（图10）。

图11　去除多余树脂后，修整边缘并抛光。

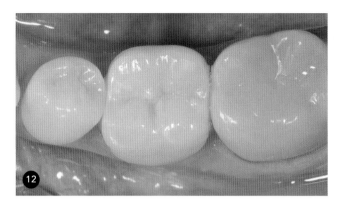

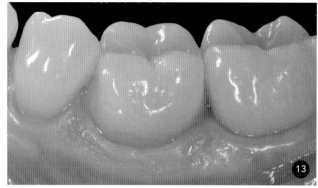

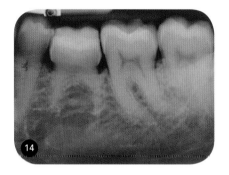

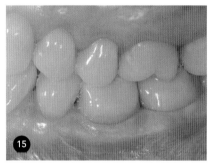

临床述评

　　显然，这里用到的修复方法（加法覆盖体）与种植修复的理想方案相比可能是一种妥协；然而，不可否认这样修复使患者花费更少的时间和金钱，也更微创。这是一种更符合生物仿生修复的无创修复。因此，即使对于成人这种方法也是有效的，我们知道对于根吸收有限的滞留乳牙来说，长期稳定性可以保证。

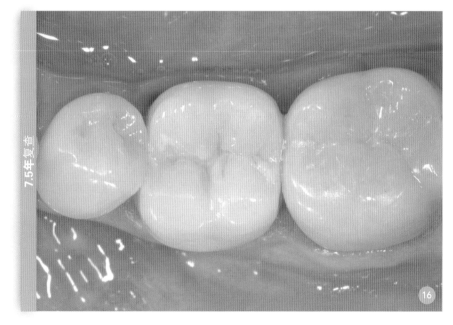

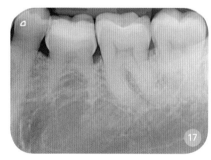

图12和图13　术后照片（图12）显示修复体协调性尚可接受，虽整体形态尚不理想（图13），但从形态和功能角度看，患牙修复体可以很好地保持间隙，恢复咬合。

图14　X线片检查可见患牙牙根无明显吸收、无松动，能够保证较好的预后。

图15　侧面咬合照片显示患者咬合恢复良好，功能和咬合稳定性得到恢复。

图16和图17　7.5年复查（图16），可见修复体形态和表面质地维持良好，无崩瓷，同时X线片检查（图17）可见边缘封闭维持良好，牙根无明显渐进性吸收，稳定性良好。

临床病例8

深覆𬌗患者升高垂直距离后上牙列加法覆盖体联合贴面及种植修复

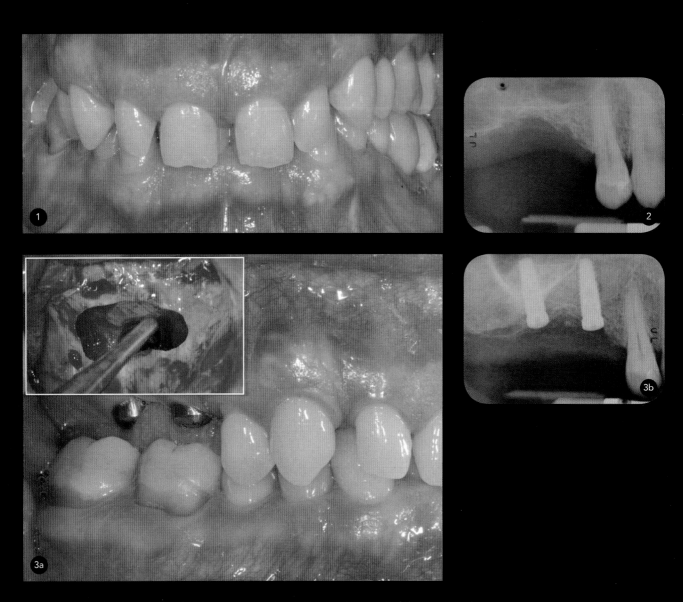

图1　患者骨性深覆𬌗（Ⅱ类2分类），上前牙已咬至下前牙唇侧牙龈，患者拒绝正畸治疗。

图2和图3a，b　患者右上后牙区缺失前磨牙和磨牙还需种植修复（图2），需要侧壁开窗行上颌窦外提升植骨（图3a），同期植入种植体（图3b）。对颌磨牙（46和47）过长，需重新确定咬合面位置。

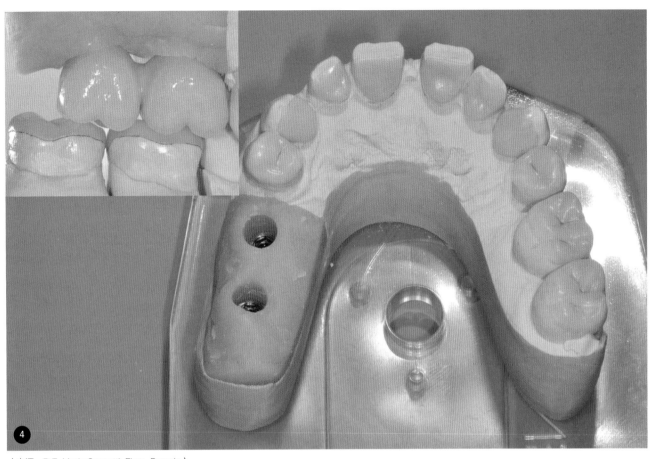

（来源：D.T. Mario Svanetti, Flero, Brescia）

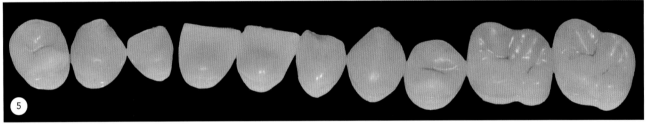

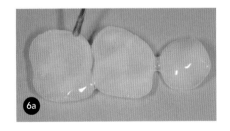
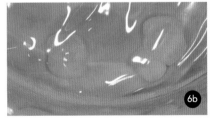
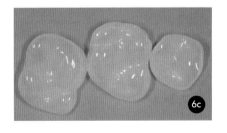

图4和图5　为降低1~4区的修复难度，一定程度上改善深覆𬌗，升高了垂直距离，采用后牙加法覆盖体和前牙舌侧贴面，通过粘接固位，完成全牙弓的修复。事先，根据诊断蜡型在患者口内制作诊断饰面，先行测试新的垂直距离（见第575页临床病例11）。

图6a~c　修复体采用二硅酸锂玻璃陶瓷制作，试戴完成后，氢氟酸酸蚀20秒（图6a），乙醇超声荡洗5分钟（图6b）；然后涂布硅烷偶联剂和粘接剂（图6c）。

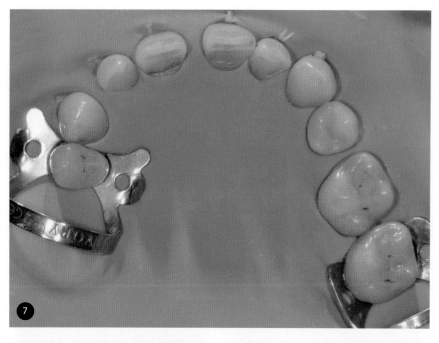

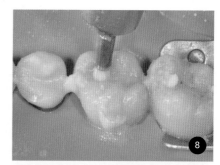

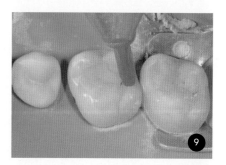

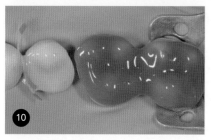

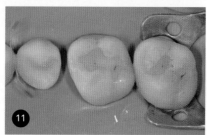

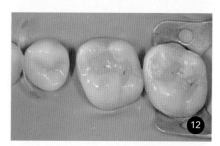

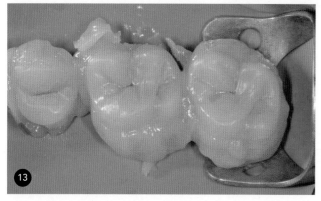

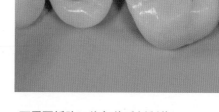

图7　橡皮障隔离整个牙列，可以看出基牙完全没有进行牙体预备。

图8～图10　加法覆盖体粘接处理过程包括：清洁基牙（图8），使用口内喷砂枪氧化铝喷砂（图9），35%磷酸酸蚀牙面（图10）30秒；注意，旧瓷冠表面也使用9%氢氟酸酸蚀60～90秒，这样能确保新修复体与旧瓷冠形成良好粘接，而

不需要拆除旧修复体重新制作。

图11～图14　酸蚀后的牙面形成微机械固位（图11），涂布粘接剂（图12），然后用预热光固化树脂同时粘接3个加法覆盖体（图13）。去除多余树脂后，光照固化，修整边缘并抛光（图14）。

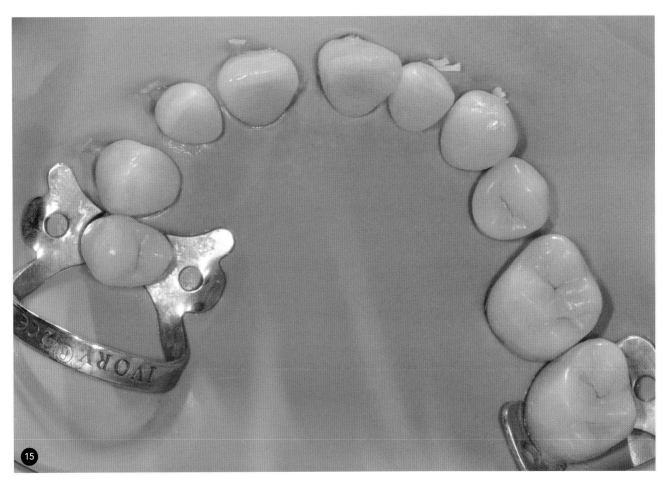

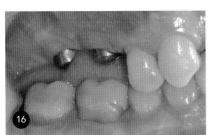

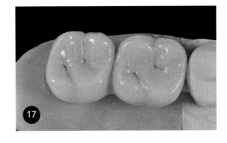

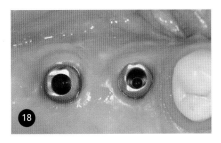

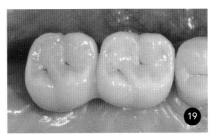

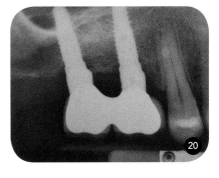

图15　前牙区舌侧贴面和对侧后牙覆盖体采用同样的流程完成粘接，在升高的垂直距离下形成新的𬌗平面，未进行牙体预备。

图16～图20　1区种植体采用切削钛基台加金属烤瓷联冠（图16～图19）修复，口内粘接（目前则常规使用螺丝固位的全氧化锆冠修复）。戴牙后X线片（图20）。

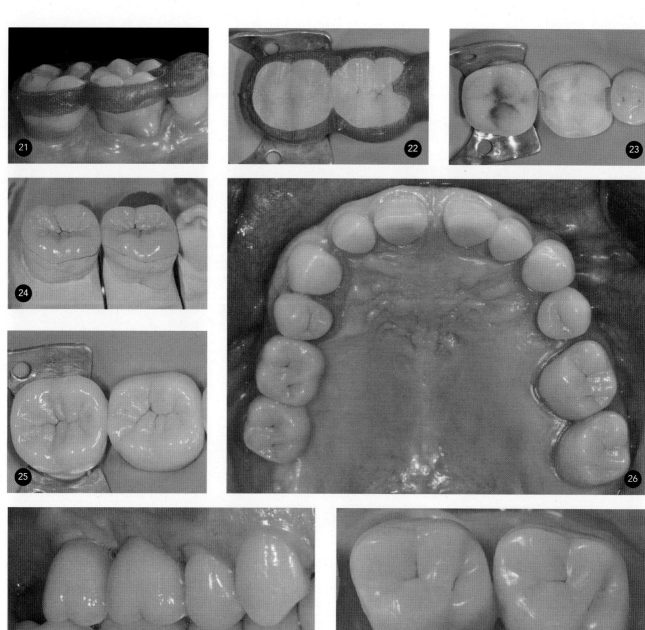

图21～图23 同时，完成对颌牙46和47的牙体预备，技师用红色树脂制作出备牙导板（图21），便于控制牙体预备量（图22），计划采用覆盖体修复，保存47的牙髓活力，对硬组织损伤最小（图23）。

图26 多学科联合修复完成后的上颌牙列照片。

图27 恢复恰当𬌗平面后的右侧咬合照。

图24和图25 采用常规粘接流程完成全瓷覆盖体粘接。

图28 26和27加法覆盖体细节照片，可见形态、美学协调性良好，边缘密合，而基牙未做任何牙体预备。

7.5年复查

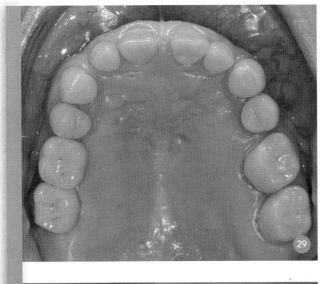

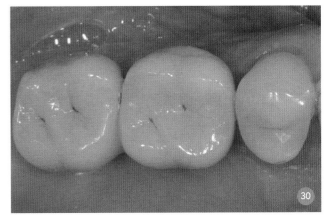

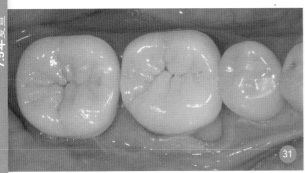

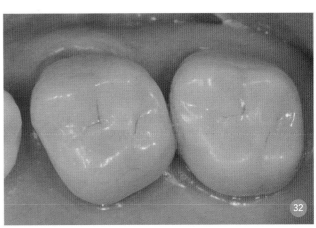

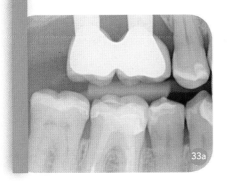

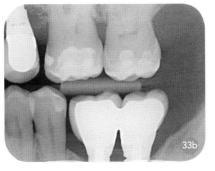

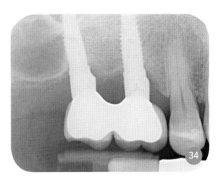

图29和图30 7.5年复查能看到修复体基本稳定，边缘处有些许着色，修复体有轻微磨耗（图29）。17远中颊尖崩瓷（图30），由局部对刃咬合不理想所致，同时患者拒绝夜间戴用𬌗垫。

图31和图32 不过，对颌牙46和47则保持完好（图31），2区26和27同样保持完好（图32）。

图33a，b和图34 X线片检查可见边缘密合性维持良好（图33a，b），种植体颈部骨高度稳定，上颌窦内植骨材料矿化良好（图34）。

新型粘接固位修复体

> 覆盖体–贴面（贴面覆盖体）

这是一种覆盖全部牙尖的修复体，同时延伸覆盖整个颊面，起到恢复功能与美观的作用。这类修复体适用于大面积牙体缺损累及颊侧壁的病例，以及美学区变色明显且漂白无效的病例（通常为上颌前磨牙）。材料选择为全瓷：热压铸造（见第557页临床病例9）或CAD–CAM（见第564页临床病例10）二硅酸锂玻璃陶瓷。

临床病例9

25根管治疗后铸瓷（二硅酸锂）覆盖体–贴面修复

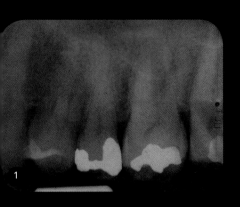

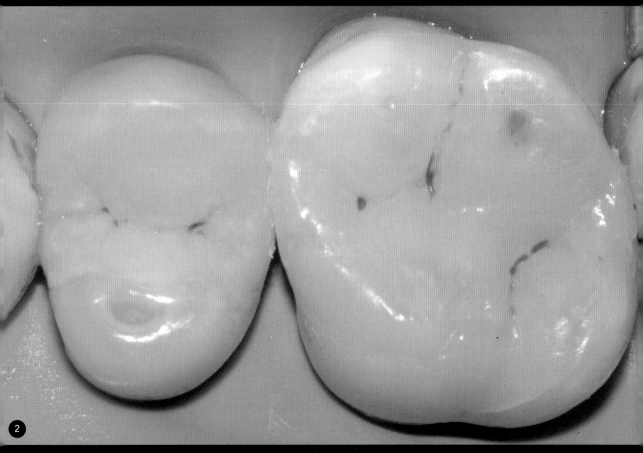

图1　患牙25于8年前因牙髓坏死导致急性根尖周炎，由笔者完成根管治疗，冠部采用复合树脂修复，仅覆盖颊尖。

图2　25粘接修复后。

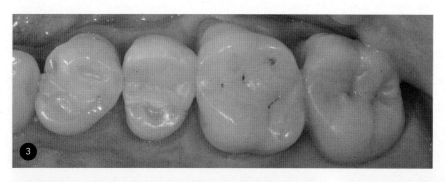

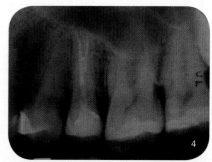

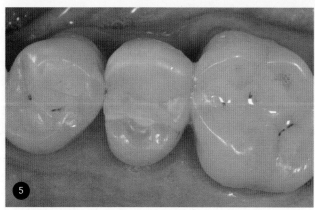

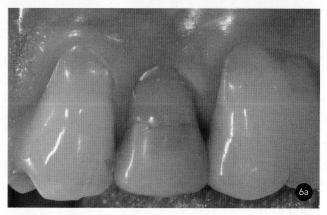

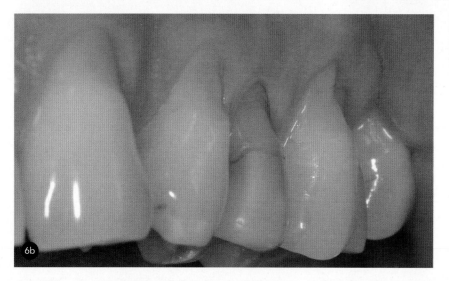

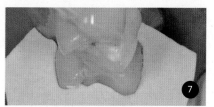

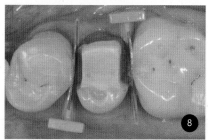

图3～图6a，b　7年复查可见修复体有一定程度的磨损，伴有患牙轻微酸蚀。X线片检查（图4）见颈部密合性良好，根尖周无病变影响。除咬合面磨损的问题以外（图5），由于患牙颈/中1/3变色，伴有修复体边缘着色、颈部楔状缺损，牙体−修复体复合体明度偏低，美学效果不佳（图6a，b）。

图7和图8　用硬质硅橡胶（图7）记录患牙原有形态，作为备牙导板，邻面分别放置楔刀后（图8）开始牙体预备，避免意外损伤邻牙。

　　此类临床情况是覆盖体−贴面（贴面覆盖体）的适应证，可同时达到保护牙尖和恢复颊面美观的效果，尽可能多地保存腭侧牙体组织，与全冠相比更加微创。

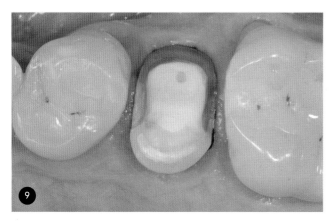
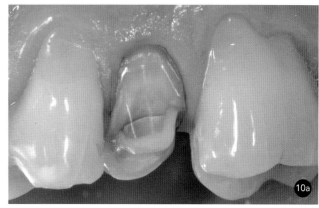

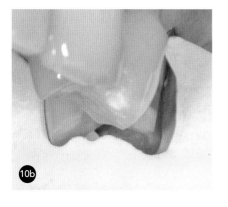
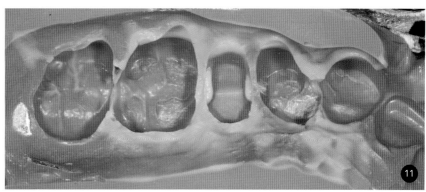

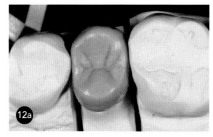
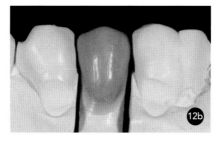
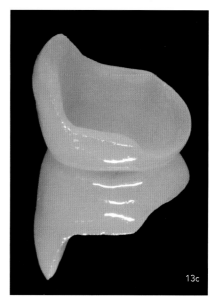

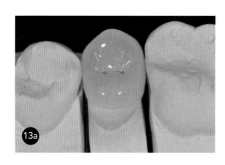
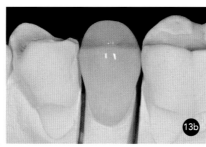

图9和图10a，b　覆盖体–贴面在预备时要覆盖有磨损的腭尖（图9）（厚度控制在1mm），颊尖和颊面也要覆盖，颊面预备至齐龈（图10a）。使用硅橡胶导板能够有效地控制预备量（图10b）：因颈部存在楔状缺损，为去除倒凹，颊面预备量稍大于修复体最小厚度要求。

图11～图13a～c　用咬合托盘取局部牙列硅橡胶印模（图11），技师（D.T. M. Svanetti, Flero, Brescia, Italy）灌制石膏模型（图12a，b），制作蜡型，热压铸造完成整铸二硅酸锂全瓷修复体（e.Max press MT, Ivoclar），外染色，修整抛光后，达到最佳的美观和形态（图13a～c）。

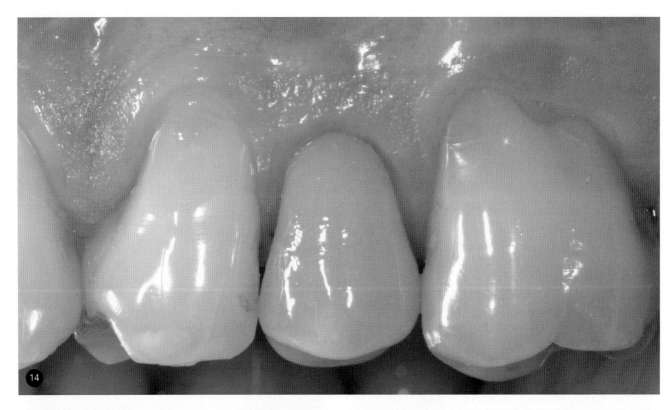

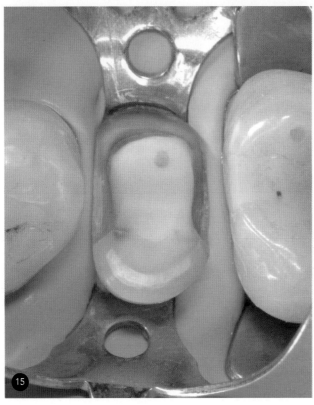

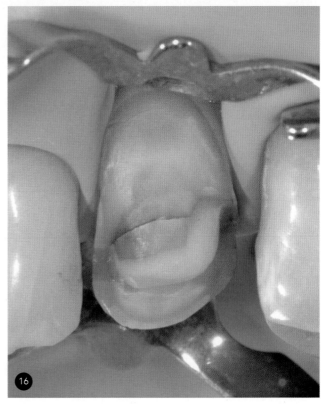

图14 ~ 图16　粘接前试戴修复体（图14），完成该区段橡皮障隔离，除远中基牙放置橡皮障夹外，患牙上放置9号橡　皮障夹辅助暴露颊侧边缘（图15和图16）。

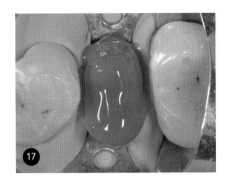

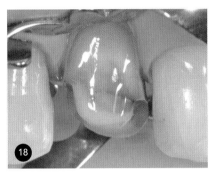

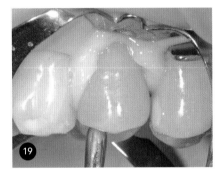

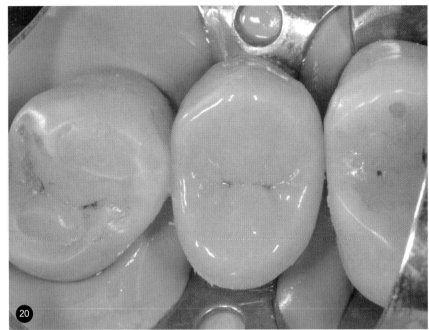

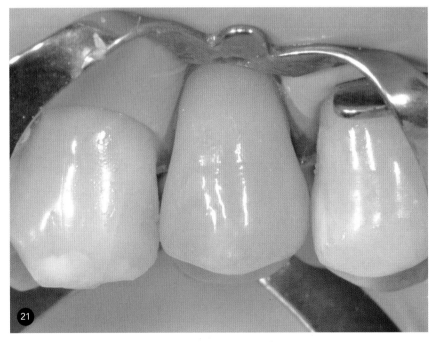

图17～图21　根据流程完成粘接（图17～图19），仔细去除所有多余树脂，最后抛光边缘（图20和图21）。

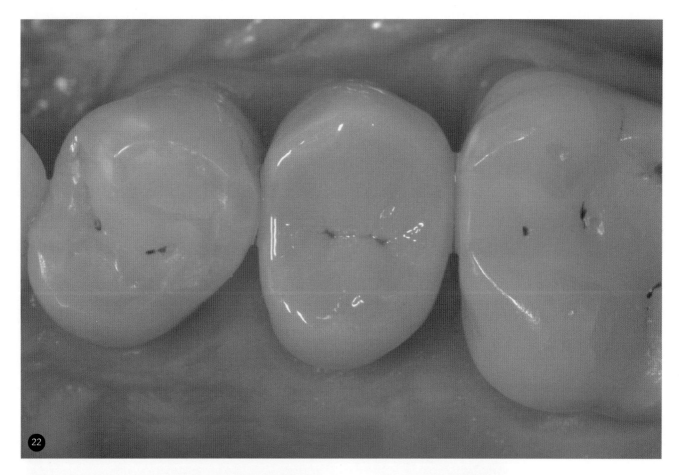

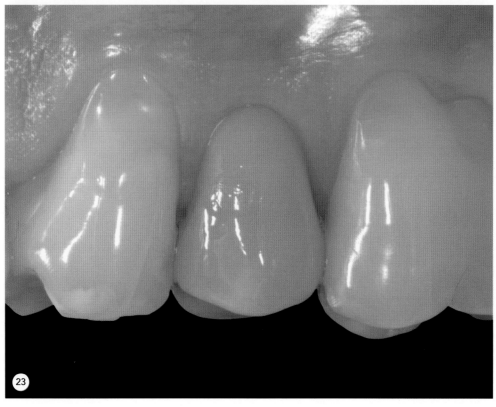

图22和图23 牙齿复水后，可见咬合面形态–功能非常协调，颊侧美观效果优异，颊侧牙龈健康。

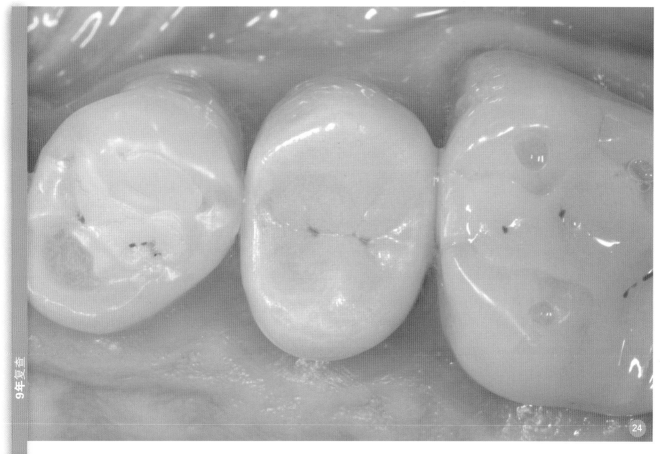

9年复查

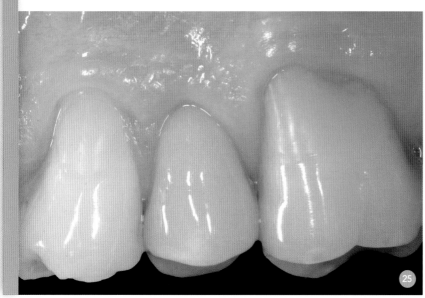

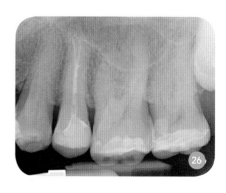

图24~图26 戴牙9年后复查（首次治疗16年后；图24），修复体形态–功能保持良好，美学方面明度略有降低（图25），由于下方牙体组织变色，而牙龈状态非常好。患者没

有定期接受专业口腔卫生维护，有食用柑橘（柠檬）习惯，牙齿有表面着色和轻度牙釉质酸蚀表现。根尖片（图26）可见边缘封闭性维持良好，根尖周无病变影像。

临床病例10

24CAD–CAM二硅酸锂全瓷覆盖体–贴面修复
25根管治疗后氧化锆全冠修复

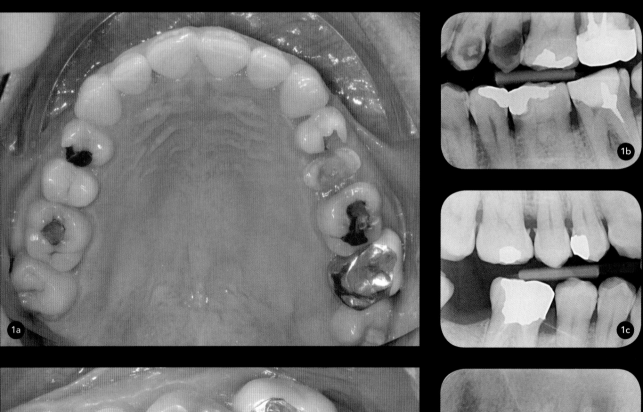

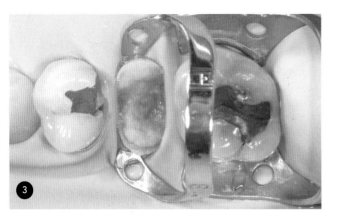
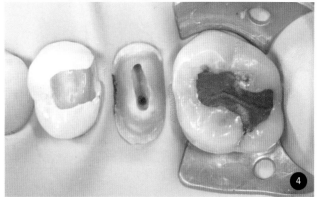

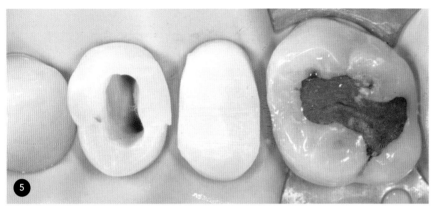
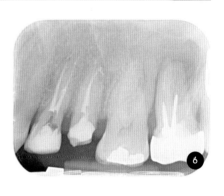

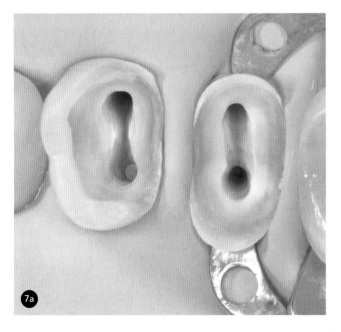
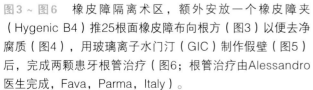

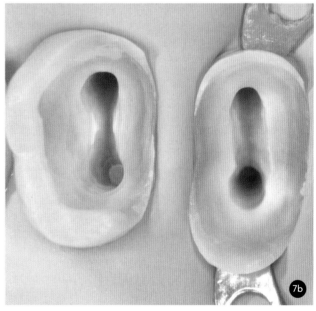

图3～图6 橡皮障隔离术区，额外安放一个橡皮障夹（Hygenic B4）推25根面橡皮障布向根方（图3）以便去净腐质（图4），用玻璃离子水门汀（GIC）制作假壁（图5）后，完成两颗患牙根管治疗（图6；根管治疗由Alessandro 医生完成，Fava，Parma，Italy）。

图7a，b 下次复诊时，去除GIC，仔细去除散在的少量腐质，在显微镜下小心地完成桩道预备，在25颊侧、腭侧根管内粘接2枚纤维桩，在24所缺损的颊侧壁对应的颊侧根管内粘接1枚纤维桩。

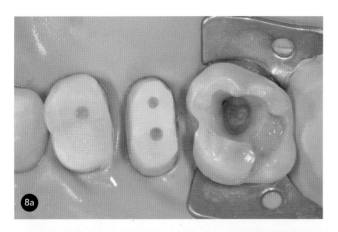

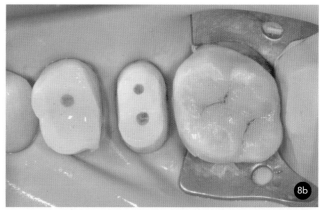

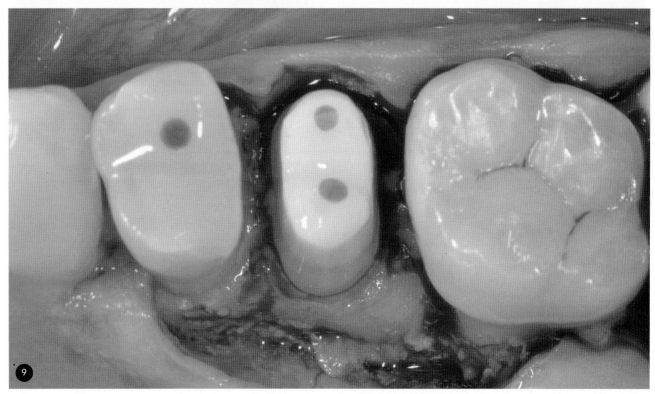

图8a，b　牙面和桩道的彻底清洁具有重要意义，是获得牙面和根管内的良好粘接强度的必要条件，是避免脱粘接、基牙及修复体折断等并发症出现的先决要求。纤维桩弹性模量平均值非常接近牙本质（18.6GPa），一般放置于侧壁缺损所对应的根管内，以对抗侧方咬合产生的功能应力。这里使用自酸蚀粘接系统（Clearfil SE2，Kuraray），加入相应的激活剂以形成双固化，然后使用弹性模量非常接近牙本质的双固化或自固化树脂水门汀完成纤维桩粘接。可使用粘桩的

同种树脂堆核，也可使用光固化树脂，目的都是形成"具有一致生物机械特性的牙体–桩–树脂统一体"（图8a）[63]。同时完成26近中及咬合面洞型预备，进行复合树脂直接修复（图8b）。

图9　下一步是进行牙冠延长手术，25颈部需去骨，同时术中进行刃状边缘预备，至骨嵴，形成适当的聚合度。

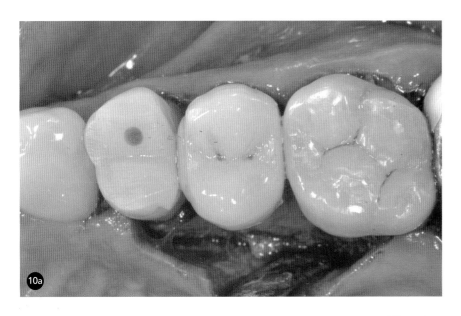

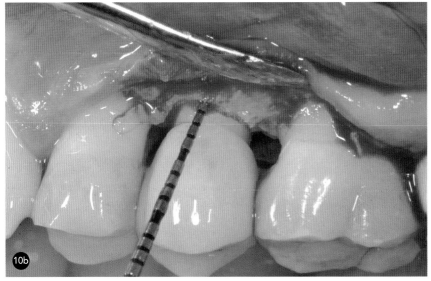

图10a，b　预先切削制作出临时冠，在"翻瓣"状态下重衬（图10a），修整临时冠边缘至距骨嵴顶2～2.5mm（图10b）；恰当修整、抛光的临时冠边缘将对牙齿愈合产生影响，如有必要，在软组织成熟期间，可适当磨短。最后，术中评估27，该牙既往治疗不完善，大面积牙周牙髓联合病变，近中颊舌侧PD 12mm，牙周袋内溢脓，Ⅲ度松动。

图11　因此，考虑到27剩余健康牙体组织量过少，牙周牙髓破坏广泛，远期预后不佳，决定拔除患牙后行GBR+种植修复。拔牙后，拔牙窝内填塞胶原膜，多股聚乳酸线（Vicryl 5-0）垂直褥式+间断缝合。

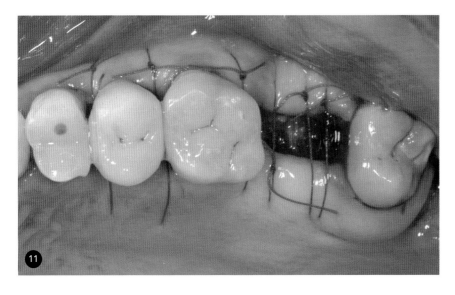

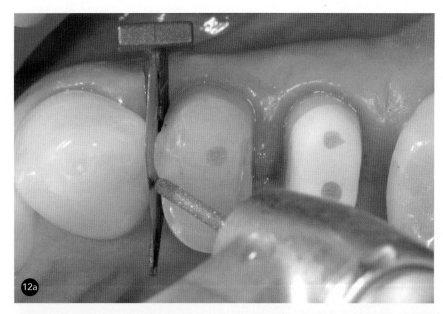
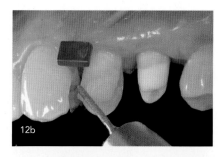
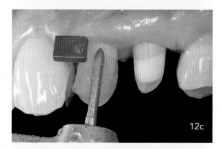
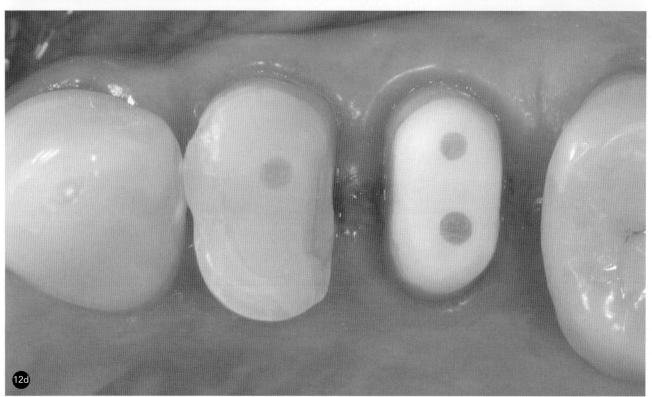

图12a~d 待牙周组织愈合成熟（3个月）后，完成24牙体预备：通过全新的思路分析剩余牙体组织后，进行**覆盖体–贴面预备**（而非全冠），保存近中边缘嵴和腭尖牙釉质（图12a~c）：插入带翼板的楔子（Directa），预备完成线——根据MDPT原则——从远中洞（预备圆角肩台，

1~1.2mm宽），向腭侧经过近中邻接触区向龈方，沿龈缘达到远中洞，相连成斜面边缘（短凹斜面）。然后，精修抛光预备体（图12d）：从临床病例就能清晰看出，全冠（25）与新型的部分覆盖修复体（24）在保存牙体组织量上的差异。

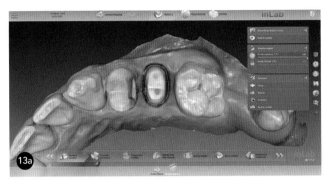

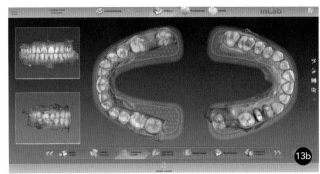

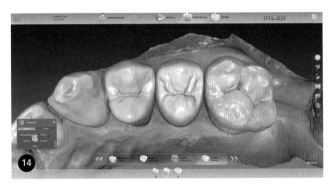

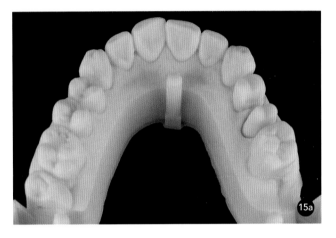

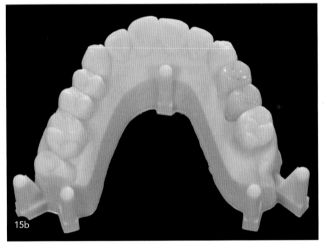

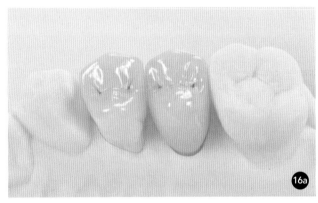

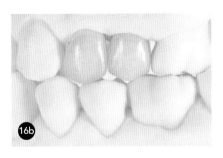

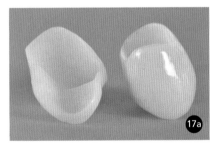

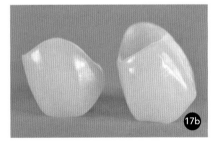

图13a，b～图17a，b 用口内扫描仪（Omnican，Dentsply Sirona）取全牙列数字印模（图13a，b和图14），由技工室完成两个不同修复体的制作：24单层CAD-CAM二硅酸酸蚀铸瓷覆盖体-贴面（e.max CAD，Ivoclar Vivadent），25为立方相氧化锆全冠（Katana™，Kuraray），制作完成后在3D打印模型上检查试戴（图15a，b），外染色后抛光，制作出高质量修复体（图16a，b和图17a，b）。

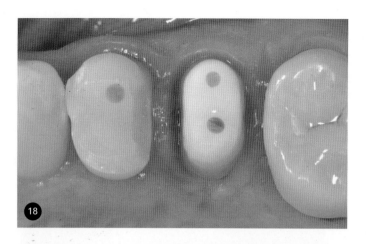

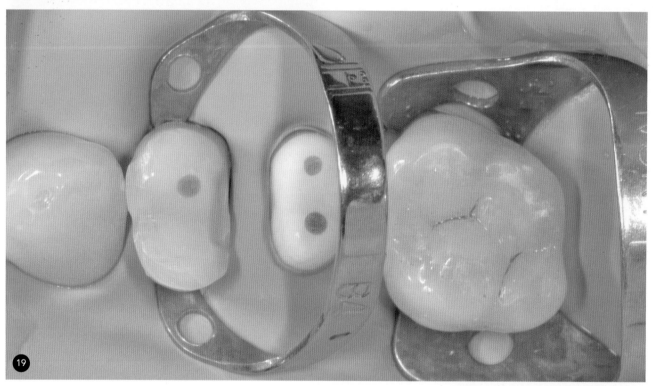

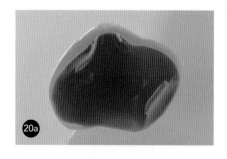

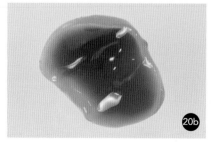

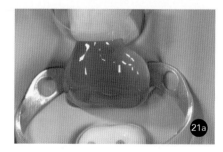

图18～图22　粘接修复体时，在清洁基牙后（图18），放置橡皮障，24辅以B4橡皮障夹（图19），进行粘接处理，包括按流程完成玻璃陶瓷的酸蚀（图20a，b）和硅烷化，然后在预备体上涂布粘接系统各组分（图21a，b），最后用光固化树脂粘接修复体（图22）。

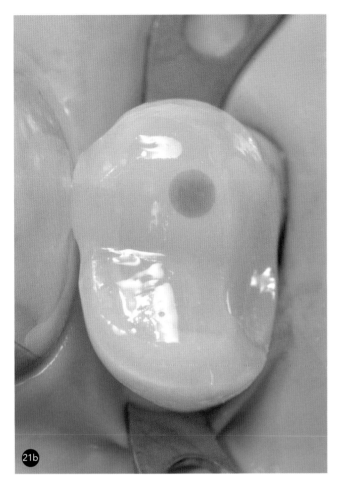

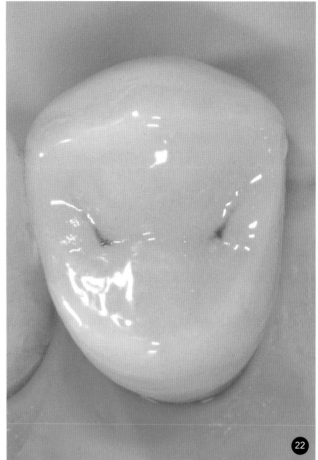

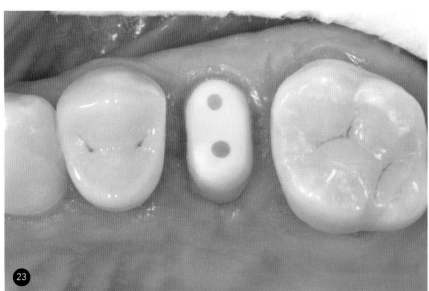

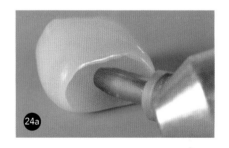

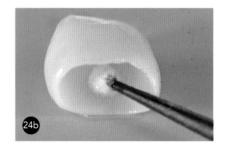

图23和图24a，b 取下橡皮障（图23），氧化锆全冠用简化粘接系统粘接，这类多晶陶瓷无法酸蚀：组织面需喷砂（50μm氧化铝）或硅化处理（Cojet™ Sand，3M，30μm）（图24a），在乙醇内清洁后，涂布硅烷偶联剂（图24b）并加热至100℃ 1分钟。

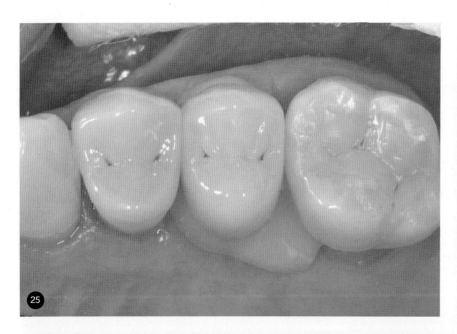

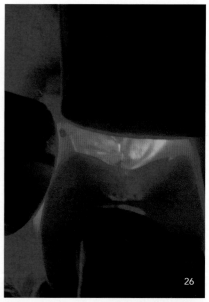

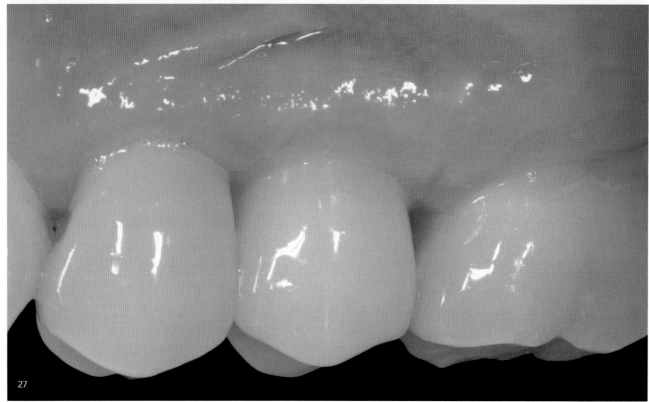

图25　常规清洁预备体，2%氯己定消毒，用双固化自粘接树脂水门汀（RelyX™ Unicem 2，3M ESPE）粘接全冠，用OptraGate（Ivoclar Vivadent）开口器、Dry-Tips隔湿垫、小号棉卷（Roeko no.1）和吸唾器保持术区干燥。

图26　点固化3~5秒，去除多余水门汀，每个面在风冷下光照固化至少1分钟（2分钟更佳），注意不要灼伤牙龈。

图27和图28　修复完成后口内照，可见颊面（图27）和咬合面（图28）的形态、功能及美学协调性均较好。

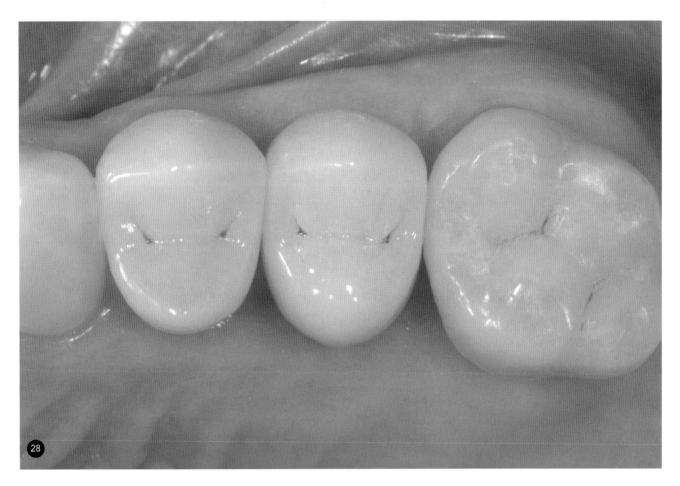

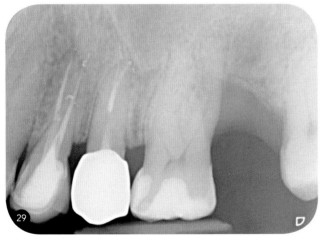

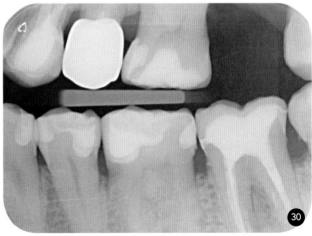

图29　X线片检查确定治疗质量满意。

图30　左侧咬合翼片显示2区和3区修复完成，后续拟完成27种植修复。

微创修复解决方案：粘接修复技术及牙周手术联合治疗

新型粘接固位修复体

> 𬌗贴面 ［桌面式贴面（Table Top）］

这类修复体为薄（1～1.2mm）或超薄（0.6～0.8mm）的后牙区间接法粘接修复体，覆盖咬合面，无固位型设计。主要适用于咬合面重度磨损/酸蚀病例，或需要升高垂直距离进行咬合重建的病例。

体外疲劳研究[64]结论显示，CAD-CAM复合树脂𬌗贴面的抗疲劳强度显著高于全瓷𬌗贴面。在1～1.2mm的标准厚度下，抗疲劳强度相当。粘接固位（牙釉质粘接面积尽量大）是保证这类修复体抗折强度的必要条件。

临床病例11

全口粘接修复咬合重建中殆贴面
（桌面式贴面）的应用

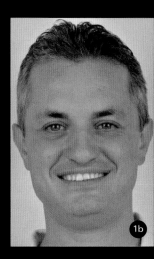

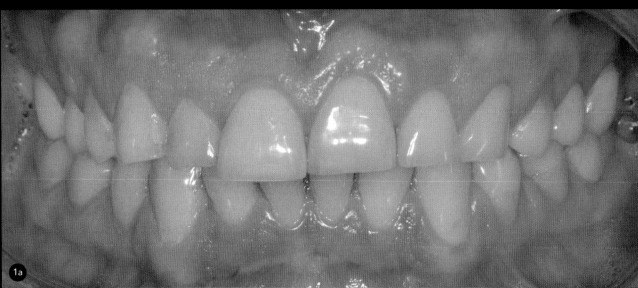

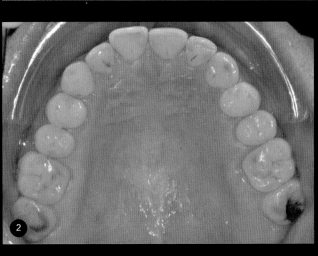

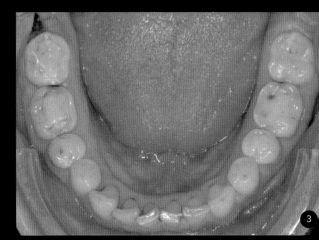

图1a，b～图3　40岁男性患者，来自同事转诊，有较强的美学和功能要求。患者殆平面不对称（图1a），存在中/重度磨损，微笑不协调（图1b）。牙列咬合面观（图2和图3）清晰显示出咬合面（下颌牙列更为明显）及切缘（上颌牙列更为明显）的磨损和酸蚀表现。

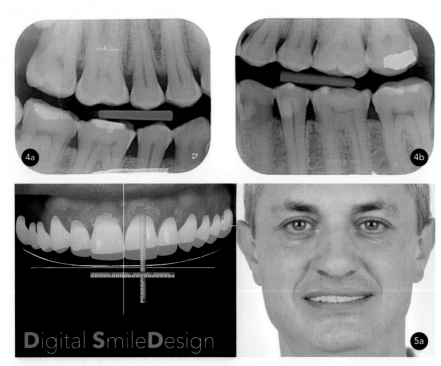

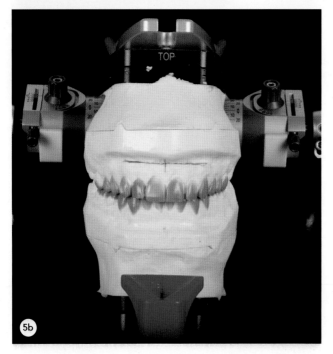

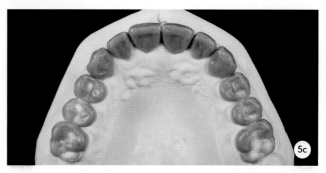

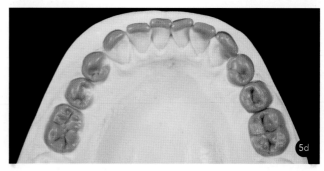

（来源：D.T. Ateicos Quintavalla Lab. Franco Pozzi, Parma, Italy）

图4a，b　咬合翼片未见明确龋坏，但能看到咬合面牙体组织缺损。治疗计划为全口微创粘接修复咬合重建。

图5a~d　从功能和美学角度进行病例分析，同时借助DSD数字化设计（图5a）（DSD的详细过程略去，非本书主题）。首先进行上前牙区诊断蜡型制作，在口内翻制形成该区段诊断饰面，检查𬌗平面倾斜度是否恰当，休息位及微笑时上前牙暴露量是否合适，确定满足全口诊断蜡型制作的合适垂直距离（图5b~d）。

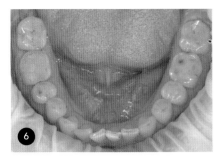

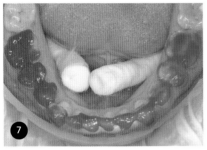

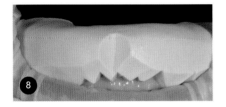

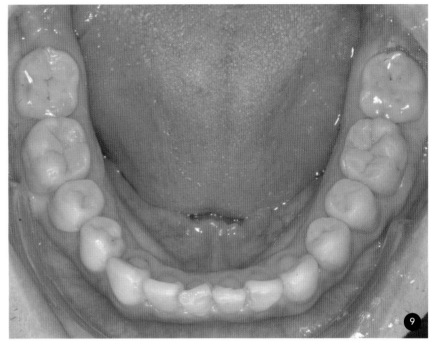

图6 ~ 图11 完成上颌牙列（图6 ~ 图9）和下颌牙列（图10a ~ c和图11）粘接固位诊断饰面的制作，从美学和功能角度对新垂直距离下重建的咬合进行检验。

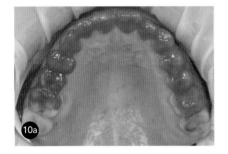

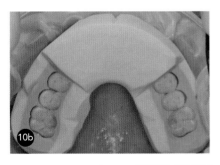

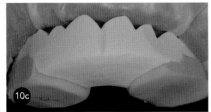

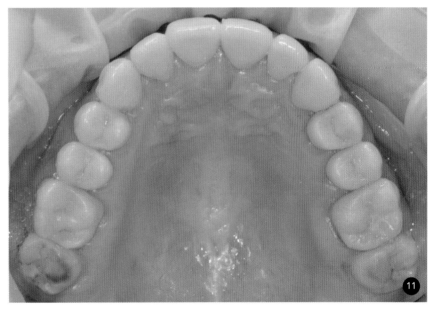

使用双丙烯酸树脂直接法制作诊断饰面，要用到以诊断蜡型制作的特殊硅橡胶导板。导板分两部分（轴面和咬合面），目的是避免邻面多余树脂残留而难以去除。这样就可以从美学、功能和发音等各个方面检验新的咬合是否合理，需戴用2个月左右。确定咬合设计无误后，先从后牙区开始最终修复。

下后牙

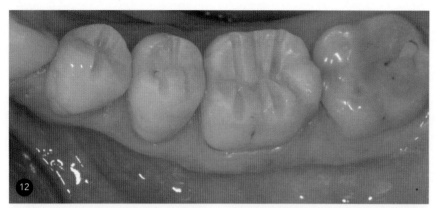

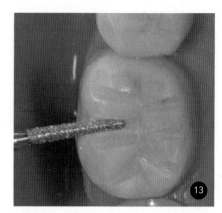

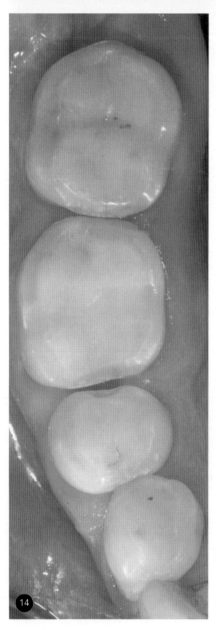

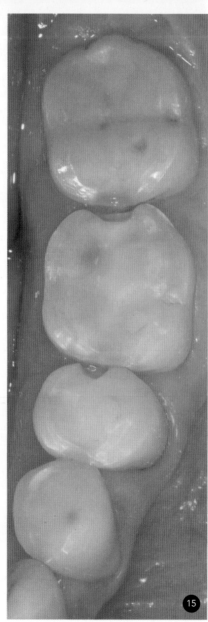

图12和图13　全口粘接修复咬合重建先从后牙区开始，形成恰当的牙尖交错殆，实现新垂直距离下的咬合稳定。首先预备下后牙。在诊断饰面引导下完成微创预备，使用已知直径的车针形成定深沟，确保预备出超薄粘接固位修复体所需的最小厚度，同时尽可能保存剩余健康牙体组织。

图14和图15　通过图14（4区）和图15（3区）能够看出根据MDPT原则进行牙体预备极其微创：本病例中，颊舌侧都进行了斜面预备，同时预备体边缘经过但未完全破坏邻接触区；只有小范围龋坏处进行了小的邻面洞预备从而打开邻接。

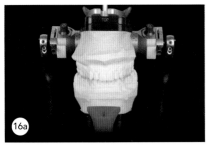
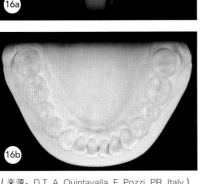
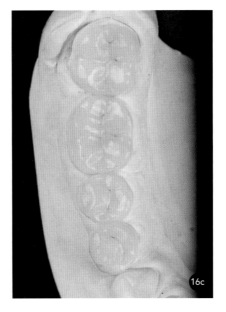
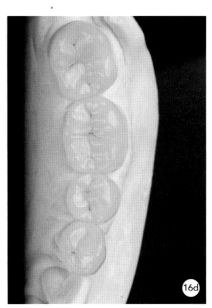

（来源：D.T, A. Quintavalla, F. Pozzi, PR, Italy）

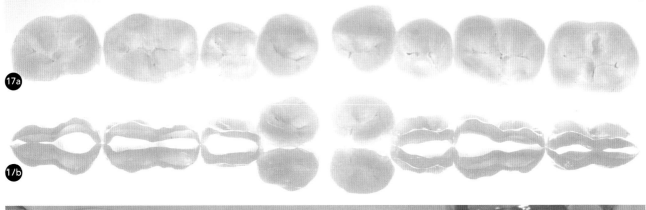

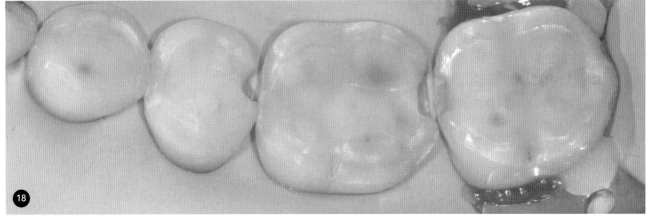

图16a ~ d　根据精准的全牙列印模，技工室制作超薄（0.8 ~ 1.2mm）二硅酸锂玻璃陶瓷修复体，覆盖咬合面（𬌗贴面），34和44同时覆盖颊面（覆盖体-贴面）。

图17a，b　外染色形成个性化特征，修复体质量优异。能够看出修复体的通透性及非常薄的厚度。

图18　修复体粘接对于获得最终的生物机械强度至关重要，必须使用橡皮障。采用上文已充分论述的标准流程，每两颗修复体一组或每颗修复体单独完成粘接。

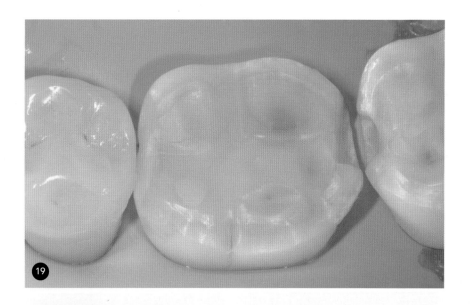

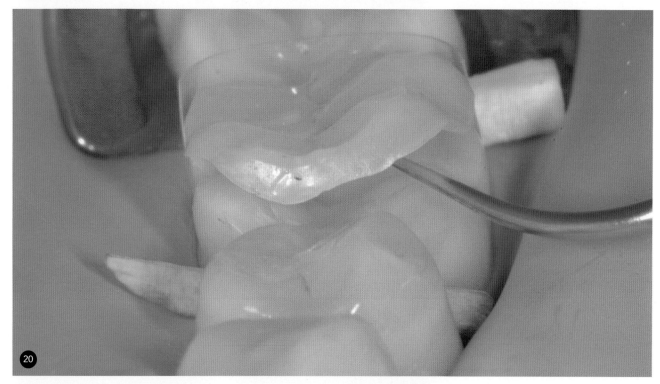

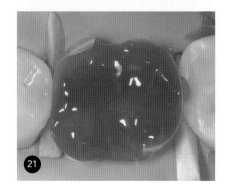

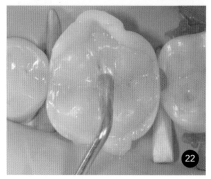

图19~图22　根据MDPT完成的36预备体清洁后的细节照片（图19），能够看到殆贴面非常薄（图20），用成型片隔离酸蚀剂，完成精准酸蚀（图21），最后用预热光固化树脂完成粘接（图22）。

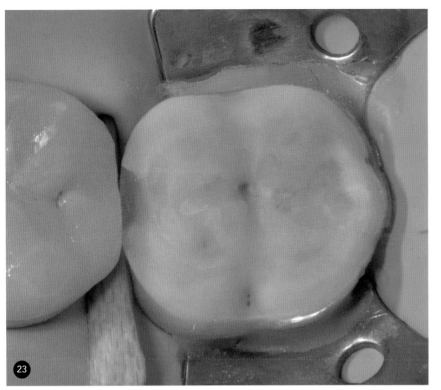

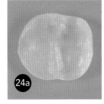

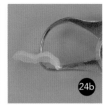

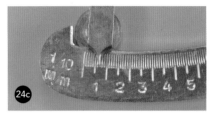

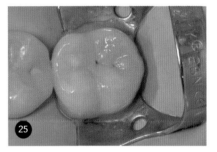

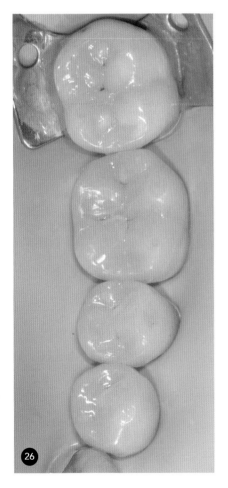

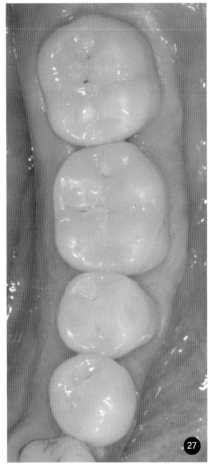

图23和图24a～c　采用同样的方法完成37的粘接，酸蚀后可见预备体有大量牙釉质保留（图23），修复体硅烷处理后（图24a）测量厚度（图24b），最薄处0.7mm（图24c）。

图25　粘接完成后修复体强度提高。

图26　抛光后3区照片，形态非常协调，边缘密合性良好。

图27　3区口内照片，可见美学效果和功能形态非常协调，邻接触良好，边缘密合性优异。

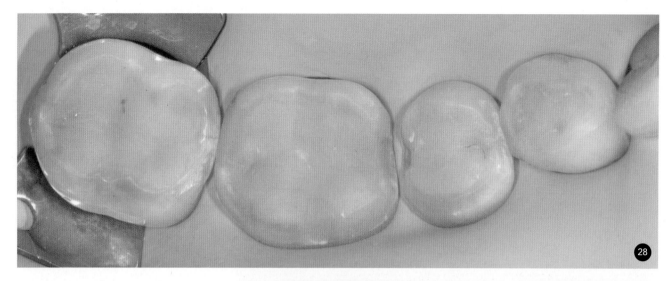

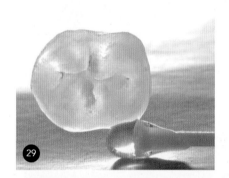

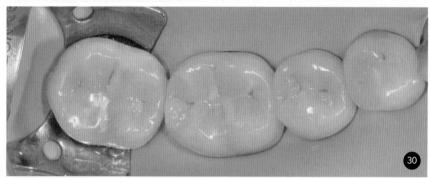

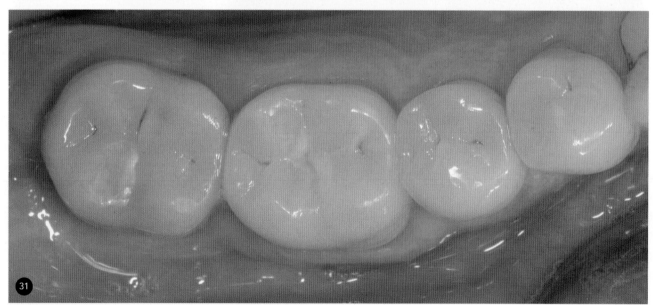

图28～图30　与3区同时，4区也采用相同的策略，牙体预备非常微创（图28），图29是46超薄𬌗贴面特写，本区段修复体粘接完成后见图30。

图31　4区口内照（图31）及3区口内照（图27）显示修复后形态与美学效果十分协调，邻接触恰当，边缘密合性优异。

上颌后牙

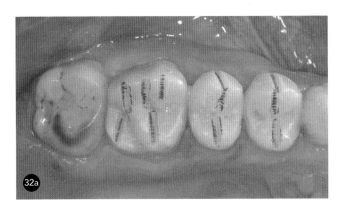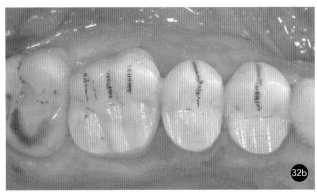

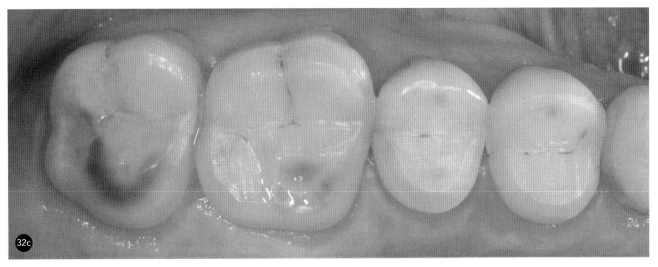

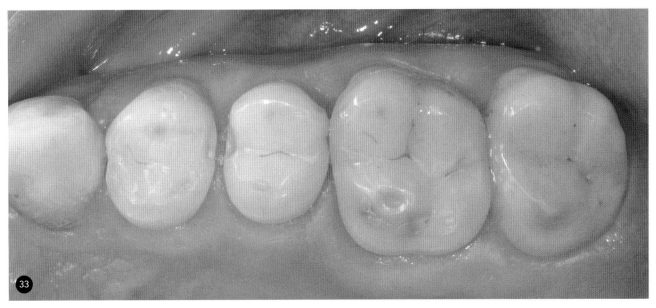

图32a～c和图33　采用同样的流程完成上颌后牙牙体预备：在诊断饰面上预备定深沟（图32a，b），可以从1区（图32c）和2区（图33）的临床照片上看出，上颌预备量更加微创。

图34a~c　技工室制作单层超薄二硅酸锂玻璃陶瓷修复体，磨牙殆贴面采用外染色，前磨牙覆盖体–贴面颊侧微回切后饰瓷，以在关键美学区达到更好的美学效果。

图35a，b　另外，还能看出修复体半透明度极高，尽管修复体厚度极薄，由于咬合面依照解剖形态进行预备，同时技师技艺高超，仍能获得很好的咬合面解剖形态。

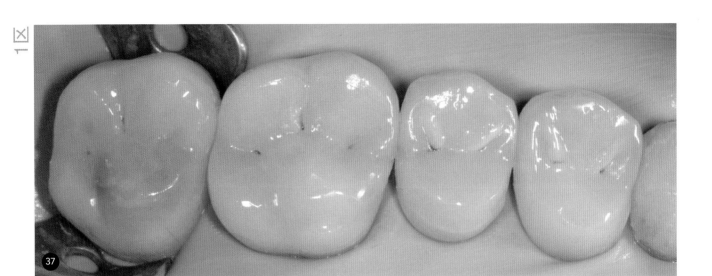

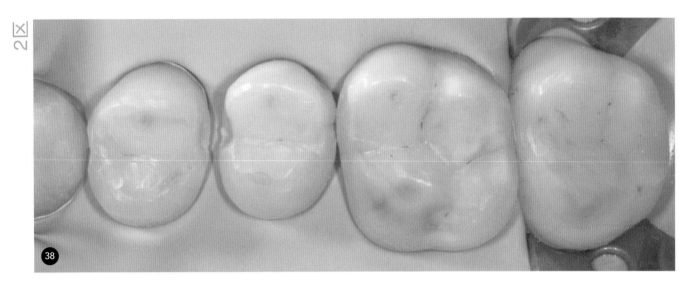

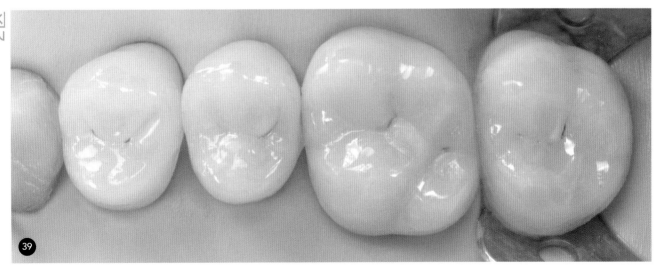

图36～图39　试戴后，严格遵照粘接流程完成所有全瓷修复体的粘接，首先粘接1区（图36和图37），然后是2区（图38和图39）。

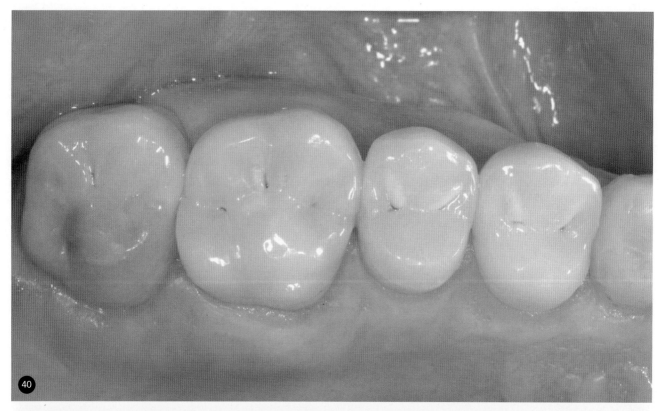

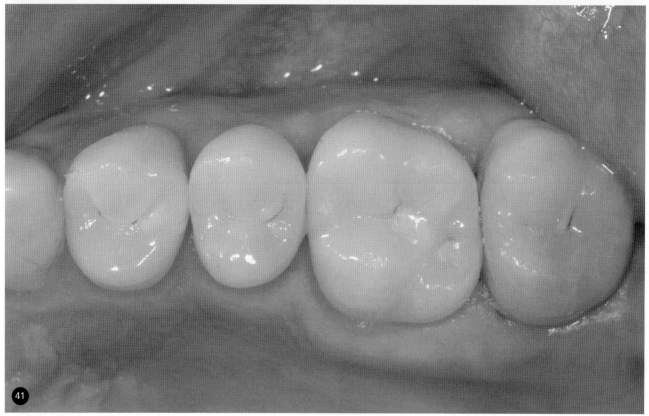

图40和图41 牙齿复水后修复体口内照，形态和美学效果协调，边缘密合性优异。

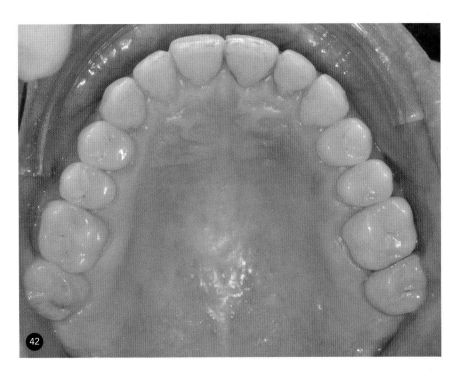

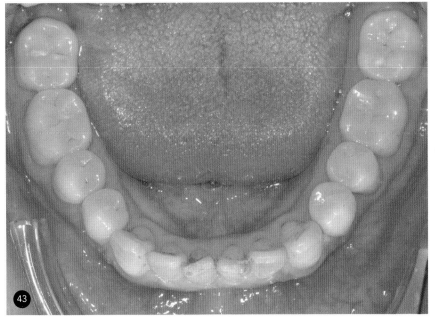

图42和图43　后牙区修复重建完成后的口内照（前牙区仍为粘接固位诊断饰面），获得良好的牙尖交错殆和咬合稳定性。

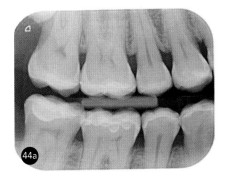 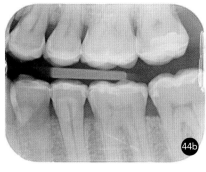

图44a，b　拍摄咬合翼片检查修复体密合性，还能看出牙体组织缺损量。本病例的修复方法可以一次完成单颌牙列的修复，或在有需要时，像本病例一样，一次完成上下颌牙列的修复，这需要很好地控制临床操作时间，投入较多的临床精力。

下颌前牙

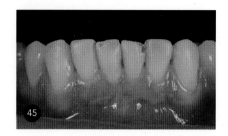

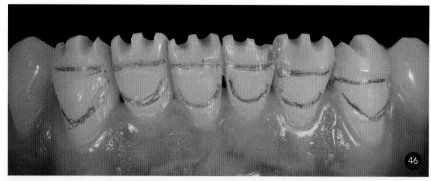

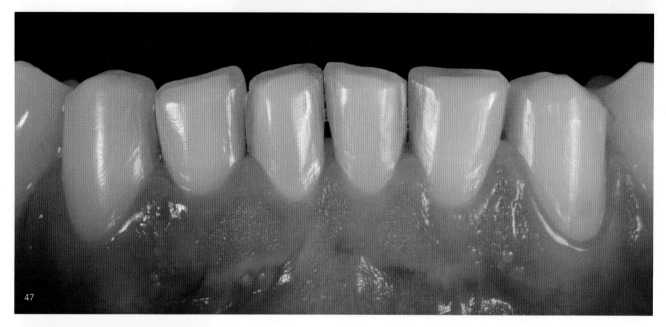

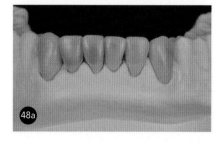

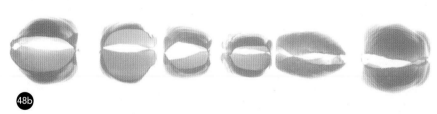

图45 下一步完成前牙区修复，先处理下颌前牙。同样，在硅橡胶导板引导下完成高度微创的瓷贴面预备。

图46 制备两个定深沟：中1/3制备直定深沟（0.5～0.7mm），颈1/3制备弧形定深沟（0.3～0.5mm）。用铅笔标记定深沟，切端也制备出定深沟（1.5mm）。

图47 最终预备完全限制在牙釉质层，保留内层牙釉质（交联型釉柱）和釉牙本质界，从生物机械角度看这是基础要求。唯一暴露牙本质的区域位于切端，此处由于磨损在预备前已经出现牙本质暴露，应根据IDS原则在取印模前完成牙本质封闭。

图48a，b 技工室制作6个二硅酸锂玻璃陶瓷超薄贴面，唇侧饰瓷。

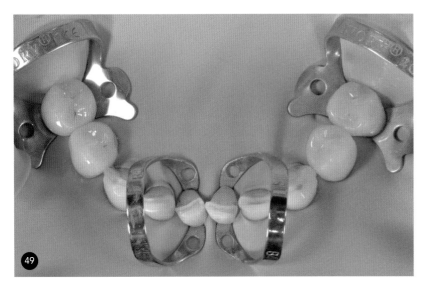
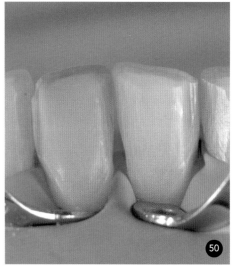

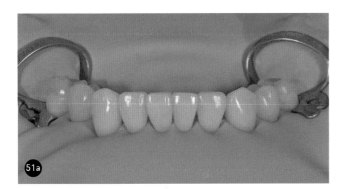
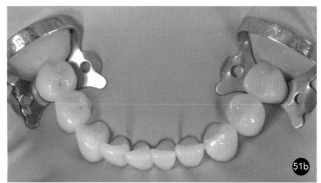

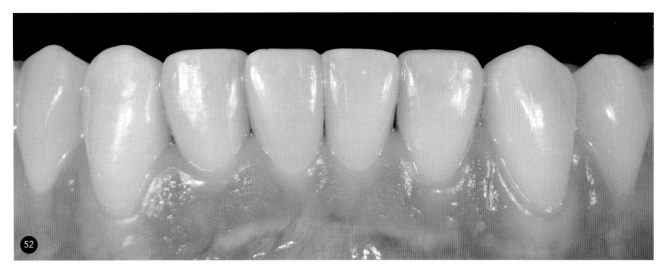

图49和图50　用两个Ivory 2号夹（图49）完成5-5的橡皮障隔离（图40），两颗中切牙辅以Hygenic B4夹（图50），同时进行两颗牙的贴面粘接。

图51a，b和图52　严格遵照流程成对完成其他贴面的粘接（图51a，b），下前牙修复后获得优异的形态、美学和功能效果，牙周组织反应良好（图52）。

上颌前牙

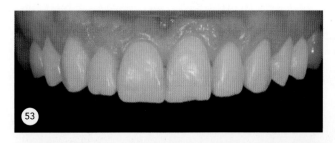

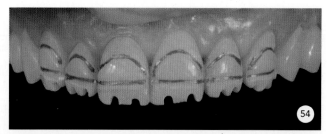

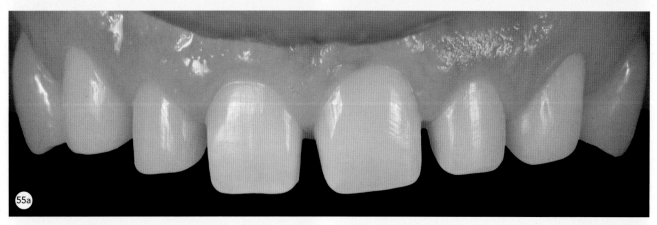

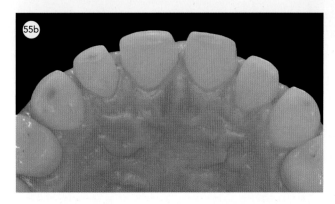

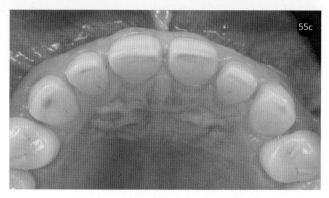

图53和图54　最后一步是预备上前牙区，这也是保留诊断饰面的最后一个区域（图53）。常规在硅橡胶导板和定深沟指导下进行预备（图54）。升高垂直距离不可避免地导致下颌旋转，前牙引导（前伸和侧方引导）丧失。

经典三步法技术［由Vailati和Belser发表于EJED（2008）[65-67]］要求：首先行腭侧树脂贴面修复重建前牙引导，再制作唇侧瓷贴面。

图55a～c　笔者认为本病例进行**全贴面**预备更加有优势，尽管要牺牲少量邻面牙体组织（从生物机械角度看，邻面重要性低于唇腭侧），但能够完成一体式全瓷修复，只存在一个粘接界面，临床操作上也更加可控。全贴面预备要求最大限度保存唇侧牙釉质，腭侧牙釉质通常不需要预备：升高垂直距离后咬合间隙通常足够修复需要。最后，应当指出（Edelhoff & Sorensen，JPD 2002）[68-69]，全贴面预备后牙体组织去除量约为30.2%，而常规全冠预备则为62.8%～72.1%，因此该方法更微创。

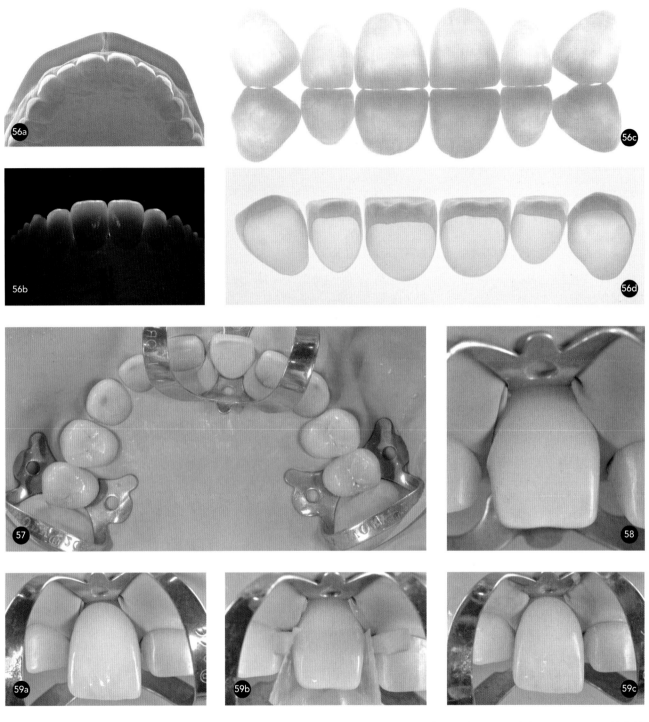

图56a ~ d　技工室制作6个二硅酸锂玻璃陶瓷全贴面，腭侧为单层结构，唇侧饰瓷。修复体模型照片展示了解剖形态的恢复（图56a）和切端半透明度（图56b），同时从修复体特写照片可以看出超薄、超透（图56c，d）。

图57和图58　橡皮障隔离至双侧前磨牙（图57），待粘接的预备体放置辅助橡皮障夹（图58），完成全贴面粘接。

图59a ~ c　试戴修复体（图59a），然后按玻璃陶瓷的要求完成粘接处理，再进行牙面粘接处理（图59b），用贴面专用光固化树脂水门汀完成粘接（图59c）。

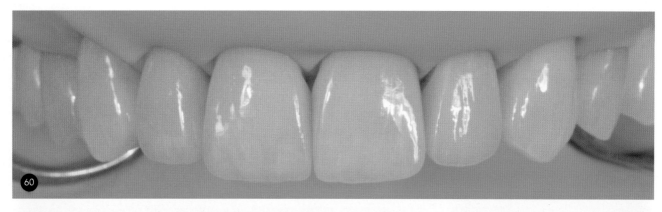

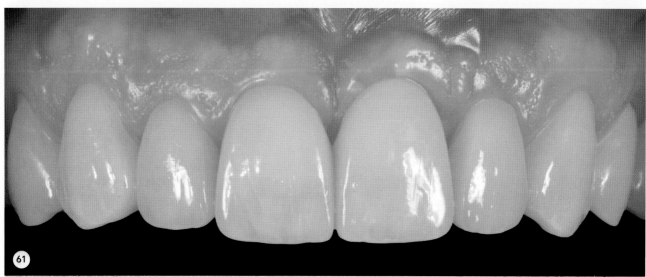

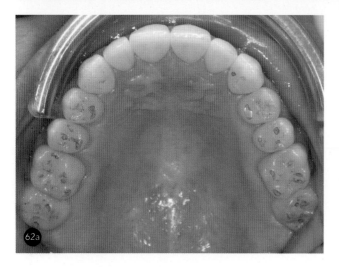

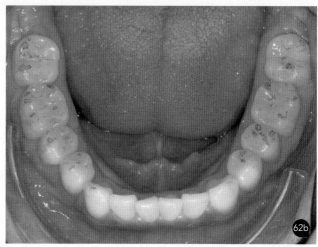

图60　严格遵照流程逐个完成修复体粘接。

图61　牙齿复水后可见美学效果良好，中切牙为美学主导，𬌗平面恰当。

图62a，b　使用40～21μm咬合纸检查咬合接触，确认牙尖交错𬌗，用8μm咬合膜检查咬合稳定性，除切牙外其余牙齿均可咬住咬合膜。

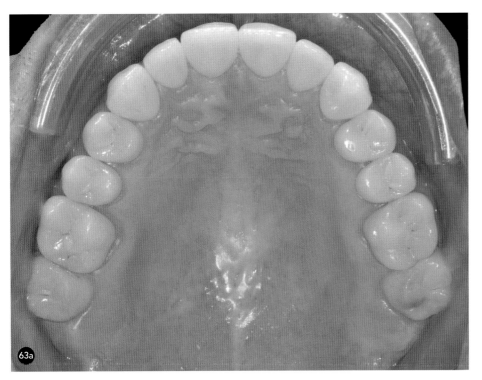

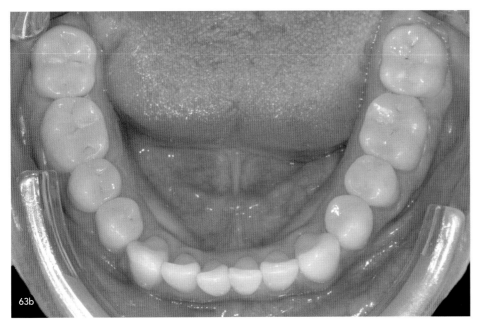

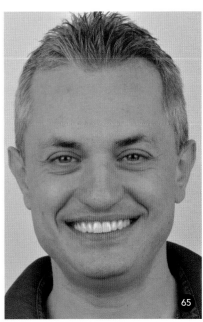

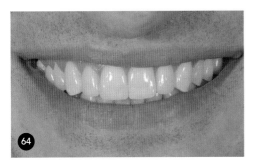

图63a，b　修复后上下颌牙列照片，可见尽管修复体厚度很薄，但仍实现了非常好的咬合面解剖形态，颜色和美学协调性优异。

图64和图65　微笑协调，尽管患者上唇略有不对称（图64），但完全达到了患者的美学要求（图65）。

新型粘接固位修复体

> 长包绕覆盖体

这类修复体不考虑软组织形态，根据牙体缺损位置，覆盖全部牙尖并向颊侧壁和舌/腭侧壁延伸。适用于由于龋坏、酸蚀、磨损等需要覆盖牙尖并包绕轴壁的缺损，或波及轴壁外侧面的牙体劈裂。材料选择为全瓷（二硅酸锂）（见第595页临床病例12）。

预算有限时，或未来有牙髓治疗的可能时（见第606页临床病例13），也可以选择复合树脂修复。在拆除旧的全冠重新修复时，如果轴壁尚有牙釉质存留，可以采取粘接固位部分修复体的方式进行修复：这种方法称为"全冠至贴面的反向修复"（见第46页病例）。

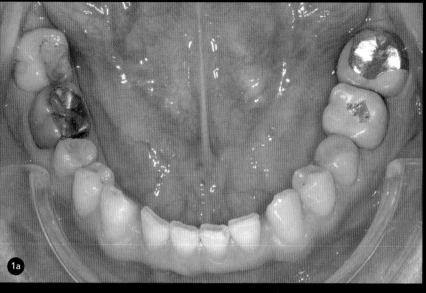

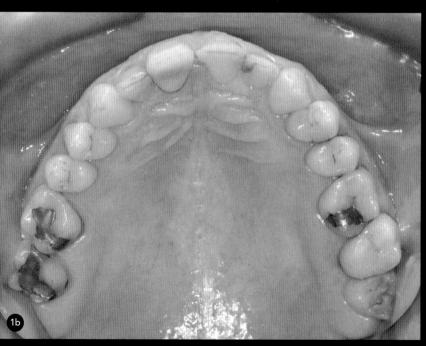

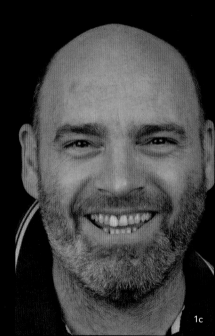

50岁男性患者，明确要求解决口内各种问题，改善美观。

图1a~c 临床检查（图1a，b）可见后牙区多个不完善充填体和修复体，前牙区不协调、不美观（图1c），既往根管治疗不完善，同时患者口腔整体有副功能表现，前牙区存在明显磨耗面，下前牙区散隙。

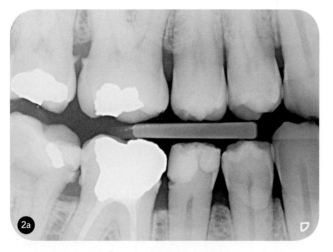

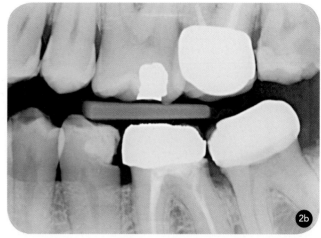

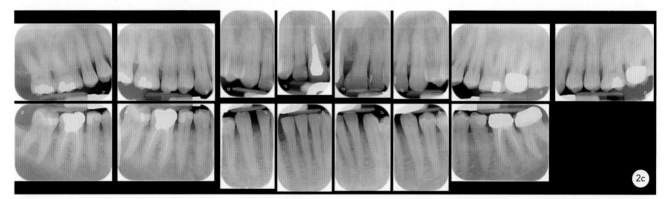

这是一个复杂的治疗方案，需按明确的流程完成上下颌牙列的修复重建，包括牙髓–充填治疗、手术治疗、正畸治疗和修复治疗，此处未进行详细展示。这里重点分析4区的修复，着重强调46所采用的新型间接法修复体：长包绕覆盖体。

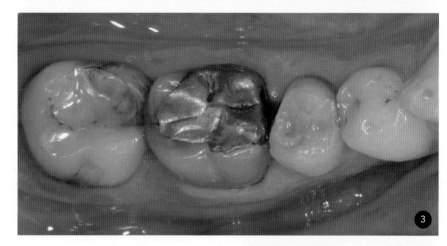

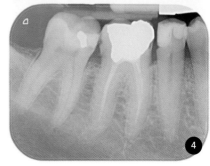

图2a～c 咬合翼片（图2a，b）和全口牙周检查（图2c）是全面分析病例不可缺少的检查项目。

图3和图4 4区（图3）患牙的树脂充填体和银汞充填体有明显继发龋表现，形态及边缘密合性不佳，46根管治疗不完善（图4）。

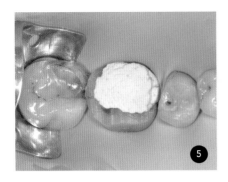

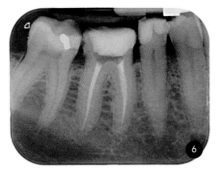

图5～图7　第一步完成46根管再治疗（图5和图6），显然应在橡皮障下完成，同时去除3颗患牙的旧充填材料，可以看到明显的继发龋坏（图7）及大面积缺损。

图8　精确去除腐质，评估剩余轴壁厚度，降低无支持牙尖。

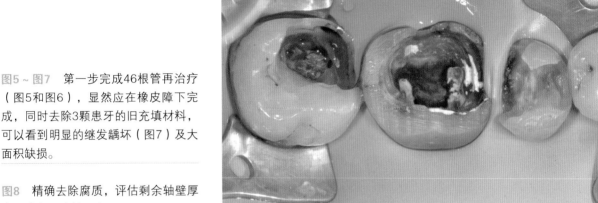

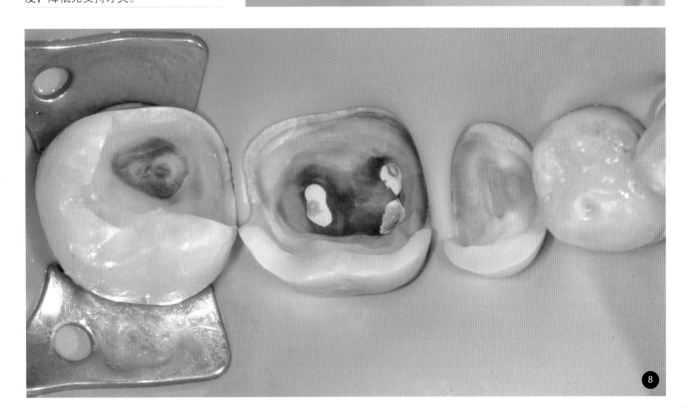

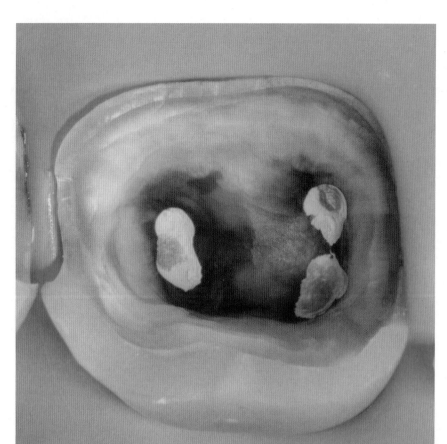

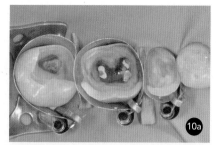

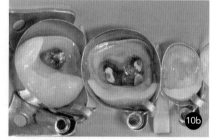

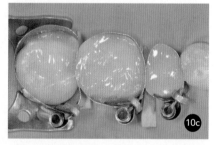

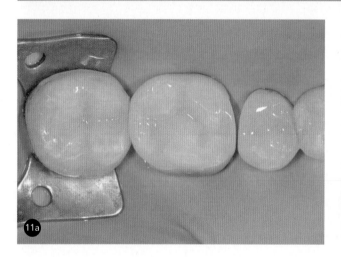

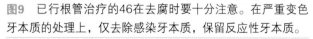

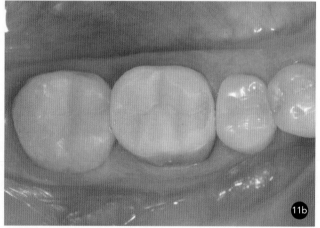

图9　已行根管治疗的46在去腐时要十分注意。在严重变色牙本质的处理上，仅去除感染牙本质，保留反应性牙本质。

图10a～c和图11a，b　放置3个圈形成型片（Auto-matrix MR，Dentsply Sirona；图10a），保证颈部封闭，完成全酸蚀粘接处理（Optibond FL，Kerr Dental；图10b），用双固化树脂同时完成3颗患牙的粘接重建（以提高效率、节约临床时间）（图10c）。因后续修复计划覆盖牙尖，选择完全封闭暴露牙本质。用车针修整出恰当的解剖形态（图11a，b），预约复诊进行牙体预备（临床时间有限）。

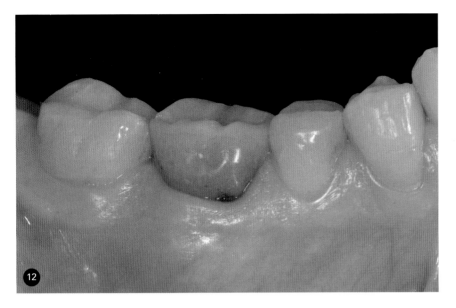

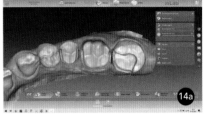

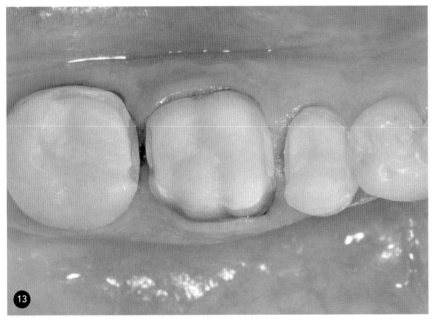

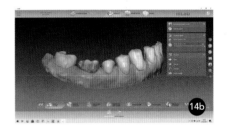

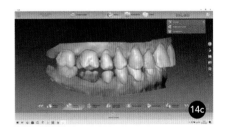

图12和图13　46牙冠重度变色，波及整个颊侧壁并有褐色斑块，同时近中颊轴角颈部有小面积龋坏（图12）。这种情况的修复选择是覆盖整个颊面，鉴于上述原因，以及因龋缺损的整个舌面的间接法粘接修复：完成新型间接法粘接修复体长包绕覆盖体的牙体预备（图13）。

牙体预备要求制备出近中、远中两个箱状洞型，形成窄的圆角肩台（这里与MDPT技术要求相同），颊舌侧颈部设计无角肩台，只是边缘位于外形高点根方：这是与MDPT技术不同之处。45虽然牙髓缺损很大，但无症状仍为活髓，因此进行覆盖体预备，近远中及舌侧形成对接边缘，颊侧形成斜面。最后，47行高嵌体预备覆盖近中舌侧，近中舌侧肩台位于外形高点根方。

图14a～c　用3D扫描仪制取数字印模，在软件内描绘边缘（图14a，b），同样的方法取得对颌印模，可以精准记录和分析咬合（图14c）。

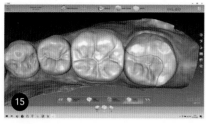

（来源：D.T. Mario Svanetti, Flero, Brescia, Italy）

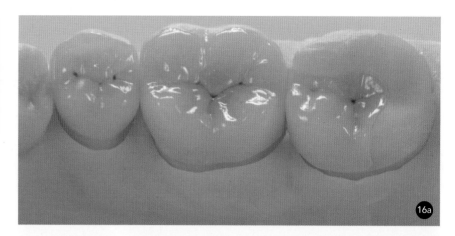

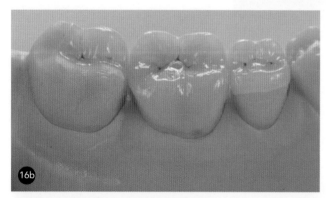

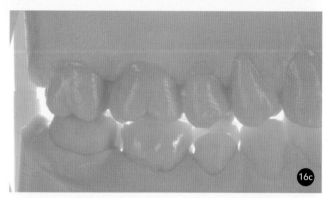

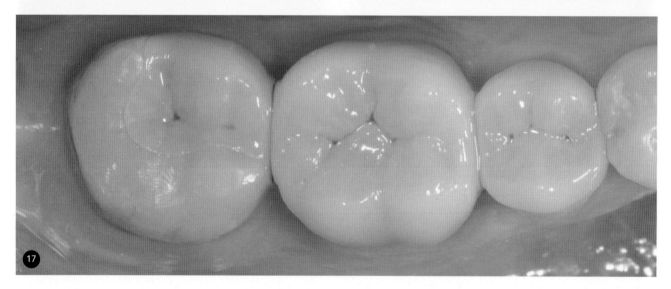

图15和图16a～c 使用配套软件完成修复体设计（图15），选择HT二硅酸锂玻璃陶瓷瓷块切削完成45和47修复体，选择MT瓷块制作46（变色牙）修复体，在3D打印模型上试戴，染色抛光后得到形态–功能和美学效果良好的修复体（图16a～c）。显然，本病例制作修复体的首选材料是可酸蚀陶瓷（二硅酸锂），一方面考虑到缺损范围，另一方面

考虑到接近全牙列重建的多牙修复需要修复材料具有更好的尺寸稳定性，进而获得更好的咬合稳定性，此外全瓷材料的颜色稳定性也要优于复合树脂。

图17 上橡皮障前，涂布甘油凝胶后试戴，评估密合性、邻接触和颜色协调性。

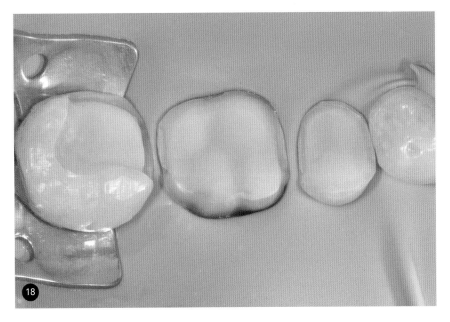

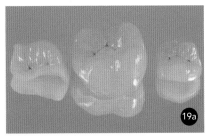

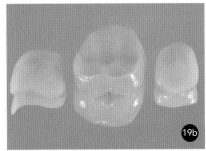

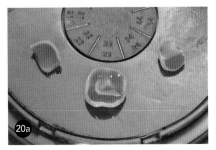

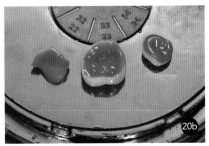

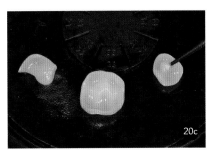

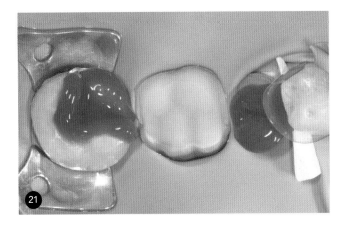

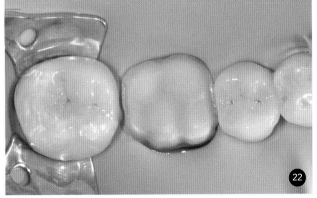

图18和图19a，b　放置橡皮障达到理想的隔离效果。可以从图中看出不同的预备设计和边缘设计（图18）。镜像照片强调形态的细节、修复体设计与CAD-CAM修复体边缘的设计（图19a）以及修复体内表面（图19b）。

图20a～c　氢氟酸酸蚀20秒（图20a），35%磷酸清洁1分钟（图20b）（这是可选步骤，或进行乙醇超声荡洗），然后硅烷处理（图20c）。

图21和图22　预备体酸蚀30秒，涂布粘接剂，同时粘接45和47修复体，这样便于完成邻面的抛光。

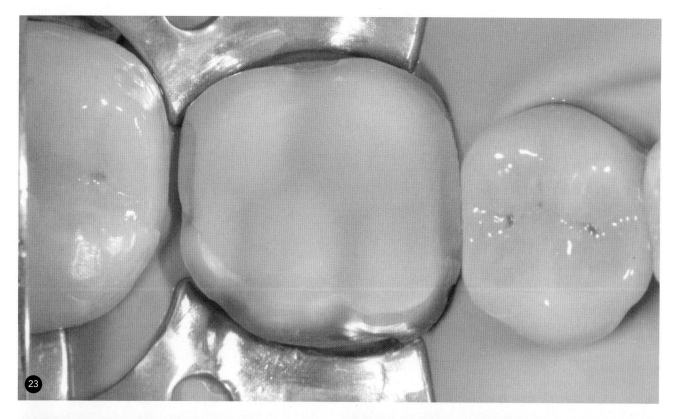

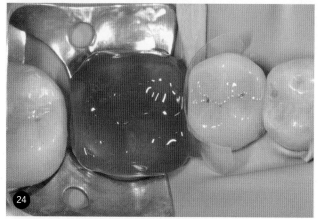

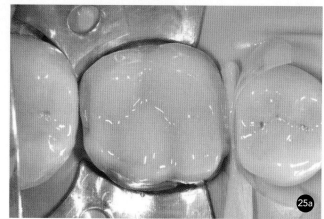

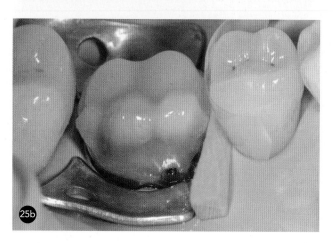

图23 ~ 图25a，b　粘接长包绕覆盖体，由于它延伸包绕颊舌面，常需要额外放置一个橡皮障夹（26N）以排开橡皮障暴露边缘（图23）；该照片同样展示了修复体设计。然后进行常规粘接处理（图24和图25a）；注意颈部小龋坏去腐后，在粘接的同时用预热复合树脂完成充填（图25b）。

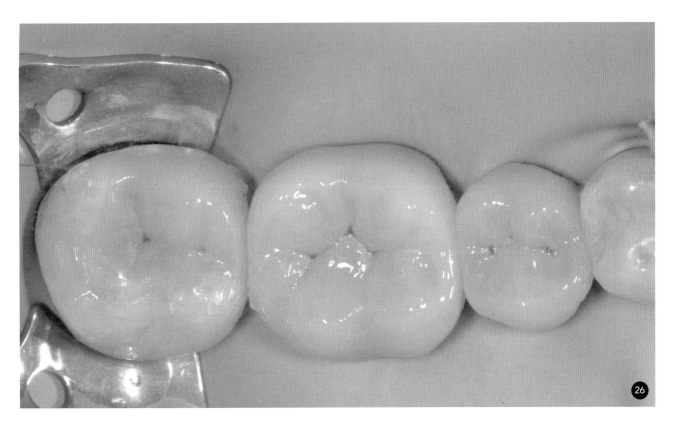

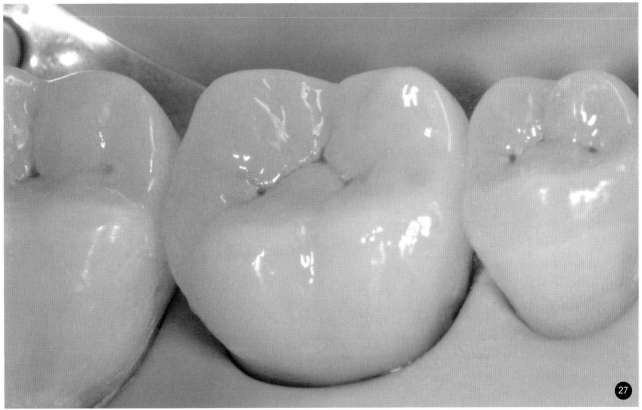

图26和图27 树脂固化后，修整抛光边缘（图26）。46细节照片可见修复后形态协调，牙齿变色得以改善（图27）。

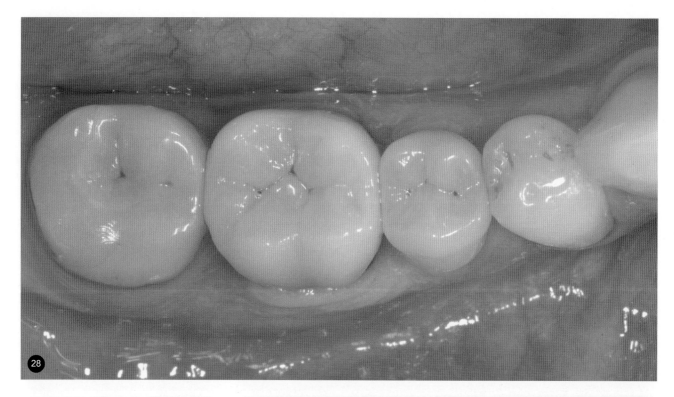

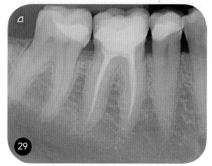

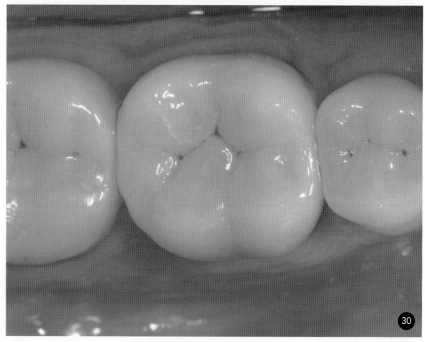

图28～图30 修复完成后口内照可见修复后形态功能和美学效果协调（图28），重点关注长包绕覆盖体修复后的46的根尖片（图29）和临床照片（图30）：采用全新的较传统全冠更加微创的长包绕覆盖体实现了完善修复。

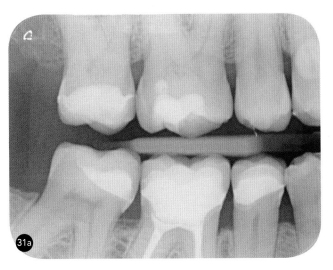
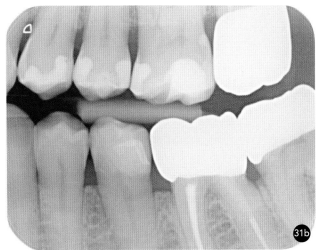

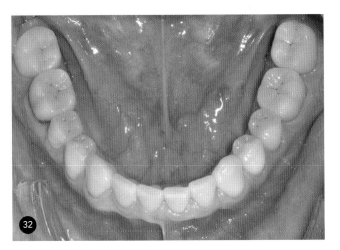

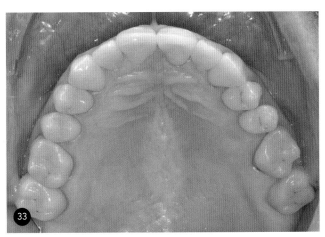

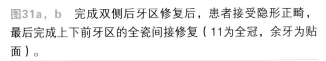

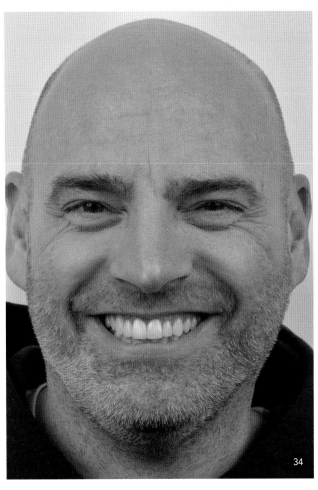

图31a，b　完成双侧后牙区修复后，患者接受隐形正畸，最后完成上下前牙区的全瓷间接修复（11为全冠，余牙为贴面）。

图32～图34　正畸及前牙区贴面修复治疗后的上下颌牙列最终照片（图32和图33），可见粘接修复以十分微创的方式实现了全牙列形态、功能和美学的完全恢复，最终也获得良好的面部美学效果（图34）。

36活髓牙冠部完全缺损
复合树脂长包绕覆盖体修复

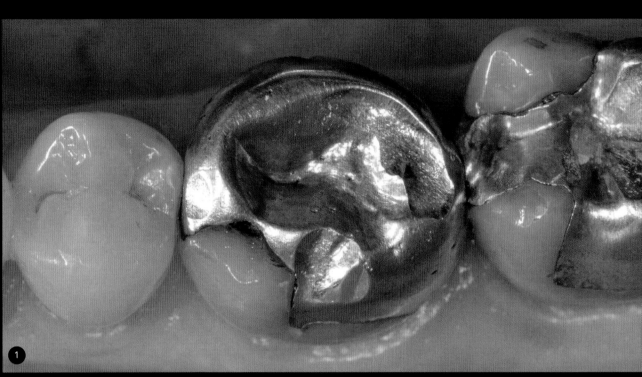

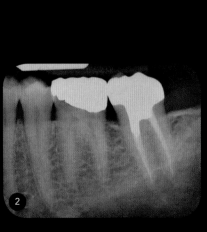

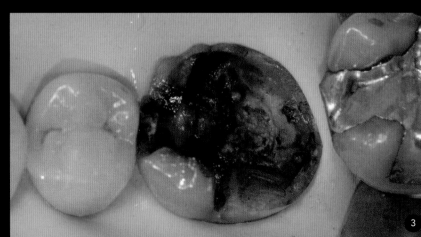

图1～图3 大面积银汞充填体，临床和X线片检查可见明显的继发龋坏与再发龋坏。去净银汞充填体后，可见深大龋坏（图3），几乎导致冠部完全缺损。尽管龋坏范围很大，患牙仍无症状。

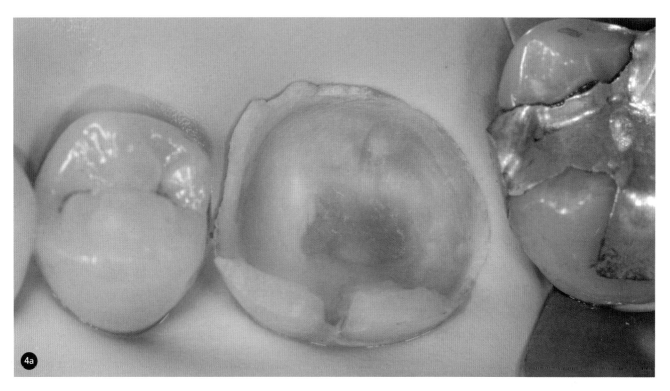

4a

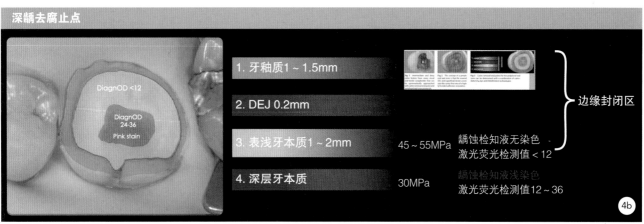

深龋去腐止点

DiagnOD <12

DiagnOD 24-36 Pink stain

1. 牙釉质1~1.5mm		
2. DEJ 0.2mm		
3. 表浅牙本质1~2mm	45~55MPa	龋蚀检知液无染色 激光荧光检测值 < 12
4. 深层牙本质	30MPa	龋蚀检知液浅染色 激光荧光检测值12~36

边缘封闭区

4b

对于这类临床病例，常规思路一般需要根管治疗，随后经过冠延长形成牙本质肩领以完成桩核修复，再经过临时修复，最终完成正式全冠修复。显然，这一方案虽然较为可靠，但各方面的侵入性都更大（牙髓、牙周、冠部剩余牙体组织），同时患者的经济负担也更重。

采用粘接修复则在策略上能够实现：

• 根据Alleman和Magne流程，形成周缘粘接封闭，以保存牙髓活力。

• 因粘接修复不需要制备肩台，进而能保存剩余牙体组织。

• 借助深边缘提升技术，避免牙周手术。

图4a，b　根据Alleman和Magne提出的去腐流程（图4b），结合龋蚀检知液和QLF，精确去净腐质（图4a），未露髓。

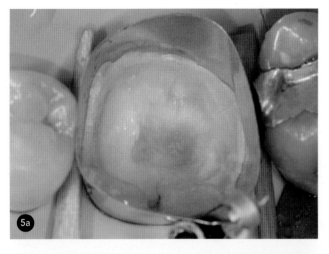
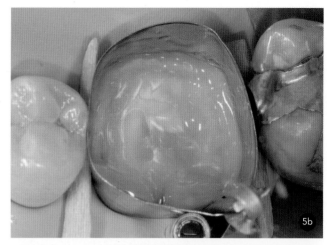

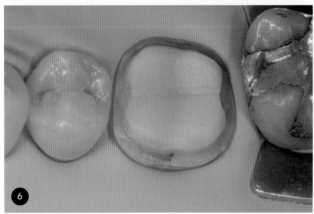
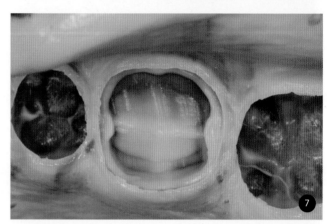

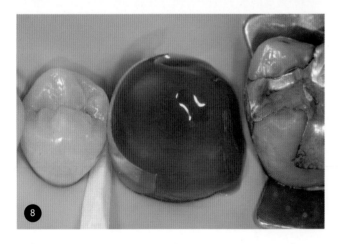
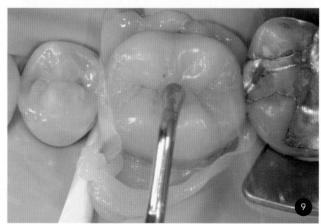

图5a，b　放置圈形成型片（图5a），完成粘接处理后，用高填料流动树脂提升颈部边缘（图5b）。

图6和图7　复合树脂重建后，完成覆盖体预备，设计圆角肩台边缘（缺损边缘均位于外形高点以下）（图6），制取精细印模（图7）。技工室分层堆塑制作复合树脂覆盖体；选择复合树脂而非全瓷材料是为了便于后续可能进行的根管治疗及再修复。

图8和图9　进行预备体粘接处理（图8），使用预热复合树脂粘接修复体（图9）。

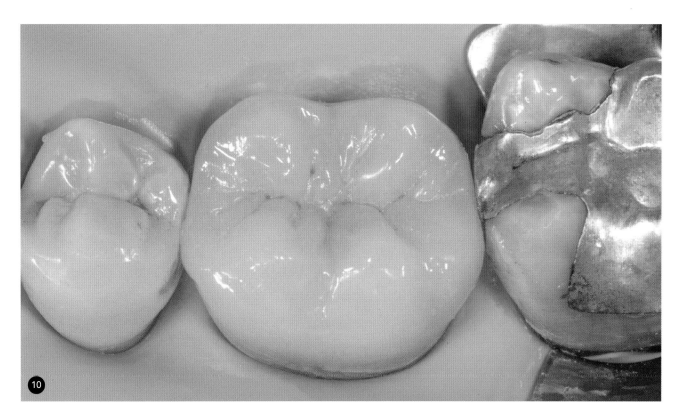

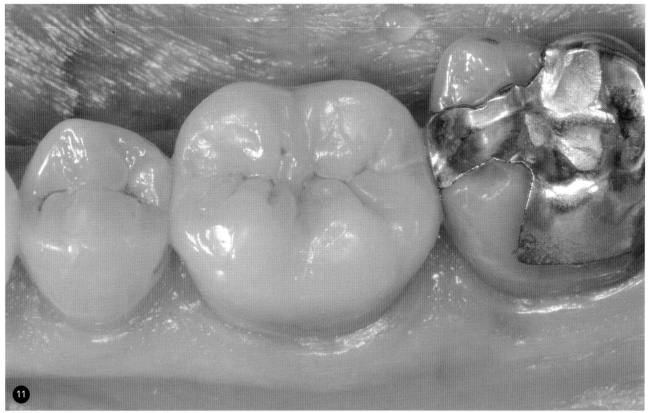

图10和图11　橡皮障下完成修形与抛光（图10），取下橡皮障（图11），修复体形态和美学效果协调性较好。

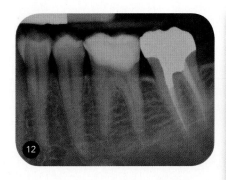

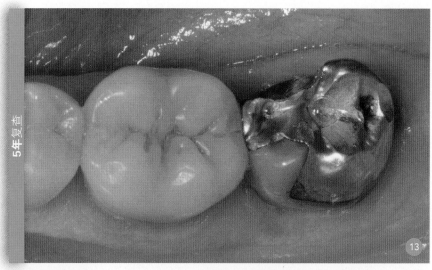

5年复查

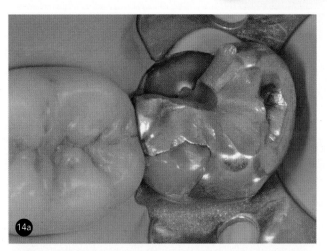

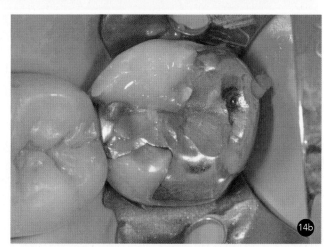

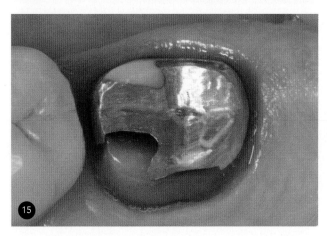

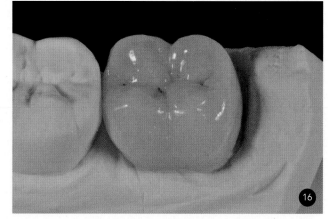

图12 X线片检查见颈部边缘密合性良好，穿龈形态恰当。可以看到龋损很深。

图13 5年复查，患者37近中舌尖折断。

图14a，b ~ 图16 37是20多年前由笔者完成的根管治疗，更适合常规修复，在树脂充填折断牙尖后（图14a，b），完成全冠预备（图15）和全瓷修复（图16）。

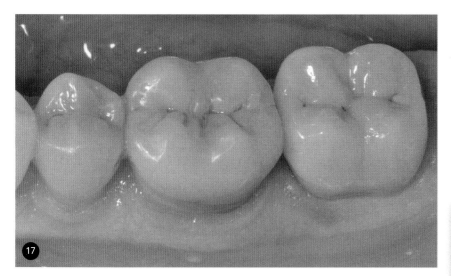

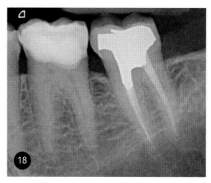

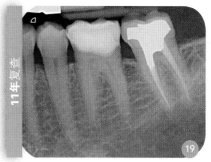

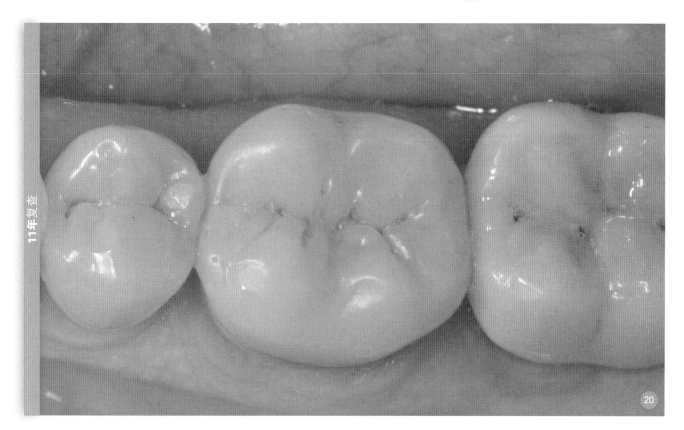

图17和图18　37全冠粘固后拍摄临床照片（图17）及X线片（图18），可见经过6年的使用，36修复体耐磨性良好，解剖形态保留完整，边缘密合，牙髓活力得以保存。

图19和图20　11年复查的X线片（图19）和临床照片（图20），仍能看到形态及功能维持良好，牙髓仍保持活力；粘接修复经受住考验，获得成功。

新型粘接固位修复体

> 粘接固位全冠[70]

指覆盖牙齿全部轴面，边缘位于龈上、顺应牙龈缘形态，在橡皮障下完成粘接固位的修复体。这类修复体适用于牙体组织大面积缺损、需要预备所有轴面的情况，这时借助粘接固位能更少地磨除剩余牙体组织，对牙周组织也更友好，避免了传统全冠修复因固位和抗力的需要而进行的冠延长手术。

修复材料选择可酸蚀全瓷（二硅酸锂），立方相氧锆在一些情况下也适用，它强度更高、明度更高、不可酸蚀，但仍能借助"简化粘接系统"获得一定的粘接固位（见第613页临床病例14和见第618页临床病例15）。

临床病例14

14牙髓治疗后大面积缺损
单层铸瓷粘接固位冠修复

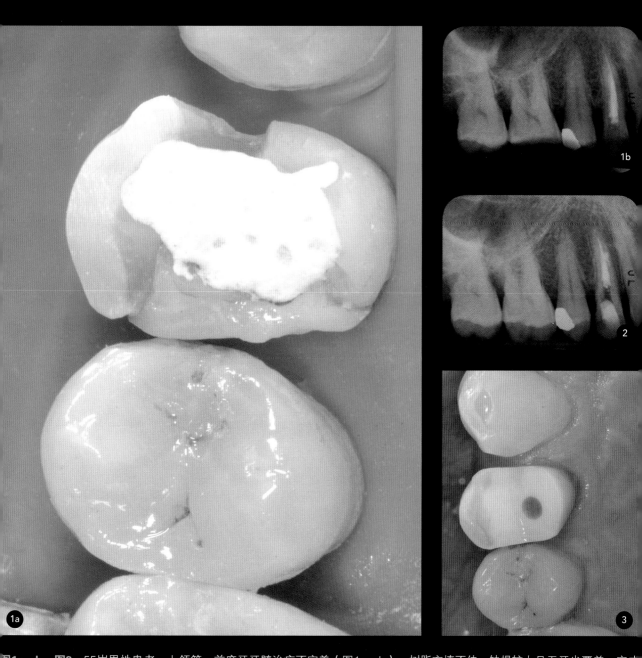

图1a，b～图3　55岁男性患者，上颌第一前磨牙牙髓治疗不完善（图1a，b），树脂充填不佳、缺损较大且无牙尖覆盖。完成根管再治疗（图2），因腭侧壁缺损，在腭侧根管内（P）粘接纤维桩，形成树脂核（图3）。该牙需要覆盖全部牙尖。

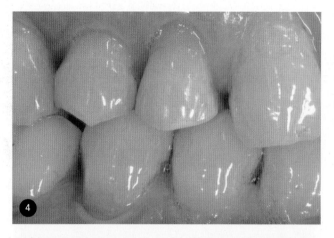

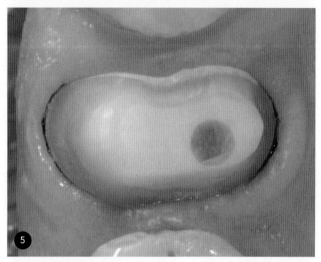

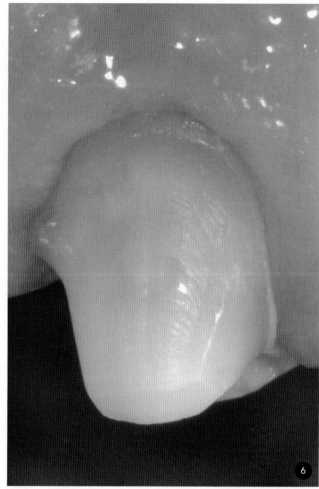

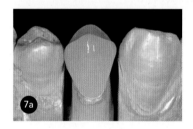 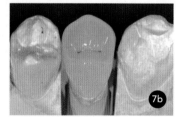 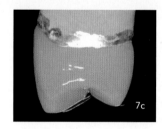 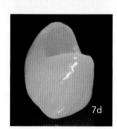

图4　颊面观可见咬合面修复空间不足，特别是患牙的近中。因此，如果选择常规全冠修复则需要冠延长，以获得足够的固位和抗力。除手术本身有一定的侵入性以外，患牙扇贝状薄龈且近中有间隙，术后会带来美学问题：龈乳头高度降低将形成"黑三角"，难以满足患者较高的美学要求。

图5和图6　选择"粘接修复策略"减小咬合面预备厚度，避免根向复位瓣，粘接固位冠预备后形成龈上无角肩台，近中

预备出槽形（M）以增加修复体最薄处的厚度。颈部牙釉质几乎全部得以保留。

图7a ~ d　技工室（M. Svanetti, Flero, Brescia, Italy）在镀锌石膏模型上先制作蜡型（图7a，b），再热压铸造制作单层二硅酸锂全瓷冠（图7c），全冠边缘成扇贝状与牙龈形态相适应，与长包绕覆盖体有区别（图7d）。

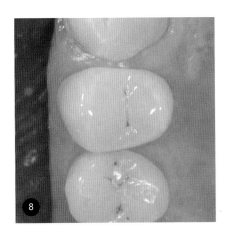

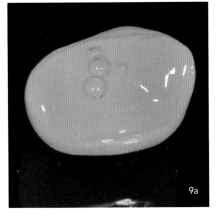

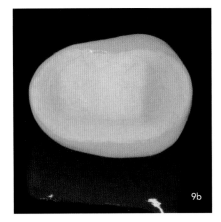

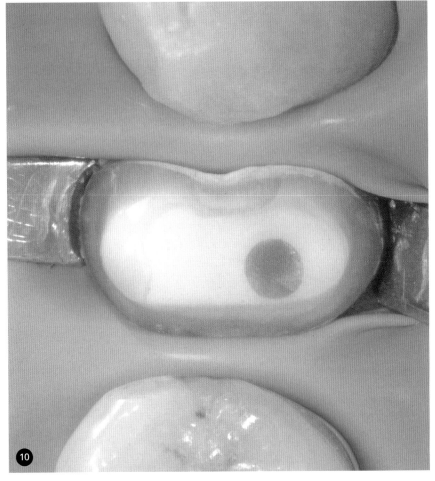

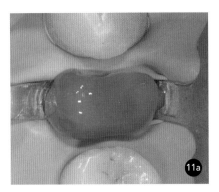

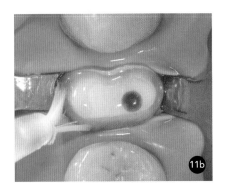

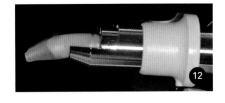

图8和图9a，b　试戴修复体（图8）。同样采用部分修复体的粘接处理流程：氢氟酸酸蚀20秒（图9a，b），冲洗，涂布硅烷偶联剂，涂布粘接剂。

图10　1区术区隔离，用辅助橡皮障夹（Ivory 212）推开修复体边缘处的橡皮障：应确保橡皮障夹不干扰修复体边缘。

图11a，b和图12　完成预备体粘接处理后（三步法酸蚀-冲洗系统）（图11a，b）。开始粘接修复体：可以选择双固化树脂水门汀、高填料流动树脂或胶囊装（如本病例）预热复合树脂（图12）。

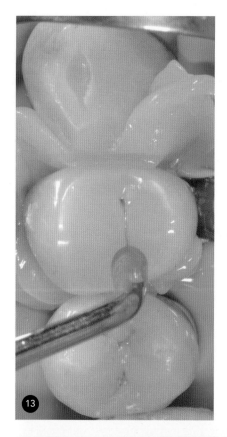
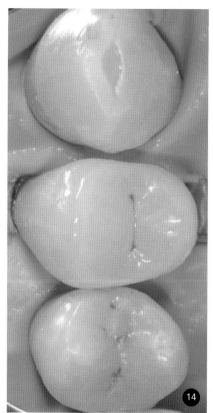
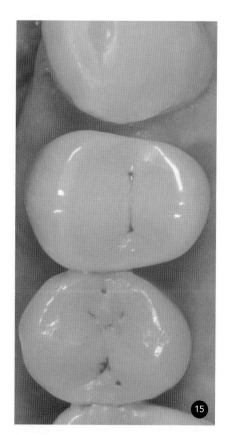

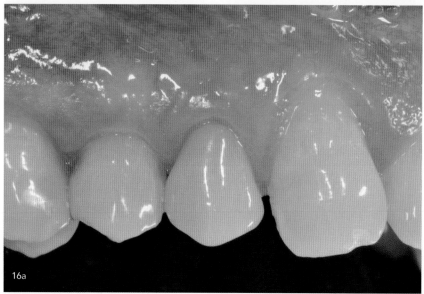

图13　逐渐加压，树脂溢出，使修复体就位。此时应避免强光照射。

图14　去除多余材料后，每面光照固化2分钟，使树脂充分聚合。

图15和图16a，b　咬合面观修复体形态与邻牙协调（图15），唇面观可见美学效果良好，牙龈组织反应良好，近中龈乳头得以保存（图16a，b）。

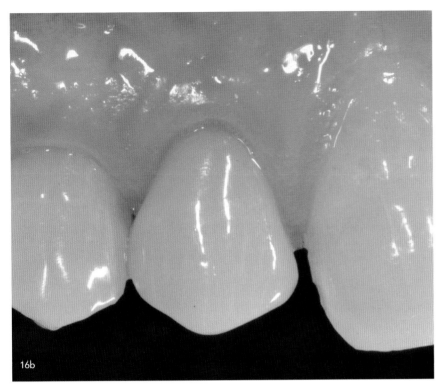

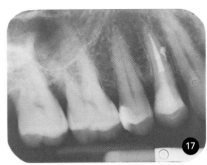

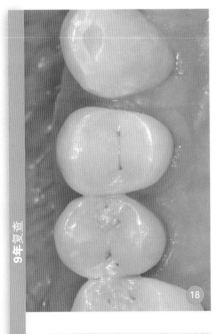

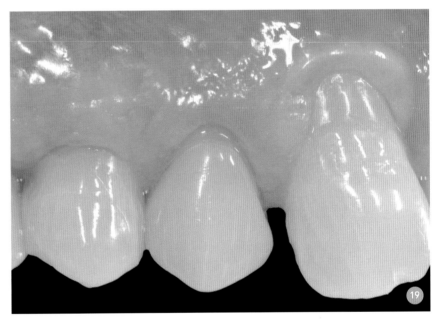

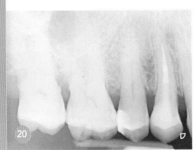

图17　术后X线片可见修复体密合，穿龈形态恰当。

图18~图20　9年复查修复体形态和功能保持良好（图18），牙周组织十分健康，仅有少量退缩（图19），边缘密合性保持良好，尽管根充未达根尖，但患者无根尖周病变（图20）。

临床病例15

活髓磨牙大面积缺损单层铸瓷粘接全冠修复
常规粘接处理和简化粘接处理

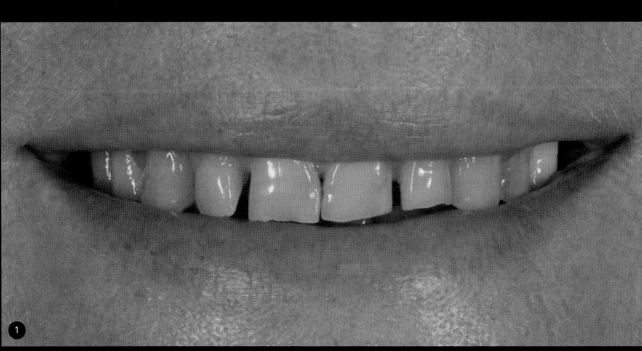

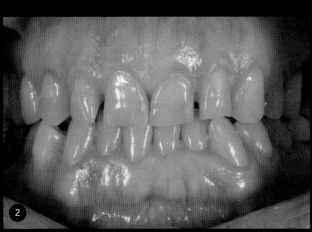

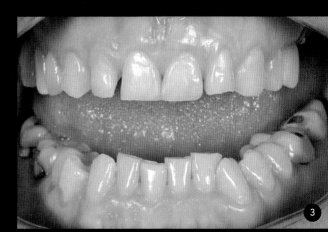

图1 ~ 图3 50岁女性患者，强烈要求改善美观。仔细进行临床检查、影像检查，取得研究模型，拍摄照片，正畸会诊，最终形成复杂、全面的治疗方案：上颌牙列进行全牙列重建以恢复形态、功能和美观，同时完成下颌后牙修复。患者不接受正畸治疗。此处展示3区和4区下颌磨牙的修复。

4区

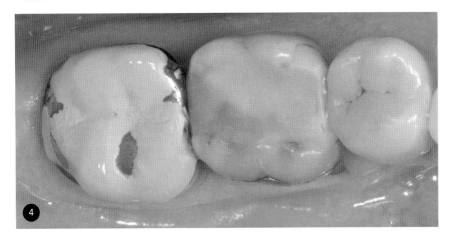

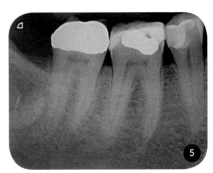

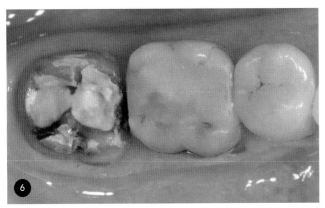

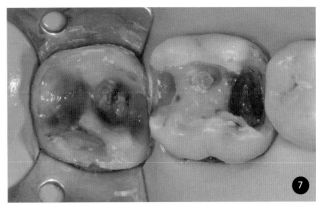

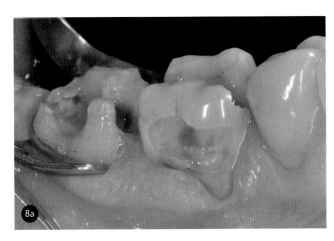

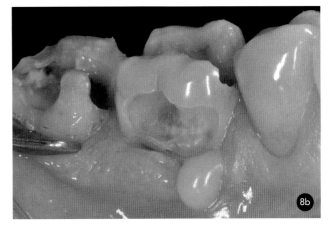

图4～图6　临床检查（图4）见47烤瓷全冠修复，46充填体的形态、功能、美观及边缘密合均不良，通过X线片能够看到充填体下方继发龋坏（图5）。拆除47全冠（图6），可见基牙大范围龋坏，冠部几乎完全缺损。

图7　橡皮障隔离术区，去净46树脂充填体，可见明显继发龋坏，形成MOD缺损，同时颊面龋坏达龈下，无法实现完善术区隔离。

图8a，b　取下橡皮障后（图8a），在唇面牙龈退缩处涂布自粘接流动树脂（图8b），用以向根方牵开橡皮障。

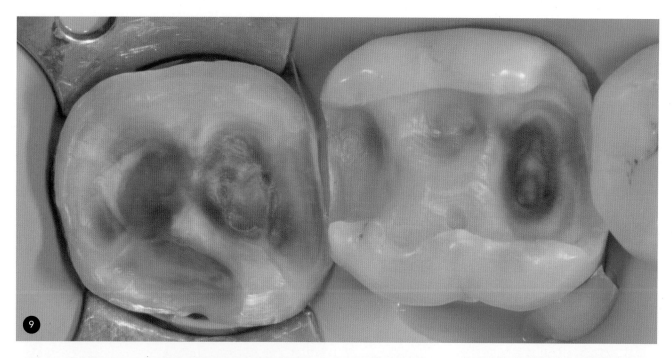

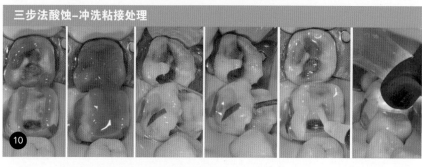

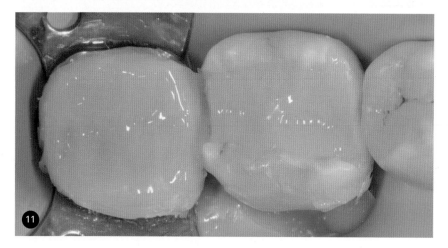

随后完成牙体预备：46为MOD缺损（图9），轴壁支持不足，颊面中及龈1/3缺损使颊壁成悬壁；缺损形态决定要采用覆盖体–贴面预备，覆盖所有牙尖及颊面缺损。47尽管冠部接近完全缺损，但颈缘尚有牙釉质存留（图9）：决定采用"粘接固位全冠"预备，形成龈上无角肩台，这样在粘接修复体时就可以完成橡皮障隔离（图12）。

图9　术区隔离完善后，就能轻松地完成精确去腐。

图10和图11　尽管缺损非常大，患牙为活髓且无疼痛症状，因此采用"粘接策略"保存牙齿活力，完成树脂重建，作为后续间接修复的基础（图11）。

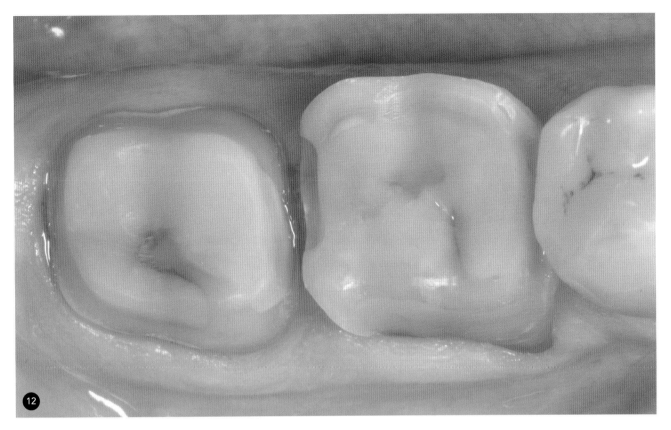

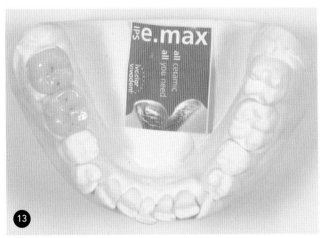

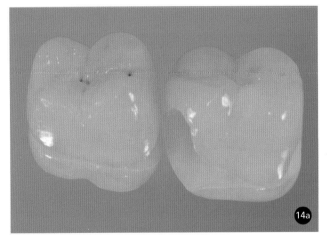

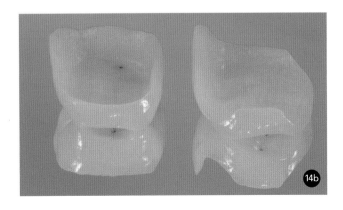

图12　"粘接固位全冠"预备设计：龈上无角肩台。

图13和图14a，b　制取传统聚醚橡胶印模，技工室（F.
Pozzi，Ateicos Quintavalla，Parma，Italy）灌制石膏模型，
制作蜡型，热压铸造完成单层二硅酸锂全瓷修复体，外染
色。两颗修复体的最大厚度在1~1.5mm，与牙体组织实现良
好粘接后能够承担咀嚼负荷。

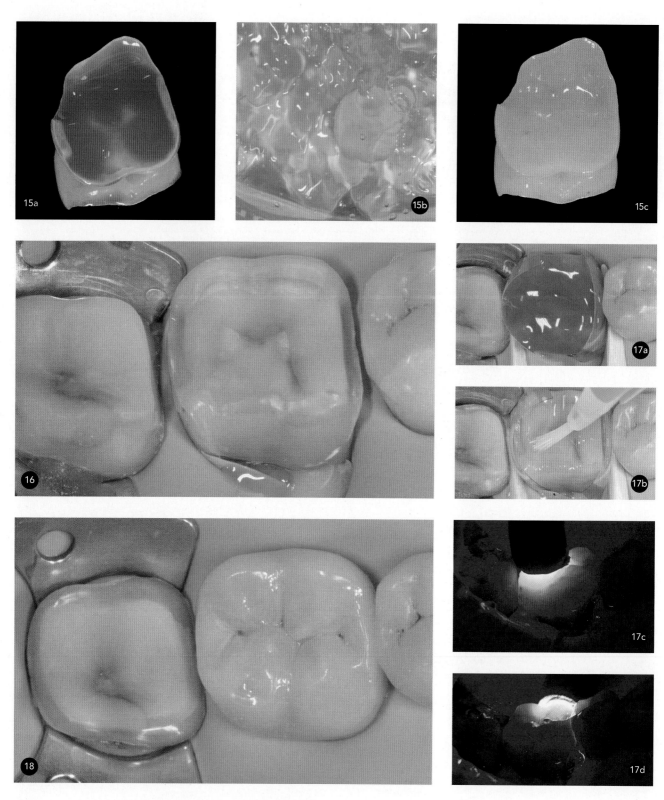

图15a~c~图18 修复体组织面处理采用常规流程（氢氟酸酸蚀、乙醇超声荡洗、硅烷偶联处理、涂布粘接剂；图15a~c），46进行完善的橡皮障隔离，充分清洁后（图16），磷酸酸蚀；接下来涂布粘接剂（图17a，b），然后用预热光固化树脂完成修复体粘接（图17c，d）。最后完成边缘的修整和抛光（图18）。

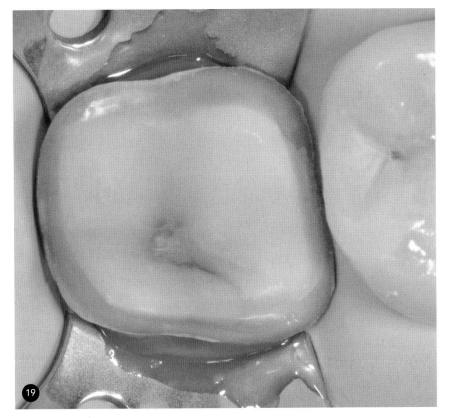

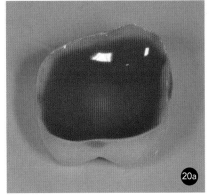

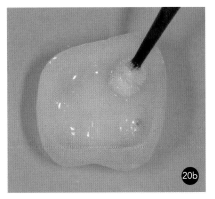

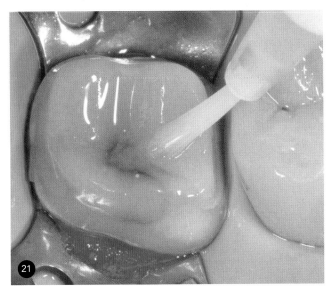

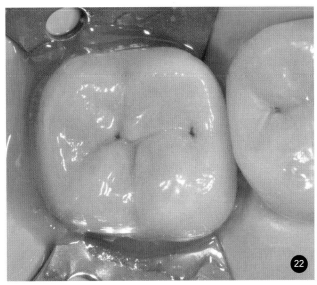

图19　下一步完成47全冠粘接：橡皮障隔离预备体，颊舌面橡皮障贴合不严密的区域用封闭剂封闭。能看到除近中边缘外，颈部牙釉质几乎全部得以保留。

图20a，b ~ 图22　修复体采用常规流程进行粘接处理（图20a，b），而对于预备体的处理笔者选择了专门用于双固化树脂水门汀（图22）的单组分粘接系统（图21），这样粘接固位全冠会更容易就位（水门汀流动性更好），但与预热光固化树脂相比去除残余水门汀更为困难。

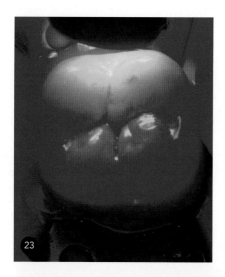

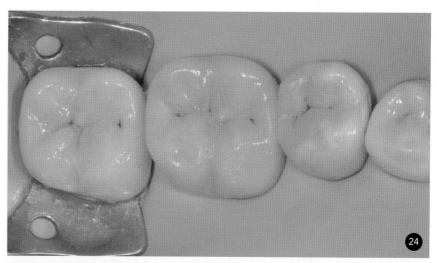

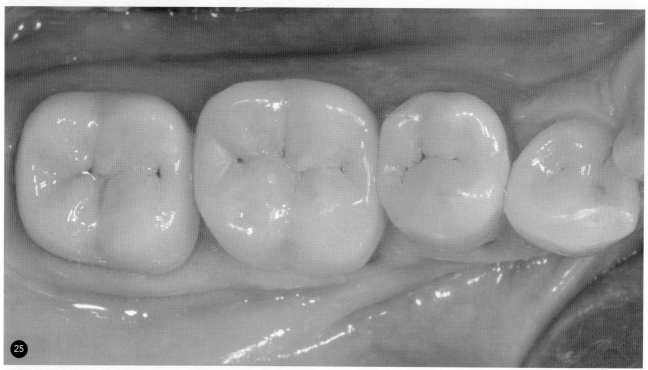

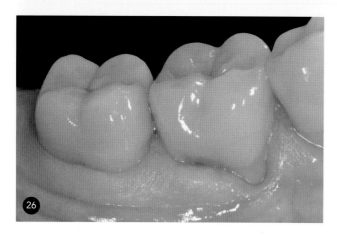

图23 最后进行光照固化，使双固化水门汀充分聚合。

图24 去净多余粘接树脂，完成边缘的修整与抛光。

图25和图26 本区段修复完成后的照片（图25），可见患牙修复后形态协调，同时有良好的功能及美学表现（图26）。

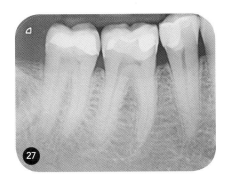

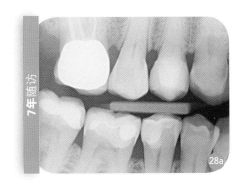

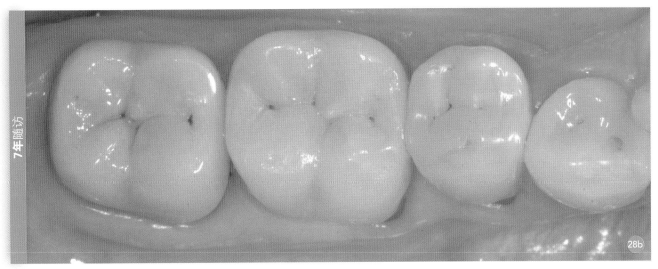

图27 术后X线片显示，树脂材料与患牙十分贴合，修复体穿龈形态恰当、边缘密合，同时保存了牙髓活力，患牙无疼痛症状。

图28a，b 7年随访，X线片检查（右侧咬合翼片；图28a）和临床检查（图28b）显示修复体稳定性良好，牙髓活力得以保存，边缘封闭性良好，牙周组织健康。

3区

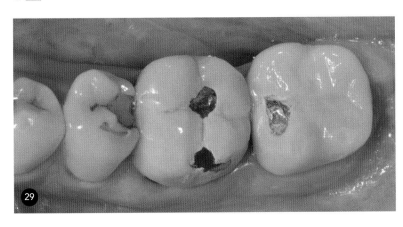

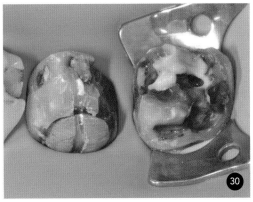

图29和图30 对侧后牙的情况类似，但也有不同，可见两个不良烤瓷冠（图29），崩瓷、磨损、边缘不密合、继发龋坏。拆除全冠后上述问题便一目了然（图30）。

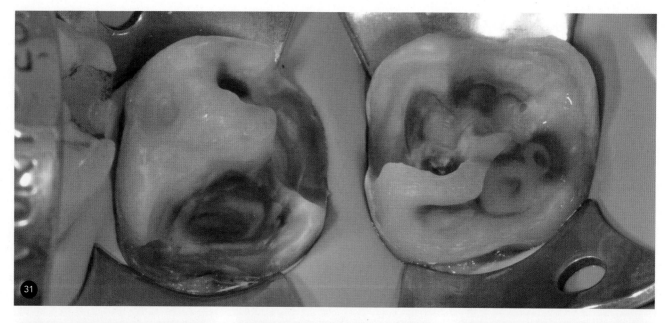

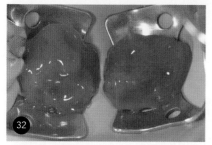
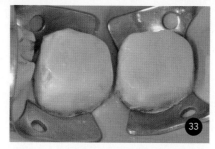
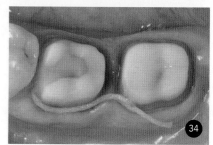

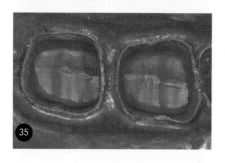
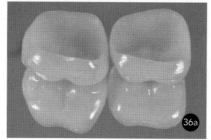
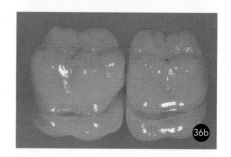

图31 小心仔细地去腐，要注意对于明显变色的牙本质，应区分感染牙本质（应当去除）和反应性牙本质（可保留）。窝洞范围很大，颈部已达釉牙骨质界以下；尽管如此，由于患牙无症状，且彻底去净腐质后未露髓，应当保存活髓。

图32和33 完成修复前的树脂粘接修复，随后进行全瓷冠牙体预备，设计龈沟内无角肩台。

图34和35 双线法排龈（图34）（000号排龈线用于压迫止血，保留在龈沟内，0号排龈线用于向侧方推开牙龈，取印模前取出），之后可制取传统精密印模（本病例使用聚醚橡胶；图35）或数字印模。

图36a，b 技工室制作两颗全瓷冠，可以是单层热压铸造二硅酸锂全瓷冠（或CAD-CAM），而目前更常用的是单层立方相氧化锆全瓷冠。均采用外染色技术。

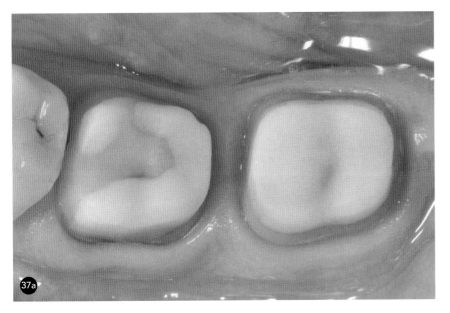

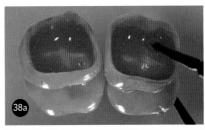

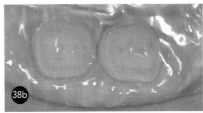

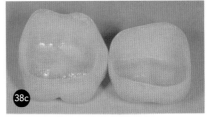

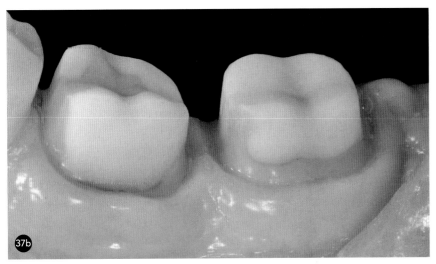

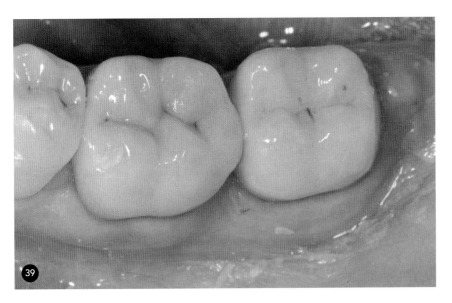

图37a，b　预备体细节照片，由于患牙缺损较大，预备体边缘位于龈沟内，以获得牙本质肩领；此时无法进行橡皮障隔离，因此采用"简化粘接系统"完成修复体粘接。

图38a～c和图39　充分清洁预备体后，完成修复体组织面处理——二硅酸锂玻璃陶瓷可进行酸蚀（图38a～c），立方相氧化锆则无须处理——然后使用Optragate开口器、棉卷、吸唾管等共同完成隔湿，用自粘接树脂水门汀完成粘接，可能的情况下也可使用一步法粘接系统配合双固化树脂水门汀完成粘接。点光照数秒激活双固化树脂水门汀，使多余树脂初步硬固，便于用探针去除（S23H，Deppeler）（图39）。然后，每个面光照固化1～2分钟。

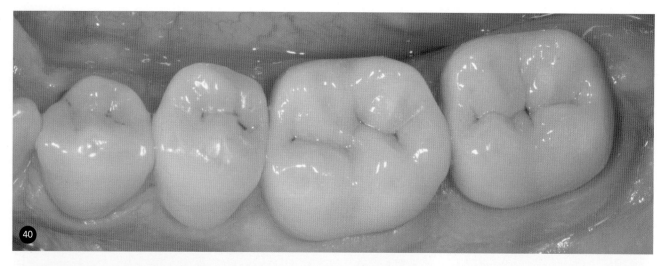

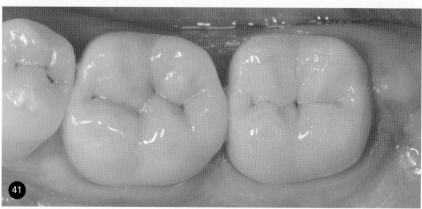

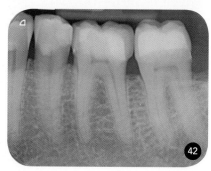

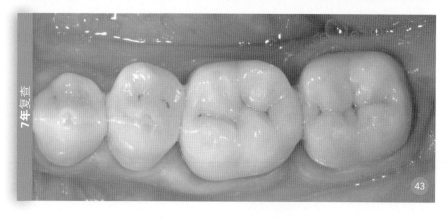

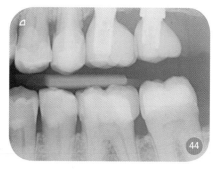

图40 35行复合树脂直接粘接修复，36、37二硅酸锂粘接固位全冠戴入，最终修复后照片可见所有修复体的形态和美学效果均协调。

图41 36和37尽管缺损很大，但获得了理想的修复效果，牙髓活力得以保存，有利于牙体-修复体复合体的预后及长期寿命。

图42 术后X线片检查显示边缘密合性优异，修复体穿龈形态恰当。

图43 7年随访，修复体状态良好，不过37全冠近中颊侧可见小裂纹。

图44 X线片（左侧咬合翼片）可见所有修复体整体的临床效果稳定。

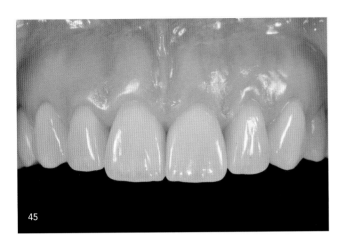

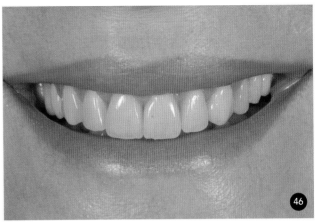

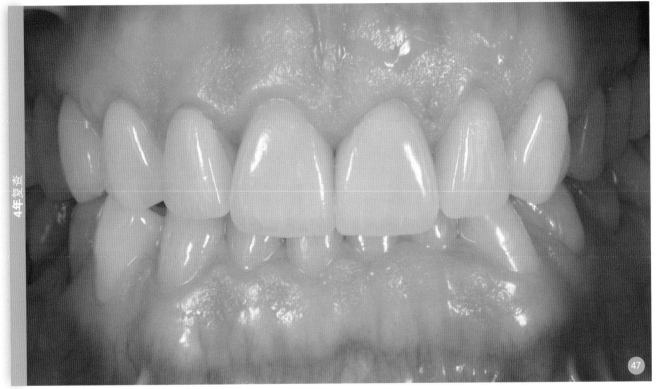

4年复查

临床述评

　　37二硅酸锂玻璃陶瓷冠采用简化粘接系统（自粘接树脂水门汀）粘接，出现裂纹，而未发生折裂的47全冠则在橡皮障隔离下采用专用粘接系统配合树脂粘接水门汀完成粘接，粘接方式可能影响修复体的长期寿命。

　　但无论如何，现在笔者认为在类似的临床条件下，更建议使用单层CAD-CAM立方相氧化锆全瓷冠（如Katana，Kuraray），同样采用树脂水门汀粘接，但其抗折强度（700～750MPa）显著高于二硅酸锂玻璃陶瓷（300～400MPa）。

图45和图46　患者完成了2区种植修复和其余后牙的全瓷单冠修复。最后，通过上前牙的瓷贴面修复使患者的微笑得到巨大"提升"。

图47　4年复查，咬合重建效果稳定。

新型粘接固位修复体

＞ 髓腔固位冠

这是一种复合树脂材质的或全瓷材质的（二硅酸锂玻璃陶瓷或长石瓷），常规采用CAD-CAM方法制作的，也可采用热压铸造法制作的，覆盖所有牙尖并深入到髓腔内部（平均3.5mm）以增加修复体粘接面积。

显然，这类修复体厚度比传统覆盖体更大（平均7.5mm），因此会影响粘接水门汀的固化。推荐使用双固化树脂水门汀，以高功率光固化灯每个面照射90秒（能达到对照组维氏显微硬度的80%以上）[71]，但也有研究显示光固化复合树脂也是可行的，能达到充分固化。尽管仍需进一步研究，对于牙髓治疗后大面积缺损的磨牙，髓腔固位冠的临床

表现类似或优于传统桩核冠[72-73]。

而髓腔固位冠是否可用于前磨牙则仍需进一步的体内的体外研究[74]。

关于材料选择，纳米瓷树脂和二硅酸锂玻璃陶瓷是最适合的材料。体外三维有限元研究[75]显示，CAD-CAM复合树脂（Lava Ultimate，3M Espe & Grandio blocs，Voco）与聚合物渗透陶瓷（Enamic，VITA）及二硅酸锂玻璃陶瓷（IPS e.max CAD，Ivoclar Vivadent）相比，应力分布更均匀，抗折强度更高。仍需进一步的长期研究来证实这一效果。另外，纳米瓷树脂似乎有更好的边缘密合性[76]（见第631页临床病例16）。

临床病例16

26磨牙根管治疗后CAD–CAM二硅酸锂髓腔固位冠修复
二次扫描数字印模技术

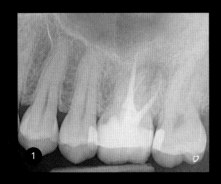

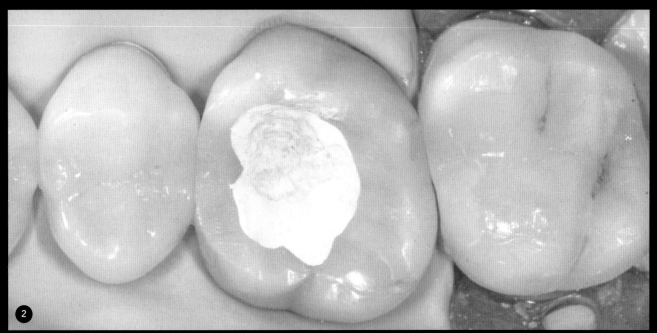

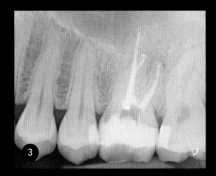

图1　40岁女性患者，26既往治疗不完善，存在明显根尖周病损，以远中颊根根尖周最为显著，冠部充填体不密合，且未覆盖牙尖。患牙需要牙髓–修复联合治疗。

图2和图3　第一次就诊进行根管再治疗（A.Fava医生），直接通过旧充填体开髓（图2），进行根管的清理和成形后，热牙胶垂直加压根充（图3）。

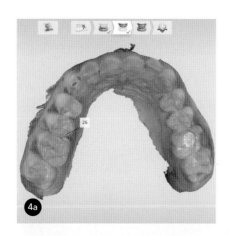

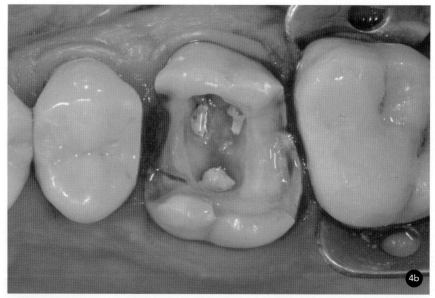

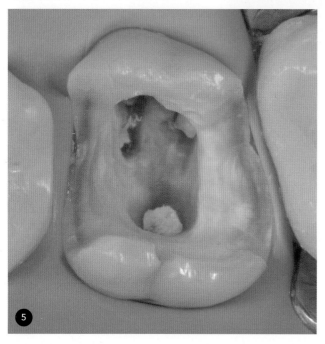

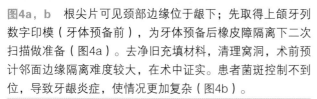

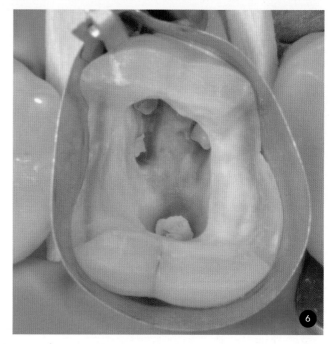

图4a，b　根尖片可见颈部边缘位于龈下；先取得上颌牙列数字印模（牙体预备前），为牙体预备后橡皮障隔离下二次扫描做准备（图4a）。去净旧充填材料，清理窝洞，术前预计邻面边缘隔离难度较大，在术中证实。患者菌斑控制不到位，导致牙龈炎症，使情况更加复杂（图4b）。

图5　橡皮障安放到位后，隔离效果基本满意，近中颈部边缘牙釉质较少，部分位置牙釉质完全缺损。

该牙在牙髓治疗后存在三面缺损，按规定，应当覆盖牙尖，以保护患牙避免折裂。有3种方法可供选择：①纤维桩+树脂核恢复缺损后，全冠修复；②复合树脂粘接固位完成内部重建（不用固位钉）后，覆盖体修复；③髓腔固位冠，即粘接固位且伸入髓腔的单层全瓷修复体。本病例选择了第3种方法。

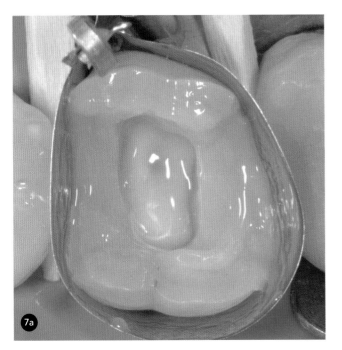

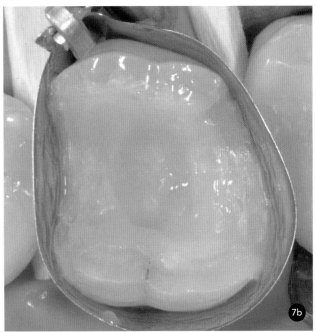

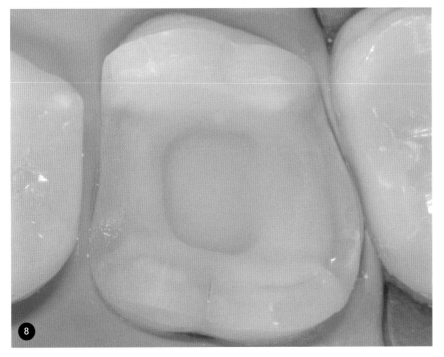

图6和图7a，b 降低颊舌侧壁，放置自锁成型片（图6），保证颈部完全贴合，以便用高填料流动树脂完成深边缘提升（图7a）。而用复合树脂粘接完成内部重建时，只充填倒凹区，留出髓腔空间，以完成髓腔固位冠修复（图7b）。

图8 随后完成髓腔固位冠预备，形成边缘：根据MDPT理念，颈部边缘进行肩台预备，而降低后的颊舌壁进行斜面预备，再与邻面箱形相连。所有内角都应圆钝，内壁不可有倒凹（数字印模可允许有小的倒凹，软件将自动填补，最终被粘接水门汀填满）。

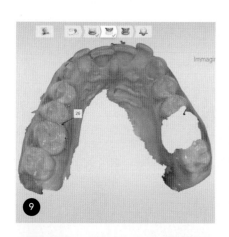

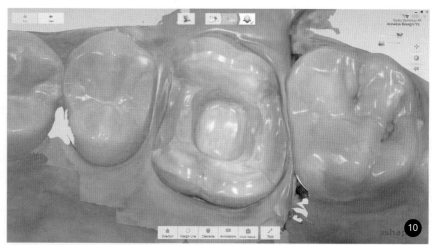

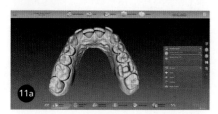

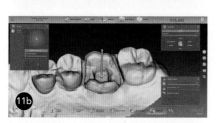

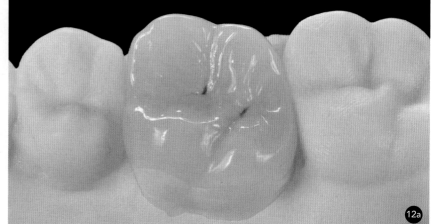

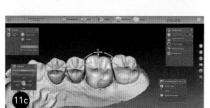

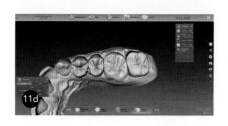

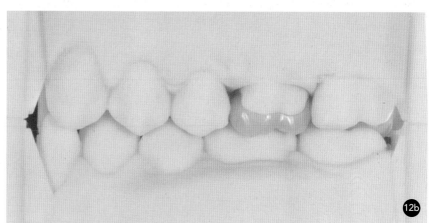

图9和图10 切去第一次数字印模内的患牙（图9），在橡皮障隔离下进行二次扫描，这样就能在很理想的环境下取得预备体的数字印模（图10）。

图11a～d和图12a，b 将STL文件发送至技工室（Lab. Mario Svanetti, Flero, Brescia, Italy）（或椅旁制作），技工室采用全数字化工作流程（图11a～d）完成CAD-CAM单层修复体（二硅酸锂）的制作，在3D打印模型上试戴，再修出咬合面形态，外染色（图12a，b）。

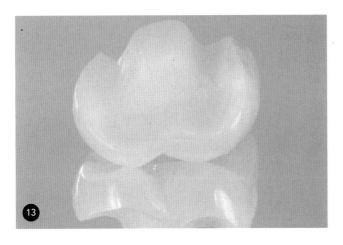

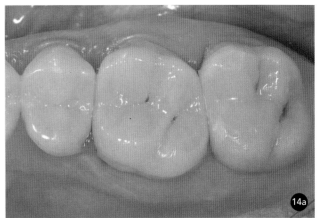

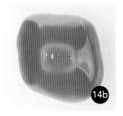
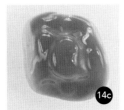
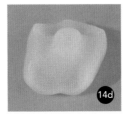
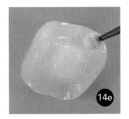
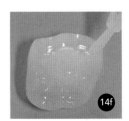

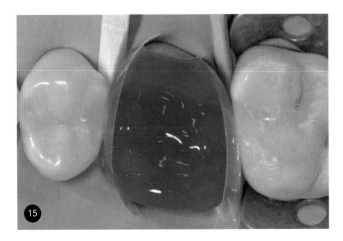

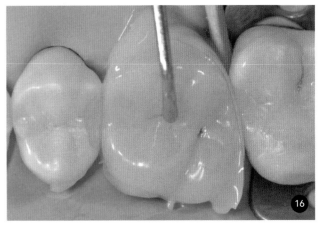

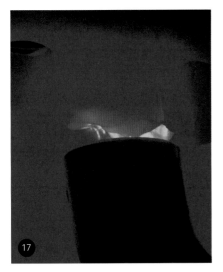

图13　髓腔固位冠镜像照片，突出显示伸入髓腔的部分，用以增加粘接面积。

图14a ~ f　上橡皮障前试戴修复体（图14a），检查边缘密合性及邻接触区，小心检查咬合。然后进行修复体组织面粘接处理：5.5%氢氟酸酸蚀20秒（图14b），35%磷酸清洁1分钟（图14c），乙醇超声荡洗（图14d），硅烷偶联处理（图14e），涂布粘接剂不固化（图14f）。

图15 ~ 图17　进行预备体粘接处理（图15），使用专用加热炉（VisCalor，VOCO）预热光固化复合树脂（图16）增加流动性后，用以粘接修复体，并去除多余树脂。由于光线必须能穿透平均7.5mm厚的修复体，应延长光照时间（每个面2分钟，共6分钟），且应选择高功率光固化（图17），充分气流冷却，避免灼伤软组织。

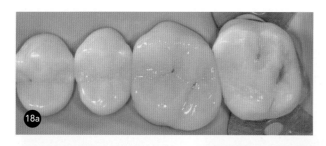

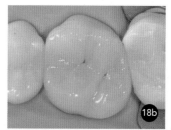

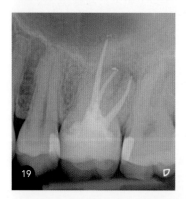

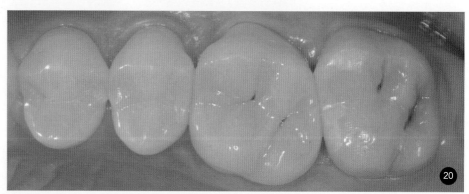

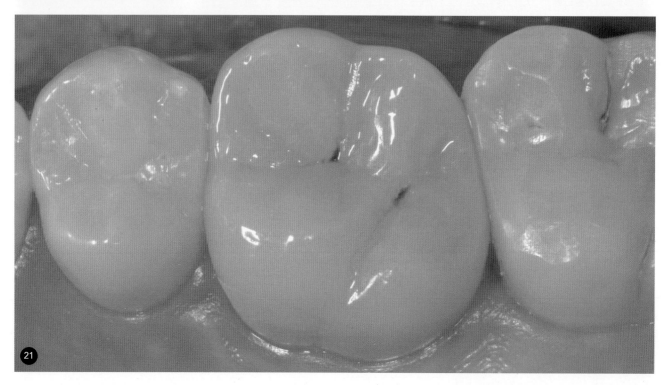

图18a，b　完成边缘修整和抛光后的最终照片，可见边缘密合、形态协调。25远中和27近中修复体不够理想，计划未来更换。

图19　X线片检查见髓腔固位冠密合性良好，这也保证了良好的髓腔封闭。

图20和图21　戴牙后3个月复查，从形态、功能和美学角度看，修复体协调性良好，牙龈反应良好，无炎症表现。

临床述评

　　本病例展示的髓腔固位冠是大面积缺损患牙的一种可行修复方法，尤其适合磨牙。

　　不过，笔者认为，这类修复体仅在颊舌壁和边缘嵴均有大面积缺损时适用。这些情况下轴壁倒凹较小，能在不去除健康牙体组织的前提下允许髓腔固位冠就位。

　　然而，对于轴壁保存良好的病例，覆盖牙尖是出于牙隐裂的要求，或仅仅是为了避免牙体折裂，

笔者认为在完成内部粘接重建（不使用纤维桩）后，按照MDPT理念进行预备则更加适宜。这种方式更微创、灵活，更适合粘接修复，预备体设计更"柔和"，密合性更好。具体到预备体设计，更建议在轴壁设计斜面边缘，而非对接肩台。此外，还存在是否能透过非常厚的修复体使光固化树脂充分固化的问题。最后还要强调，以上属于笔者个人观点，供大家讨论。

结论

　　现代牙科治疗已与粘接密不可分。对微创的追求必然会改变旧的治疗方法，保存剩余健康牙体组织（不仅包括硬组织，还包括牙髓组织和牙周组织）已成为首要任务。目前，随着粘接系统和修复材料的进步，严格进行诊断分析，完全遵照适应证和操作规程，我们能够实现以生物经济学、生物机械学和美学原则为基础的生物仿生修复，并提供再次治疗的可能。

　　治疗操作是否精准，也就是"术者因素"，对长期成功率有决定性影响。粘接固位修复体更多适用于大面积缺损需覆盖牙尖的情况，这时颈部牙釉质常有部分或全部缺损。本章提出并详细阐述了粘接固位修复体的临床操作流程，还提出了基于几何形态、结构特征及组织学特性等多方面考虑而形成的创新预备原则。我们的目的是对过去的、并不十分微创且不适于粘接修复的预备原则进行反思，因为这些旧的原则实质上脱胎于过去非粘接固位修复体的预备要求。新的预备设计能带来一系列临床

优势：

- 确定边缘时，优化釉柱切割方向、增加牙釉质粘接面积，以提高粘接质量；制备出斜面，并将邻面洞型与牙尖斜面相连。
- 减少牙本质暴露，避免不必要的牙尖预备，如肩台预备、咬合面栓道或洞型预备等。
- 最大限度保存健康牙体组织，使预备体设计适于采用含填料复合树脂粘接，有利于多余树脂材料的溢出。
- 斜面边缘的设计能使牙体–修复体界面过渡得更好，最终获得最佳的美学效果。

　　上述新型预备原则适用于所有的常规粘接固位修复体（嵌体、高嵌体、覆盖体），更促进了多种新型修复体的诞生（加法覆盖体、覆盖体–贴面、长包绕覆盖体、粘接固位全冠）。这些不同类型的修复体构成了后牙区修复选择的重要部分，确立了微创修复与常规修复的新边界，促使治疗决策进一步向微创修复倾斜。

粘接固位修复体在龈下缺损中的应用

这类临床情况常伴有大面积牙体缺损，应当覆盖牙尖，同时颈缘无牙釉质存留，需要选择粘接固位间接法修复体。

在具体临床工作中会遇到一系列问题：
- 生物学相关问题，与牙周组织相差临床操作相关问题，主要存在于橡皮障隔离、粘接处理、印模制取、修复体粘接、修整抛光等阶段。
- 因此，笔者根据影响临床决策的两类指标提出了创新性的分类方法：一方面指标为操作者相关指标（完善橡皮障隔离的可能性），另一方面指标为生物学指标（临床和影像测量"生物学宽度"）[3]。

共可确定出3种不同的临床情况，根据严重性可分为一度、二度和三度。不同分级对应不同的治疗选择，如图55~图57a，b所示。通过对具体问题的分析，得出临床分类，指导不同情况下不同治疗方法的决策。

深边缘提升（图55）

流动树脂或预加热树脂进行颈部深边缘提升，不做手术处理。

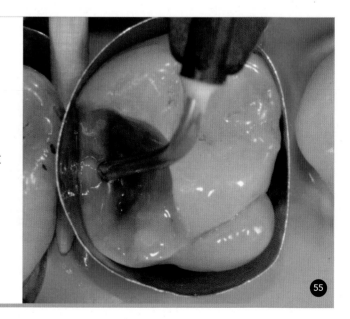

55

本节的目标是分析后牙深颈部缺损和/或龈下边缘时进行间接粘接修复的一系列相关问题。

一般来说，大面积Ⅱ类洞，颈部边缘较深时，在修复阶段会遇到3种不同的问题：

• 牙体组织显著丧失。

• 龈下边缘，涉及或不涉及生物学宽度的侵犯。

• 颈部边缘牙釉质部分缺损或全部缺损带来的封闭问题（粘接界面为牙本质或牙骨质）。

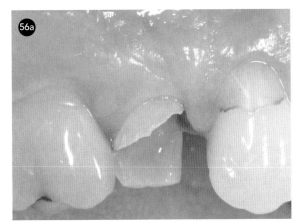

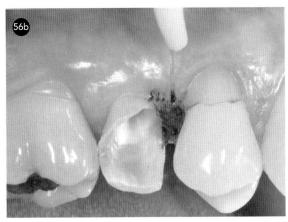

手术暴露边缘（图56a，b）

手术暴露边缘，不进行骨切除或骨成形，随后即刻制取印模。

骨切除手术（图57a，b）

这时取印模的时机有3个选项：即刻、早期和延期。

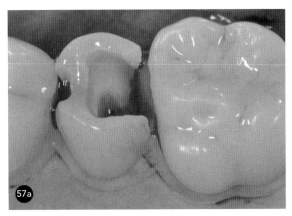

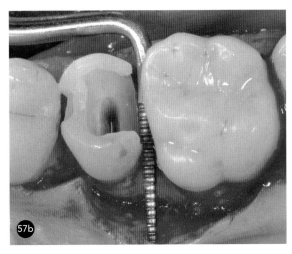

修复相关考量

大面积牙体缺损

　　通常来说，龈下龋坏都伴有大面积牙体组织缺损，修复时常需要覆盖牙尖，考虑到聚合收缩以及大面积缺损解剖形态恢复的复杂性和高难度，直接法修复常常很难实现（图58a～c）。前面讲

到，抗磨耗性和尺寸稳定性也是大面积缺损覆盖牙尖修复时需要考虑的重要方面。在这种情况下（大面积缺损、覆盖牙尖、颈部无牙釉质），应选择半直接法或间接法完成的粘接固位修复体[77]。不过，一些病例在特定的临床条件下可以通过直接法完成修复（见第322页）。对于牙体劈裂至龈下的病例（图59a，b），我们几乎总是选择间接法修复（图59c，d），原因在于牙体劈裂后缺损通常较为明显，且劈裂方式通常为斜行劈裂，达到釉牙骨质界根方侵犯嵴顶上牙周附着，颈部无牙釉质存留。

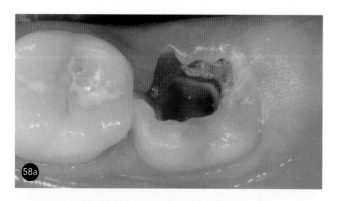

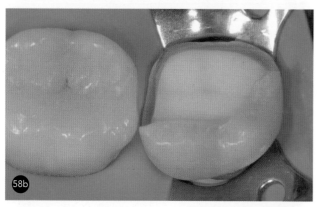

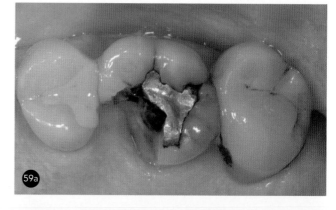

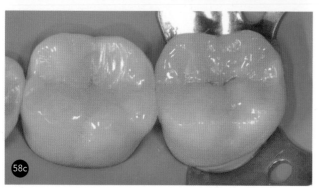

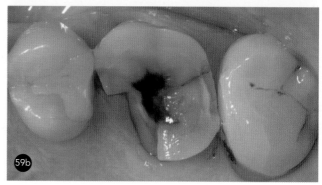

图58a～c　龋坏导致的大面积牙体缺损，边缘至龈下。

图59a～d　折裂导致的大面积牙体缺损，边缘至龈下。

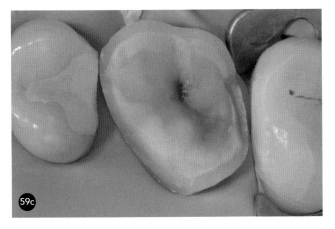

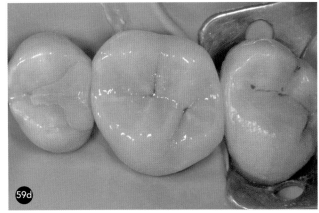

颈部边缘牙釉质部分缺损或全部缺损带来的封闭问题（粘接界面为牙本质或牙骨质）

大面积缺损常超过釉牙骨质界，龈边缘多少都会位于龈沟内，只有少量牙釉质存留或没有牙釉质存留（图60～图62）。酸蚀后牙釉质的粘接是可靠和安全的，但牙本质和根面牙骨质的粘接则受多个复杂问题的影响。是否能形成有效的混合层受许多临床操作步骤影响（酸蚀、干燥、涂布预处理剂与粘接剂），还受粘接层固化的影响，它可以稳定混合层结构。还有粘接层长期稳定性的问题[78-79]。

上文已经讲到粘接固位间接修复体的具体适应证。对于位于龈下不太深的病例，可以通过树脂充填的方法将颈部边缘重置到龈上，即深边缘提升。

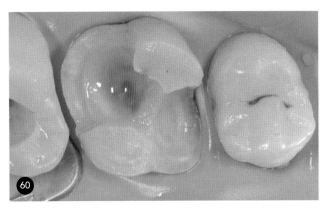

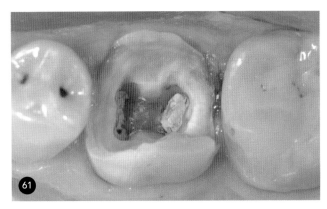

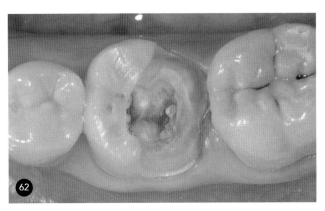

图63a ~ d　深边缘提升

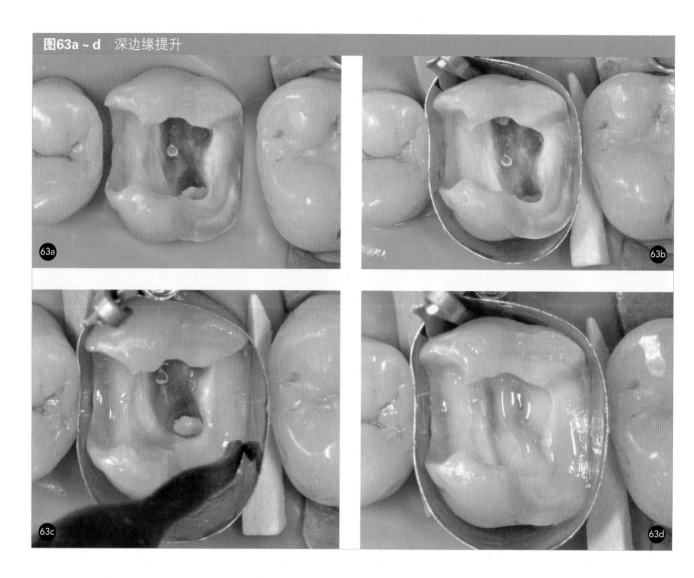

深边缘提升技术（图63a ~ d）已经在第1章第40页有过讨论，1998年由Dietschi和Spreafico首次提出[25]，目的是简化修复体粘接的临床步骤，对于一些特定的病例，是冠延长手术以外更加微创的选择。具体操作流程系统总结如下：

- 橡皮障完善隔离术区。
- 放置成型片，保证颈缘封闭。
- 彻底清洁窝洞，最后使用甘氨酸喷砂。
- 三步法酸蚀–冲洗粘接系统或两步法自酸蚀粘接系统粘接。
- 使用高填料流动树脂完成龈边缘提升，最大厚度为1 ~ 1.5mm。

也有学者提出可使用大块树脂（流动型或膏体型；图64）或预加热树脂（图65a，b）。不过，使用流动树脂作为龈阶处的第一层充填物在文献中一直存在争议和讨论。

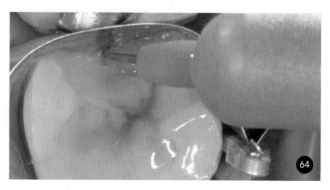

图64　使用大块树脂边缘提升。

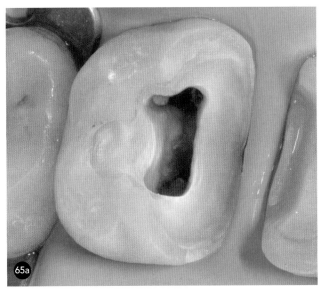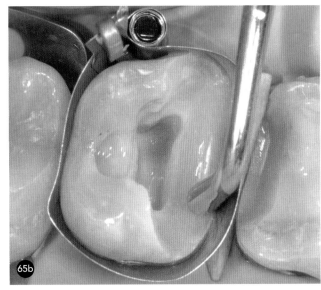

图65a，b　使用预热充填树脂完成颈部深边缘提升。

一些学者[80-83]认为，对于Ⅱ类洞在充填树脂下方衬一层流动树脂并没有明显地减少微渗漏的趋势；然而，更多学者[51,84-96]认为，Ⅱ类洞龈阶处首先使用流动树脂充填能够降低龈方微渗漏，增强边缘完整性。尤其值得注意的是Dietschi等[97]在2003年发表的研究，他们明确建议中等硬度流动树脂（7.6GPa）可以应用在树脂嵌体修复时冠向提升龈边缘的操作中。

虽然尚没有充分的科学证据，但根据已有的文献数据及笔者个人的临床经验，笔者认为使用流动树脂具有重要意义，支持其在无牙釉质龈边缘处的系统应用，具体理由如下：

1 在牙体组织与修复材料之间形成厚度可控的"弹性中间层"（洞衬0.5mm厚，龈壁提升1.5mm厚）。这样能够吸收收缩应力，保护粘接界面[98-100]。

2 流动性好，与洞底适应性良好，无气泡，在放置好成型片和楔子后，能直视下检查，确保颈缘封闭性。

3 填补钻磨导致的颈缘不规则处。

4 即刻牙本质封闭（IDS）：涂布在新鲜切割的牙本质表面时牙本质粘接剂能达到更好的粘接强度。

5 保护粘接界面：粘接界面为半透膜，能够允许牙本质小管液穿过，随时间推移可能导致粘接有效性丧失，简化型粘接系统尤为明显，酸蚀-冲洗粘接系统略好。

6 如果在30天内[101-102]有可能获得有效的树脂-树脂粘接，但一些特定病例应在7～10天完成嵌体粘接。

显然还要强调，所有粘接操作都应在严格的术区隔离下完成。橡皮障隔离避免了术区被唾液、血液、龈沟液和呼吸气体等污染，提高患者和术者的舒适性。另外，文献中描述了牙面被有机唾液膜污染的过程，表面张力将降低到非常低的水平（28dynes/cm²），阻碍粘接剂润湿牙面，进而无法形成有效的粘接[103]。因此显而易见，使用橡皮障是避免整个操作失败不可缺少的环节。

龈下边缘，侵犯嵴顶上牙周组织附着

最后一个修复方面要考虑的问题是频繁出现的龈下边缘与软组织的关系（图66～图68）。

在2000—2020年的回顾性分析中（见第451页表7），笔者共观察了1718颗修复体，其中：508颗位于前磨牙（29.5%）、1210颗位于磨牙（70.5%）。修复体类型包括65颗嵌体（3.7%）、538颗高嵌体（31.3%）、1115颗覆盖体（65%）。在所治疗的患牙中，1124颗（65%）为活髓牙，其中有128颗患牙接受了牙周手术，594颗（35%）接受过牙髓治疗（根管治疗或再治疗），其中165颗接受了牙周手术。笔者观察到如下现象：

1. 大部分嵌体位于磨牙，96.3%的病例为大型缺损，覆盖部分或全部牙尖，尽管如此，遵循硬组织和牙髓组织的现代生物经济学原则，大部分病例（65%）得以保存活髓。

2. 约11.4%的活髓牙（略高于1/10的比例）和27.8%的牙髓治疗牙（接近1/3的比例）需接受牙周手术（仅暴露断缘或骨修整手术）。

3. 从全部修复体来看，平均17%的病例（接近1/5的比例）需要进行牙周手术暴露龈下边缘。

显然，这部分要讨论的问题临床意义显著。

如果期望达到修复体与牙周组织相协调的效果，一个恰当的治疗策略需要遵循以下公认的原则：

- 通过牙周基础治疗恢复牙周组织健康。

- 龋坏、冠折、旧修复体的龈下边缘等侵犯嵴顶上附着复合体（生物学宽度），应进行恰当的恢复，使预备体边缘能够满足直接充填的要求，或便于间接修复印模制取。

- 牙体预备、精修、抛光等环节要精准。研究已证实，结合上皮能够在平整、光滑的表面上再次形成半桥粒结合[112-140]。

- 长期充分的自我和专业菌斑控制。

归功于Gargiulo等1961年的组织字研究[113]，我们已经明确了龈牙结合处的解剖平均值：龈沟深度0.69mm；结合上皮0.97mm；结缔组织1.07mm，生物学宽度（包括上皮附着+结缔组织附着）共2.04mm。应当指出，以上数值为平均值，个体差异很大，尤其是上皮附着。

动物实验[114]及人体的临床和组织学观察[115-116]已广泛证实龈下修复体影响牙周健康，导致牙龈炎症及附着丧失。Flores-de-Jacoby（1989）[117]的人体研究证实，龈下边缘导致菌斑、牙龈指数和探诊深度增加，同时更具侵袭性的细菌种群增加。因

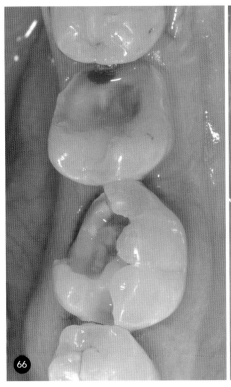
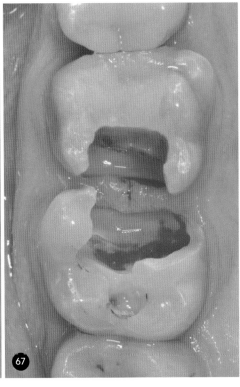
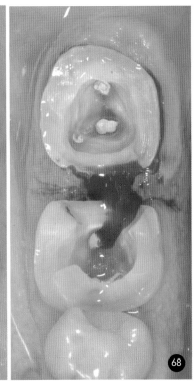

此，只要出现龈下边缘，无论由于深龋坏、冠折或是修复体预备，都必须通过**冠延长手术**重新恢复恰当的嵴顶上附着，手术方式有3种[118]：

- 龈切术（修整龈缘位置，不涉及上皮附着）。
- 根向复位瓣（APF，手术改变龈缘及上皮附着的位置）。
- 根向复位瓣结合骨修整（改变龈缘位置，同时去除支持骨）。

　　显然，龈切术和单纯根向复位瓣的应用场景有限，根据生物学宽度的要求（图69），为形成骨嵴顶至修复体边缘足够的距离，常必须去除支持骨。通常采用以下技术：前庭侧翻双厚混合瓣、腭侧翻全厚瓣、充分去骨、在嵴顶水平或略冠方复位龈瓣、垂直褥式缝合固定龈瓣。

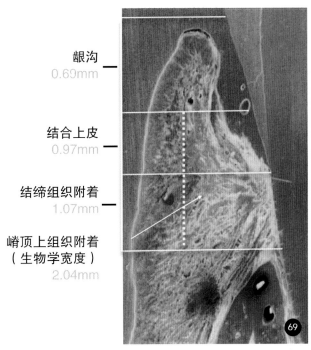

龈沟
0.69mm

结合上皮
0.97mm

结缔组织附着
1.07mm

嵴顶上组织附着
（生物学宽度）
2.04mm

（来源：Loiaconi, Salvato. Atlante di Parodontologia. Carlo Erba, 1985）

许多学者建议充分地去骨以获得修复体至新骨嵴顶之间的充分距离，建议在3mm[119]、2.5～3.5mm[120]或4mm[121]。目前认为以上建议的距离足以满足嵴顶上软组织再生并逐渐冠向愈合而形成新的牙龈附着，同时暴露足够的牙体组织完成后续修复[122-123]。最广泛接受的骨嵴顶至修复体边缘的最小距离为3mm（最近为2.5mm），包括平均1mm的嵴顶上结缔组织附着，1mm的结合上皮和1mm的龈沟深度，当然还要考虑到显著的个体差异性。

最后要考虑的一个重要问题是**术后的时间安排**，要等待软组织愈合，并确定开始修复的时机[124]。

软组织在牙齿表面的愈合是一个有序且可预期的过程[125-126]：创口边缘的表皮细胞在12小时内开始迁移，每天进展0.5～1mm，2周内新的结合上皮形成，但尚不足以耐受涉及牙龈的修复操作。下方结缔组织的形成和成熟需要更长的时间：在1周内，凝血块占据的空间被不成熟肉芽组织替代；2周后缺乏胶原的不成熟肉芽组织形成。8周时，术区形成成熟结合上皮，新生结缔组织埋入根面牙骨质内，因此这时软组织能够耐受涉及牙龈的修复操作所带来的创伤。

结缔组织成熟过程出现在术后8周至6个月，内部胶原纤维从平行于根面改变为垂直于根面。

因此，在美学区建议等待至术后5～6个月再完成正式修复，保证边缘软组织的稳定。

如第3章所强调的，笔者强调了符合适应证时修复治疗联合牙周治疗是一种非常高效的治疗策略，它丰富了临床医生的"武器库"，能够实现其他方法无法完成的患者修复，效率更高，能够更好地实现保存活髓，愈合更快，治疗流程和经营收入等均有优势。

上述优势上文已有部分讨论，接下来将通过临床病例展示进一步阐述。

从治疗操作角度看，对于必须通过手术暴露缺损边缘的病例，无论是否去骨，都面临着术区隔离更为困难的复杂局面。

笔者系统总结了一个特殊的操作流程，实现了术中或术后即刻进行完善的橡皮障隔离（见第2章）。

手术–修复联合治疗需要一个精细的操作流程（由笔者所提出），以达到最佳的止血效果并确保有效隔离，详见下文。

术中或术后即刻橡皮障隔离的操作流程

1　使用含1∶100000血管收缩剂的局部麻醉药。

2　术中切口要精细，准确去净肉芽组织，使用声波或超声器械，充分水冷，形成空穴效应。

3　与常规橡皮障隔离相比，增大打孔间距，减小打孔直径。

4　术中翻瓣时，或术后缝合后，**涂布纤维素基封闭剂**（Oraseal™ Caulking，Ultradent）。该材料最初用作橡皮障封闭剂，笔者将其用法改良，直接涂布在术区软硬组织上；它并非起止血作用，而是形成"吸收性机械屏障"。操作结束后，用骨膜剥离器很容易将其去掉，再使用少量水冲洗就可完全去除。

5　最好使用简化型自酸蚀粘接系统。

6　粘接处理后，不要取下楔子和成型片。

7　不要使用丝线缝合，选择ePTFE缝线或单股5-0缝线。

8　在相对短的时间周期内完成手术和修复治疗。

下面是一些去骨手术中完成橡皮障隔离的病例，包括图67的病例（图70a～c）和图68的病例（图71a～c）。

基于上文阐述的相关考虑，笔者提出了颈部龈下边缘粘接修复新分类。

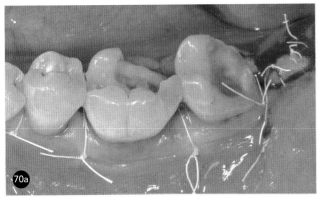
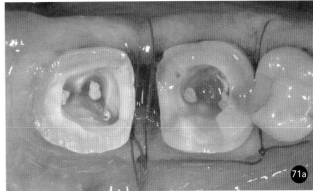
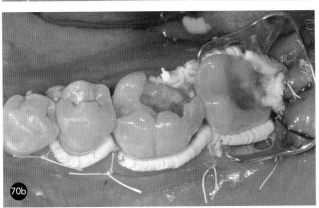
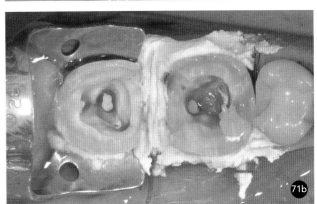
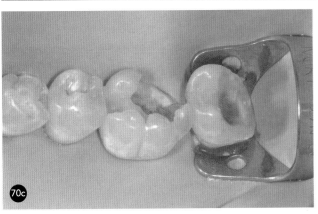
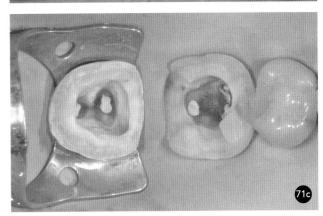

颈部龈下边缘粘接修复新分类（M. Veneziani，EJED 2010） [28]

本分类基于临床证据。显而易见，文献中也有大量讨论，橡皮障术区隔离和尊重生物学宽度是粘接修复过程中不容置疑的两大原则，本书也针对这一理念进行了大量阐述。

1 技术–操作因素：能够实现良好的橡皮障隔离（图72是深颈缘无牙釉质存留但仍能完成橡皮障隔离的病例）。

2 生物学因素：用刻度牙周探针测量并拍摄根尖片以评估去腐后颈缘至骨嵴顶的距离。

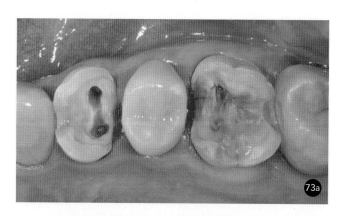

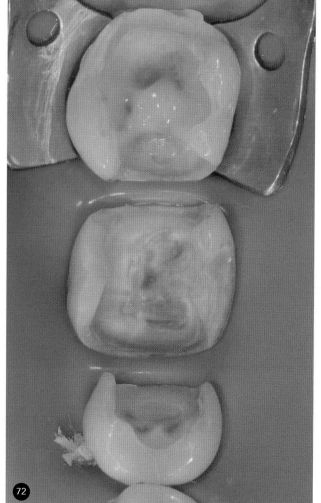

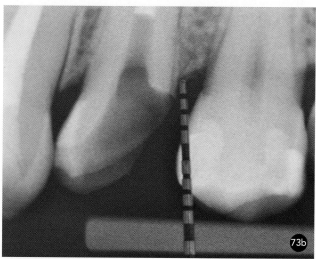

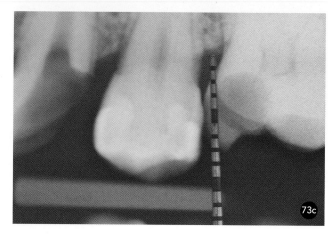

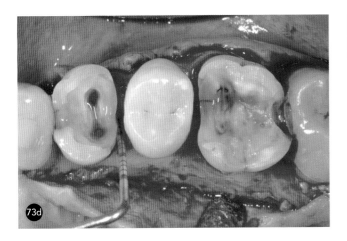

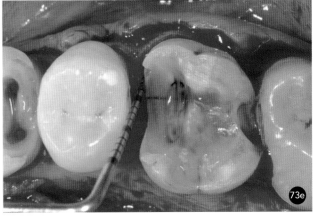

图73a ~ f　展示的临床病例经过临床检查和根尖片评估颈缘至牙周组织附着的距离后，决定进行牙周手术暴露边缘。

因此，可根据这两个因素确定出3种不同的临床情况，根据严重程度可分为一度、二度和三度（表16）。

表16　颈部龈下边缘粘接修复新分类（M. Veneziani，EJED 2010）[28]
一度
橡皮障位于龈沟内，足以完善隔离颈部边缘
二度
无法完成橡皮障隔离，但嵴顶上组织附着未受侵犯（边缘–附着复合体＞2mm，即边缘–骨嵴顶＞3mm） 尤其在后牙区、厚牙龈生物型的患者能够见到这种情况，偶见于龈沟深度≥3mm的病例[127]
三度
颈部边缘（由龋坏或冠折导致）明显位于龈下且侵犯嵴顶上牙周附着（边缘–附着复合体＜2mm，或边缘–骨嵴顶＜3mm）

3种不同的临床情况对应不同的治疗策略（图73a ~ f），具体操作流程见表17。

表17 一度、二度、三度的不同治疗策略（M. Veneziani, 2010）[28]	
一度	**二度**
流动树脂深边缘提升，最大厚度1.5mm，内部重建，牙体预备，印模。7天后粘接嵌体	手术暴露边缘，颈缘充填流动树脂厚度0.5mm，内部重建，牙体预备，即刻制取印模。7天后拆线时完成嵌体粘接
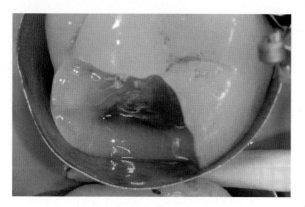	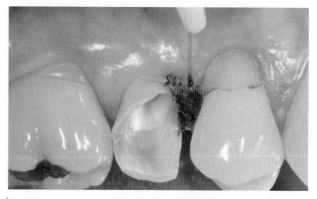

三度

根据不同的临床情况，采用不同的临床冠延长（去骨）手术方法：①即刻印模；②早期印模；③延期印模。

三度A类	**三度B类**	**三度C类**
冠延长手术，放置橡皮障，颈缘充填流动树脂0.5mm，内部重建，牙体预备，即刻制取印模。7天后拆线时粘接嵌体 通常适用于单颗活髓牙或已经完成牙髓治疗的患牙	冠延长手术，牙髓治疗前制作假壁（或完全树脂重建），根管治疗，3周后完成下面操作后制取早期印模（上皮愈合）[122]：放置橡皮障、颈缘充填流动树脂0.5mm+内部重建（完全树脂重建后仅需要充填开髓洞）、嵌体预备。7天后粘接修复体 通常适用于单颗患牙需要根管治疗但治疗尚未开始时	冠延长手术，玻璃离子临时修复（牙髓治疗前制作假壁）或完全树脂重建，8~12周后延期印模（组织成熟期）：放置橡皮障，颈部充填0.5mm厚流动树脂，内部重建（完全树脂重建后仅需充填开髓洞），嵌体预备。7~12天后粘接嵌体 通常适用于多牙修复、区段修复或复杂病例需要联合种植修复时
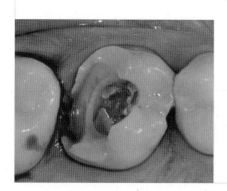	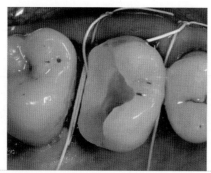	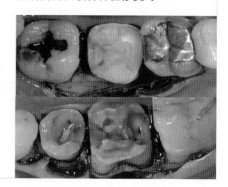

应强调，一旦组织愈合成熟，无论采用哪种操作流程，颈部牙体修复体界面均会略微进入龈沟内，但患者应当能够在日常口腔卫生维护过程中使用牙线完成边缘处的清洁[121]。

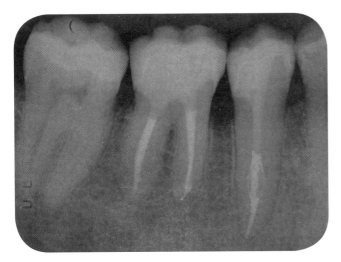
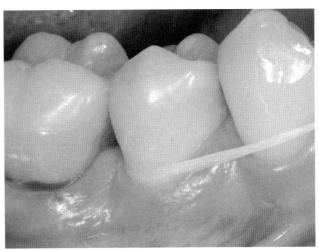

这一节的目的是给临床医生提供一个全面、有条理、可预期的治疗策略，以解决需要覆盖牙尖的大面积缺损及龈下边缘的微创修复问题。

提出的分类方法和对应的治疗策略基于临床证据，但也查阅了大量文献，并给出了参考文献，能够支持笔者的论点及所提出的操作流程。

我们明确了深边缘提升技术的优势、局限性及操作流程，提出了流动树脂在颈缘的应用原则。最后，笔者希望最重点强调的是手术修复联合治疗的相关问题，手术（冠延长手术）与内部重建、牙体预备及印模制取同期完成，然后仅在1周后第二次就诊时就完成修复体粘接。这样能够在很短时间内完成病例的治疗，规避了长期使用临时修复体带来的问题，尽早用最终修复体将窝洞封闭，恢复恰当的穿龈形态，同时修复体抛光完善，能够促进软组织的快速良好愈合。

下文展示了7个临床病例，体现了笔者提出的新分类，同时通过病例可以深入了解每种不同的治疗策略相关的临床操作流程和细节。

一度：深边缘提升

临床病例17和临床病例18

1-16深边缘提升后复合树脂高嵌体修复
（旧充填体继发龋坏需更换）

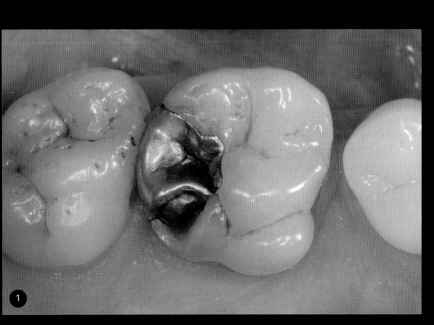

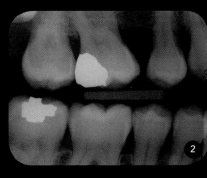

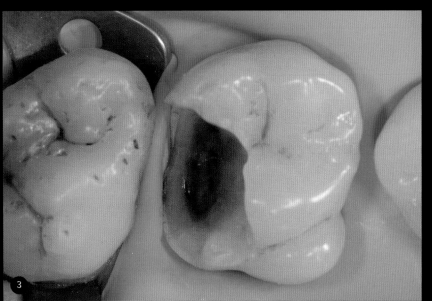

图1和图2 45岁男性患者，16不完善银汞充填体存在明显渗漏，远中舌尖（DP）折断（图1）。患者为厚龈生物型，尽管临床上看远中边缘似乎位于龈沟内，但X线片检查（图2）显示缺损未波及牙周附着。

图3 放置橡皮障，去除银汞充填体，去净龋坏。最终形成中-大型窝洞，需要覆盖部分牙尖，同时远中颈部边缘较深、无牙釉质存留，但仍可完成恰当的橡皮障隔离，橡皮障夹可进入到龈沟内。这种情况归为一度病例，是深边缘提升（DME）的适应证。

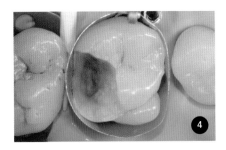

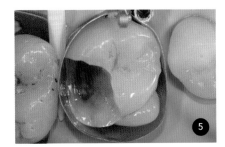

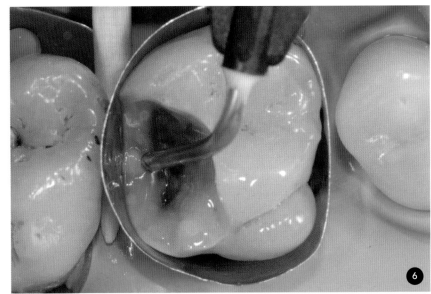

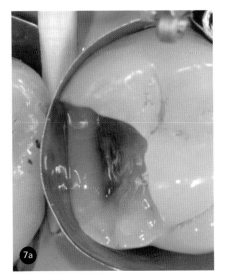

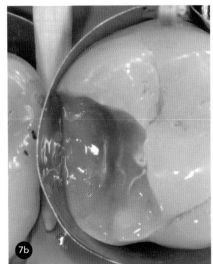

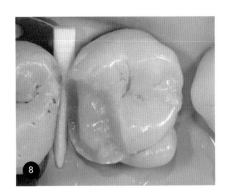

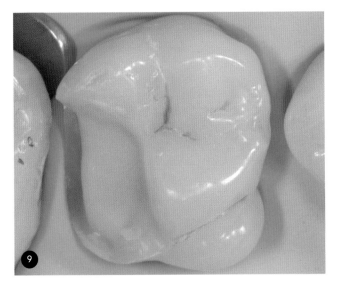

图4和图5　放置自锁圈形成型片，确保颈部封闭良好（图4），甘氨酸喷砂清洁窝洞，严格完成牙釉质牙本质的粘接处理。

图6～图9　使用高填料流动树脂（图6）进行深边缘提升，龈阶处涂布厚度为1～1.5mm（图7a），其他牙本质区域涂布流动性更好的流动树脂形成洞衬，厚度0.5mm左右（图7b）。分层充填完成内部重建（图8）后，使用旋转器械完成高嵌体预备（图9）。

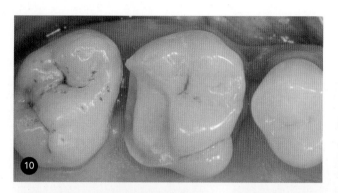
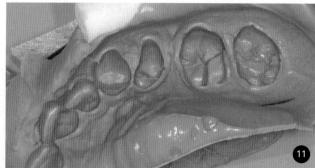

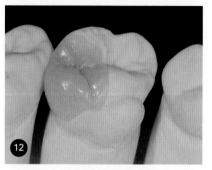
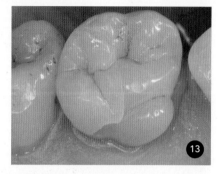
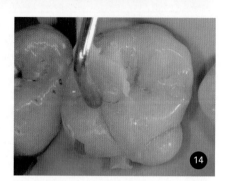

（来源：Odt. Andrea Pozzi, Parma）

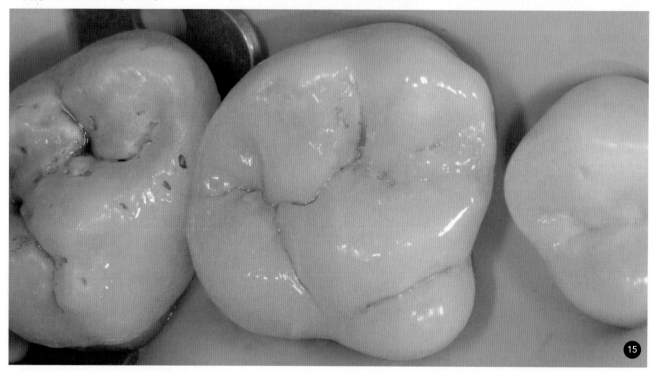

图10和图11　取下橡皮障后可以看到颈部边缘向冠方移动至龈上（图10），进而可以方便、有效地完成双牙列印模制取（图11）。

图12～图15　技工室制作复合树脂高嵌体（图12），试戴后（图13），根据流程使用加热光固化复合树脂（图14）完成粘接。橡皮障下抛光边缘，可见边缘密合性及形态俱佳（图15）。

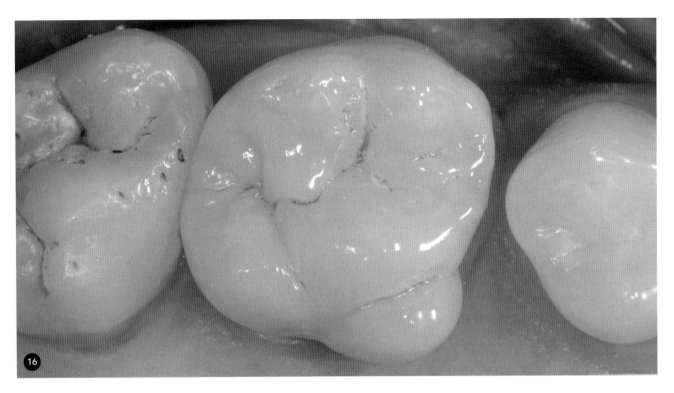

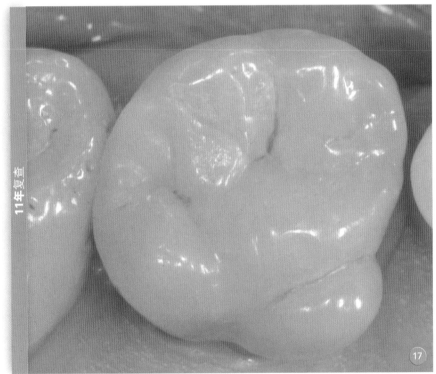

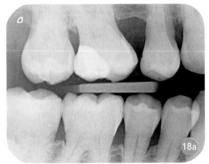

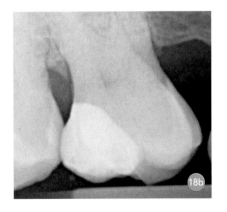

图16　牙齿复水后修复体的形态和美学协调性良好，牙龈反应良好。

图17和图18a，b　11年复查（图17）修复体形态、边缘密合性、颜色和表面形态均非常稳定。牙齿组织保持理想的健康状态，X线片检查（图18a，b）可见流动树脂深边缘提升后颈部密合性保持得非常好，没有微渗漏征象。

2-26根管治疗后近中舌尖折断，深边缘提升后复合树脂高嵌体修复

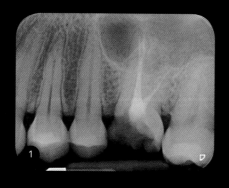

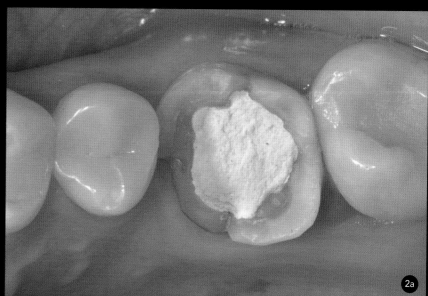

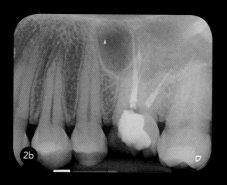

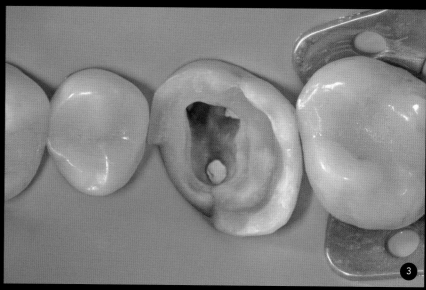

图1~图3 43岁女性患者，26大面积牙体缺损，伴近中舌尖折断，既往根管治疗不完善（图1和图2a）。完成根管再治疗（图2b），随后下次就诊时在橡皮障下去净充填材料，彻底清洁窝洞，注意保存剩余健康牙体组织（图3）。

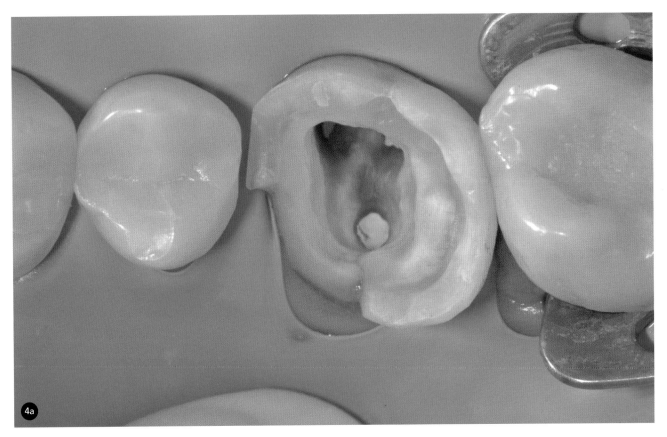

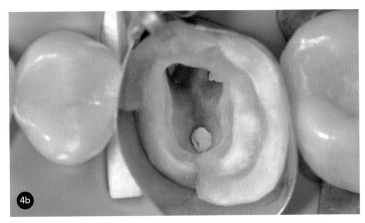

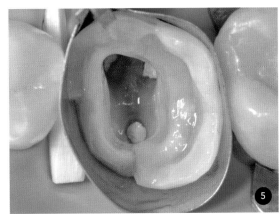

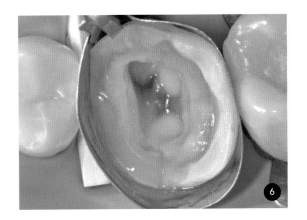

图4a，b　近中舌尖折断处的隔离及后续修复操作都较为困难。对于这种情况，可以牵拉橡皮障夹暴露断缘区域（图4a），以便放置自锁成型片，包绕断缘将其清晰暴露，便于修复操作（图4b）。本病例属于一度病例，是DME的适应证。

图5和图6　这时就可以在极佳的情况下完成粘接处理（图5），使用高填料流动树脂完成近中舌尖断缘的深边缘提升，厚度1.5mm，窝洞其他区域涂布一层0.5mm厚流动树脂，根管口处则使用白色流动树脂封闭（图6）。

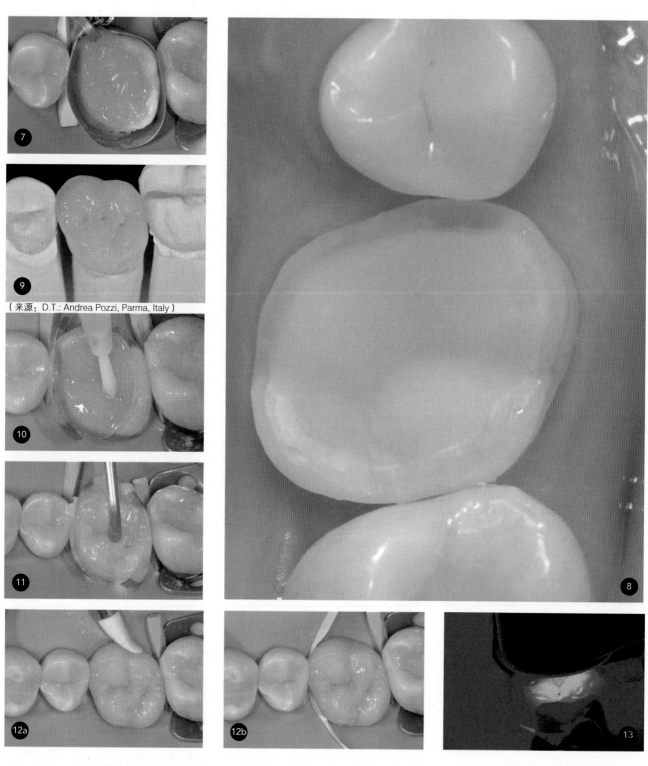

（来源：D.T.：Andrea Pozzi, Parma, Italy）

图7~图13　分层充填完成内部重建（图7），根据MDPT原则完成牙体预备。这里要强调，近中舌尖树脂提升的区域制备肩台，其他部分则在牙釉质处制备斜面，最大限度保存剩余牙体组织；远中边缘嵴也做了覆盖，但没有制备Ⅱ类洞（图8）。边缘清晰可见，制取印模非常轻松。技工室制作完成复合树脂高嵌体（图9），根据流程使用预热光固化树脂完成粘接（图10和图11）。抚平边缘处的粘接树脂（图12a），去除多余树脂材料（图12b），然后光照固化（图13）。

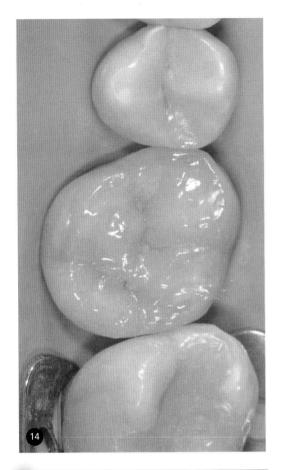

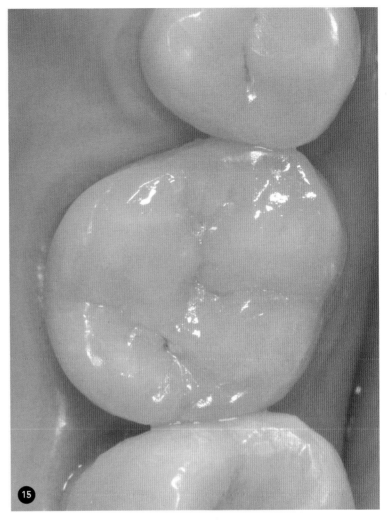

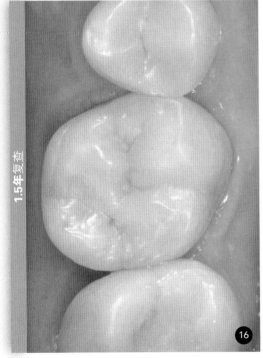

图14和图15　完成修形、抛光，橡皮障下可见边缘密合性良好，形态恰当（图14）。牙齿复水后，修复体在口内显示出理想的形态、功能及美学协调性，边缘软组织反应良好（图15）。

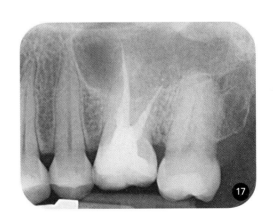

图16和图17　1.5年复查，树脂因磨耗出现光泽度下降，但临床检查（图16）和X线片检查（图17）可见形态、颜色及边缘密合性（图16）保持良好。

二度：手术暴露边缘，即刻制取印模

临床病例19和临床病例20

1-35口内直接法充填修复，36内部重建、覆盖体牙体预备、即刻制取印模

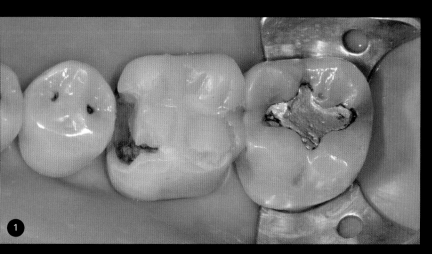

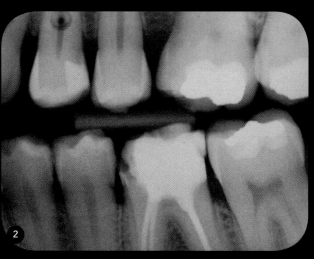

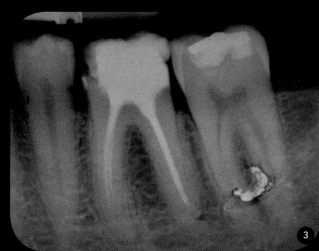

图1～图3　45岁男性患者，临床检查（图1）和X线片检查（咬合翼片和根尖片；图2和图3）可见，3区37不完善银汞充填，边缘明显微渗漏，36牙髓治疗后，由于根管治疗不完善根尖周存在病变，同时冠部充填体明显继发龋坏导致近中边缘嵴折断。35远中殆面龋坏，其中远中龋坏至龈下较深，以至于无法进行去腐和术区隔离，进而无法进行充填修复。

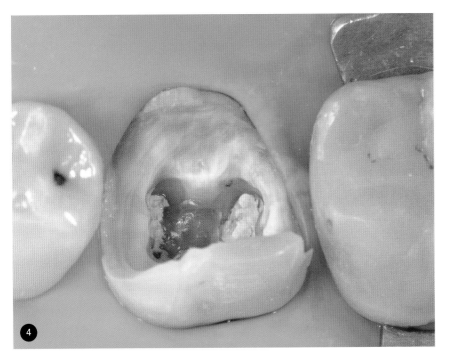

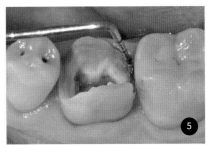

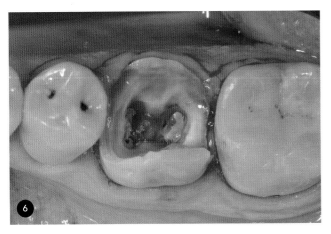

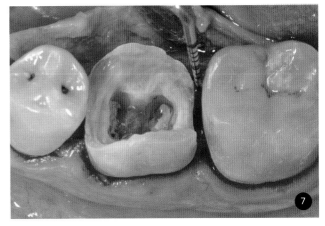

图4和图5　制作好树脂假壁后完成36根管再治疗，橡皮障隔离术区，此时去净所有树脂充填物和龋坏组织。可见患牙近远中及舌侧壁几乎全部缺损，边缘部分区域仅有少量牙釉质存留，部分区域无牙釉质存留，部分边缘位于龈下，无法进行橡皮障隔离（图4）。因此，取下橡皮障，经过牙周探诊和X线评估，估计出尚未侵犯"生物学宽度"的区域（图5）。

图6和图7　35和36远中缺损均位于龈下，无法隔离，但尚未侵犯嵴顶上牙周附着。针对这种情况，我们采用"手术暴

露边缘"的方法同时解决35和36所存在的问题，做内斜切口楔形切除龈乳头的部分组织，使其变薄，满足后续临床操作便利性的要求即可。要特别指出一个现象，虽然没有使用车针去骨，但在去除嵴顶牙周附着组织的过程中，根面部分暴露，且平整根面时会去除一部分牙骨质，这会引起牙槽嵴顶的自发改建，文献报告其改建量为0.2~1.0mm[128]。从临床角度看这种骨吸收是有利的，最终会达到最少量的局部冠延长效果。

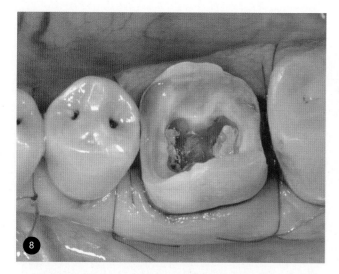

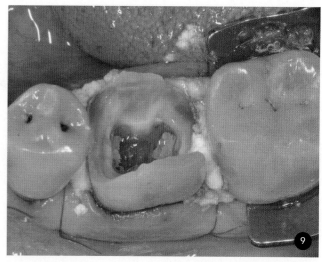

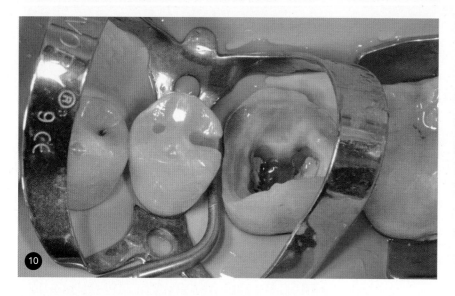

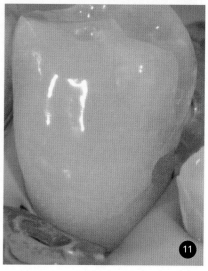

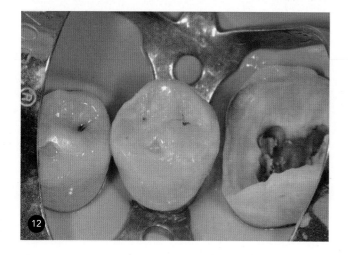

图8～图10　将削薄的龈瓣复位，Vicryl 6-0间断或垂直褥式缝合（图8）。根据笔者提出的方法，术后要使用纤维素基塞治剂（OraSeal™ Caulking，Ultardent）（图9）隔离手术区域，将其注射到术后形成的"龈沟"内，增强橡皮障的隔离效果（图10），实现术后即刻的有效术区隔离。

图11和图12　借助35上额外放置的橡皮障夹，推橡皮障向牙颈部后，先进行去腐（图11），使用金刚砂声波工作尖和旋转器械，然后完成远中船面、船面及远中颈部的充填（图12）。

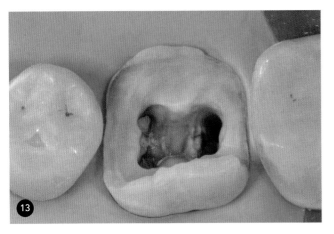

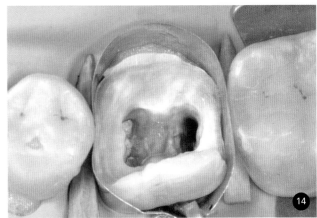

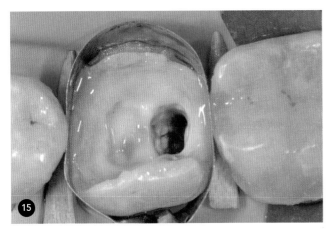

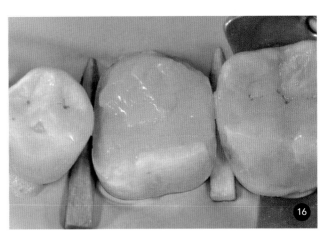

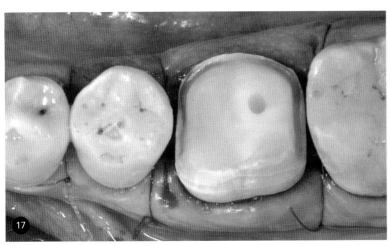

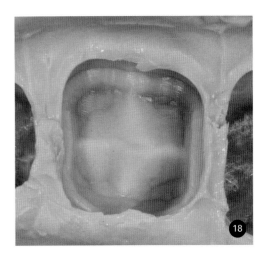

图13～图16　36去腐并完成隔离后（图13），放置金属成型片保证边缘密合（图14），采用三步法酸蚀–冲洗粘接系统进行粘接处理，牙本质区域覆盖足够的流动树脂形成洞衬（图15），完成树脂内部重建后（图16），根据MDPT原则进行高嵌体预备，近远中、舌侧边缘端端对接，颊侧壁为斜面浅凹边缘。

图17和图18　依解剖外形降低咬合面约2mm（图17）。取下橡皮障后，制取术后即刻印模（图18）。局部麻醉药的缩血管作用，软组织切口精准从而出血较少，预备体边缘位于龈上，这些都是术后即刻能取得高质量印模的保证。

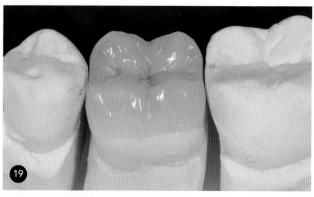
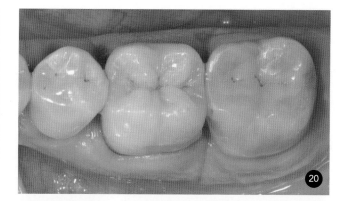

（来源：D.T.：Andrea Pozzi, Parma, Italy）

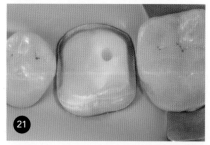
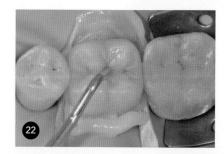
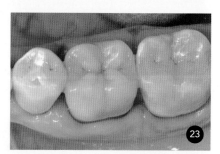

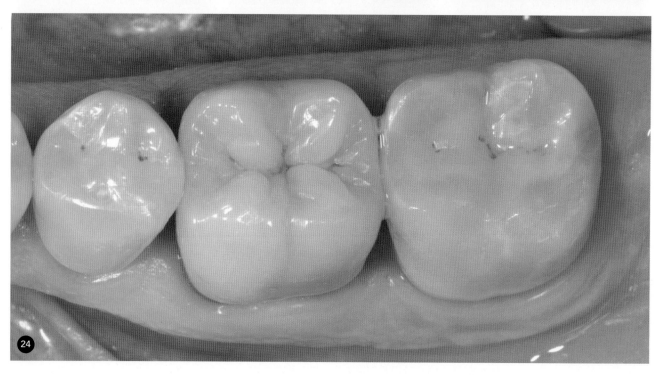

图19　技工室为本病例制作完成了复合树脂覆盖体（图19）。

图20～图23　7天后，拆线的同时，试戴高嵌体（图20），完成粘接（图21～图23）。此时能够准确地完成边缘的修整和抛光。

图24　3周后，软组织已再次形成上皮附着，可以看到除了修复体的形态和美学协调性良好之外，软组织的愈合速度极快，愈合效果极佳。

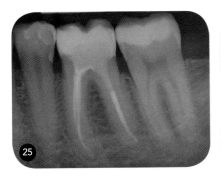

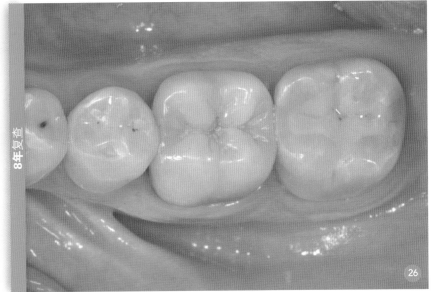

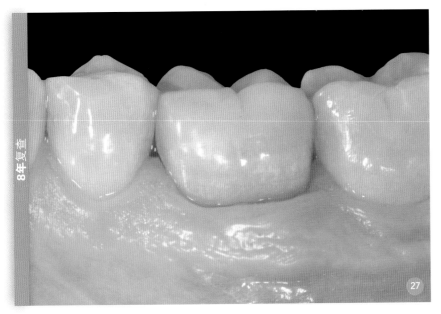

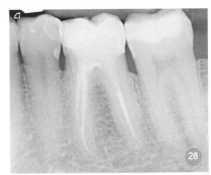

图25 X线片检查可见直接法及间接法完成的修复体密合性良好，根管治疗质量优异（A. Fassi医生）。

图26～图28 长达**8年**随访，修复体形态、功能和边缘密合性维持良好，软组织无炎症表现；因此，本技术有效且可预期，并能保持长期稳定（患者应当能保持良好的口腔卫生）。

这种手术–修复联合治疗的策略中，手术（手术暴露边缘/冠延长）与内部重建、嵌体预备、印模制取同期完成，仅1周后复查时就完成嵌体的粘接，能够在很短时间内完成一个病例的治疗，规避了长期戴用临时修复体的各种问题，尽早地利用正式修复体封闭窝洞，其抛光良好的边缘及恰当的穿龈形态保证了软组织的快速、良好愈合。也可以术后延期完成修复，但其效果逊于本病例的同期修复方法。

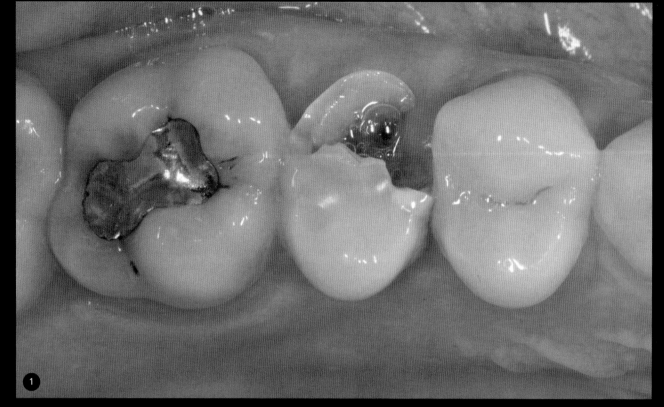

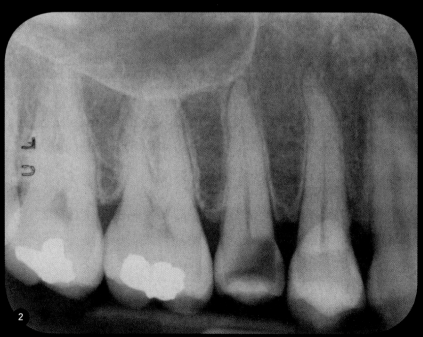

图1 40岁女性患者，15（上颌前磨牙）曾有不完善的旧充填体，目前存在大范围Ⅱ类洞龋坏，使颊侧壁成悬釉，最终颊尖及近中边缘嵴折断。

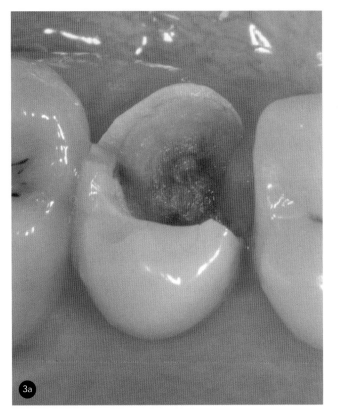

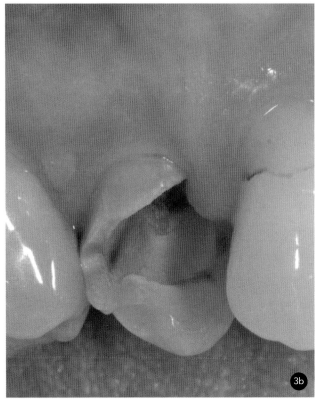

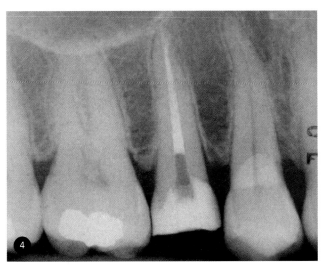

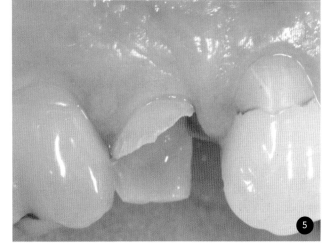

图2和图3a，b　根尖片可见龋坏及髓，根尖区根周膜增宽，即牙髓已经坏死。龋坏特写照片可见近中边缘至龈下，近中龈乳头增生且部分长入至窝洞内部。

图4和图5　去净腐质，用玻璃离子水门汀制作假壁以便橡皮障隔离，完成根管治疗。接下来要解决的问题是如何在龈下

边缘和牙龈增生的情况下完成术区隔离——以达到粘接修复内部重建的要求。通过根尖片（图4）和临床检查（图5）发现，去腐后边缘距牙槽嵴顶2mm以上，未侵犯嵴顶上牙周附着。

本病例属于二度，因此仅需要去除软组织暴露边缘，无须去骨。

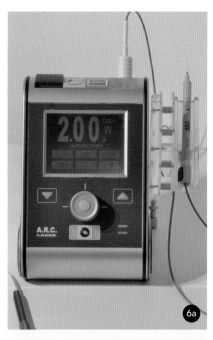

6a

二极管激光是能一种能发射单波长准直相干聚焦光束的设备。其作用原理是基于激光光束与生物组织的相互作用，对于二极管激光来说，它作用于暗色物质（黑色素和血红蛋白），对软组织尤其有效。其应用领域包括牙周（牙周袋清创）、外科（切割同时止血杀菌）、牙髓（根管消毒）、黏膜病损治疗（疱疹和口腔溃疡）及牙本质小管脱敏等。

激光辅助下手术的优势可总结如下：

- 术中出血更少。
- 术后水肿更轻。
- 术后疼痛更小。
- 凝血及愈合更好。
- 术区消毒。
- 无须缝线。
- 手术时间更短。
- 操作简便。

另外，与手术刀的切割相比，二极管激光对组织的损伤更大[129]。

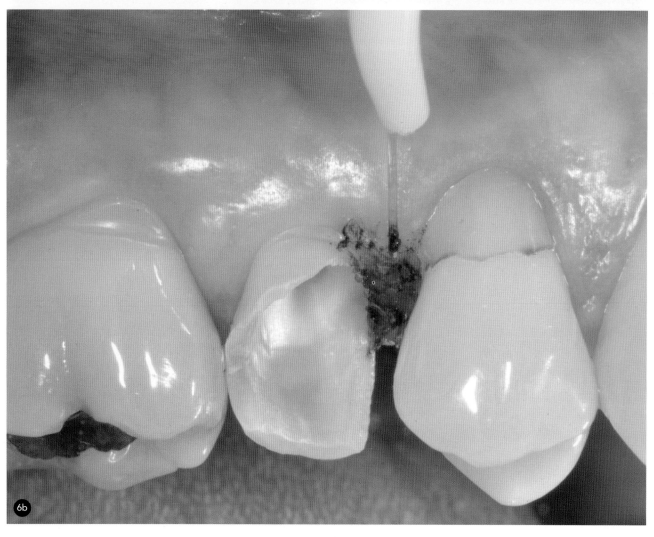

6b

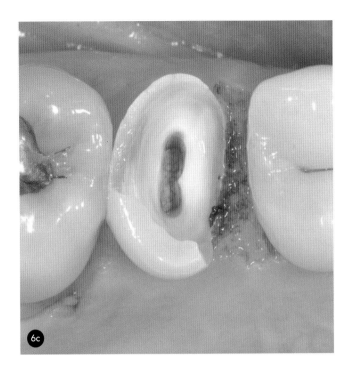

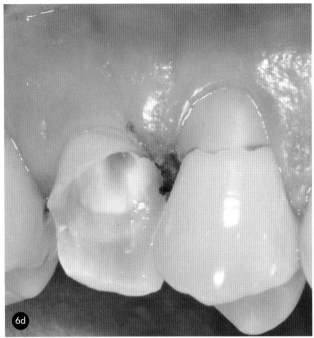

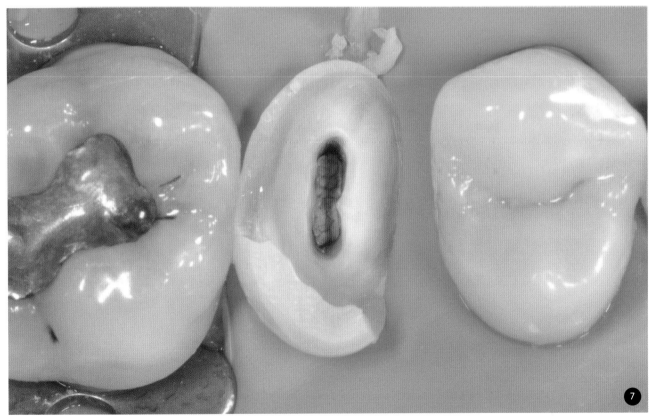

图6a～d和图7　通常使用手术刀完成手术（如上文病例），也可借助二极管激光（ARC Laser，Sweden & Martina）（图6a）。使用激光边切除边凝血，完成近中龈乳头的龈切（图6b～d），以便实现手术同期进行完善的橡皮障隔离，这里用牙线打结以保持橡皮障位于龈沟内（图7）。

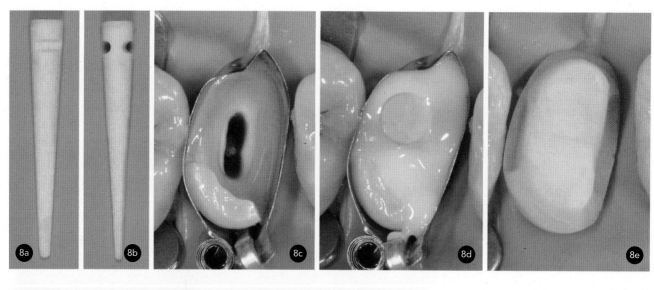

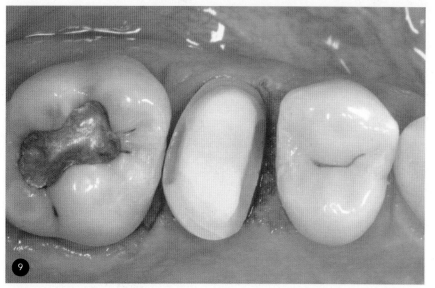

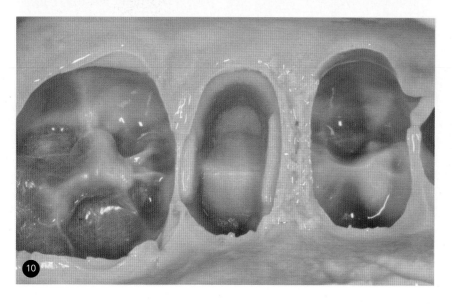

图8a ~ e　进行内部粘接重建，选择合适的纤维桩，尺寸应尽量占满根管内部。放置自锁成型片（AutoMatrix MR，Dentsply Sirona），使颈部密合，粘接处理后，用高填料流动树脂封闭颈部，并提升边缘位置，再用同一种树脂完成纤维桩的粘接和树脂核的堆塑（双固化或自固化）。为了尽量微创，设计长包绕覆盖体，保存所有剩余健康牙体组织，而做传统全冠预备则会将这些组织磨除。

图9和图10　通过手术及深边缘提升，预备体边缘位于龈上，止血完善（图9），因而能方便地同期制取硅橡胶印模（图10）。

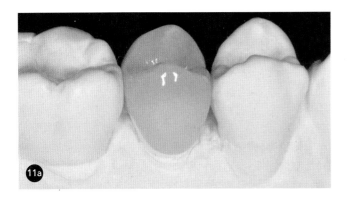

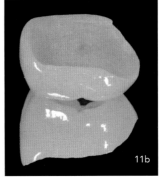

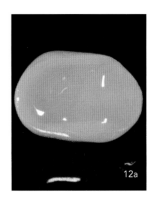

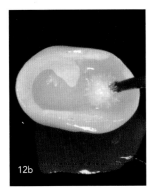

（来源：D.T. Mario Svanetti, Flero, Brescia, Italy）

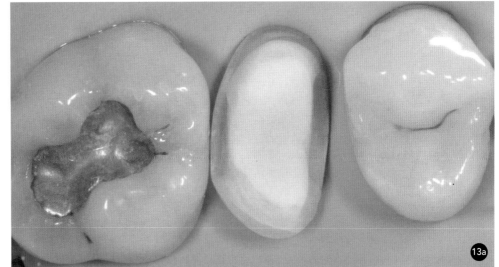

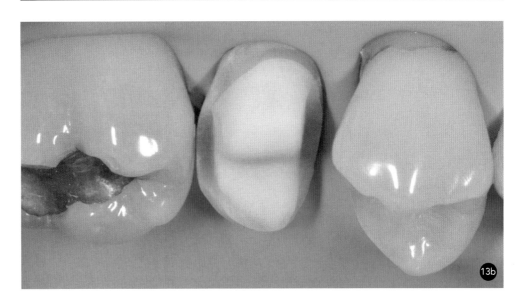

图11a，b和图12a，b 技工室制作热压铸造二硅酸锂玻璃陶瓷长包绕覆盖体（图11a，b），在粘接时，氢氟酸处理（图12a），硅烷偶联（图12b），然后涂布粘接剂。

图13a，b 可以很方便地完成橡皮障隔离，能看到这种创新的微创预备设计。

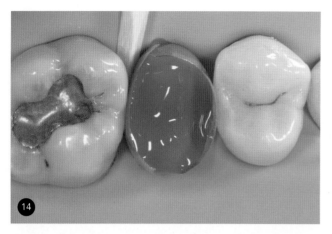

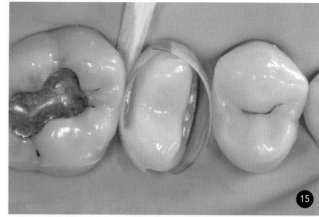

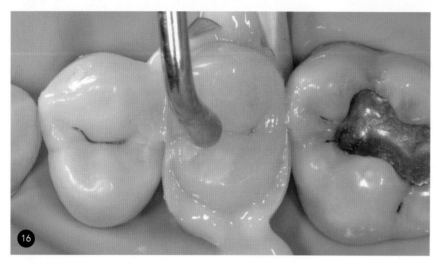

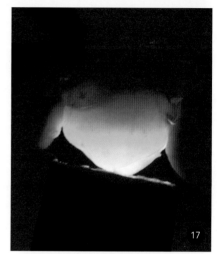

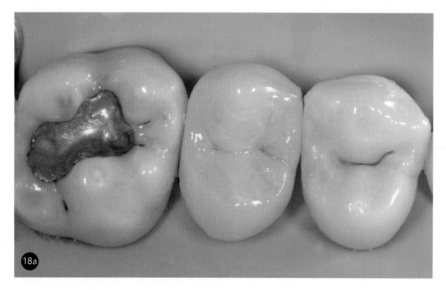

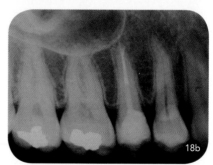

图14～图17 根据上文所述的流程完成预备体粘接处理（图14和图15），用预加热树脂粘接（图16），去除多余树脂后光照固化（图17）。

图18a，b 修复后照片可见形态及颜色协调性良好（图18a）。术后X线片（图18b）可见边缘距离骨嵴顶约2mm，提升边缘的树脂及修复体均密合。

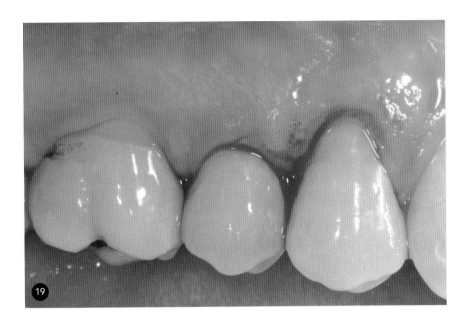

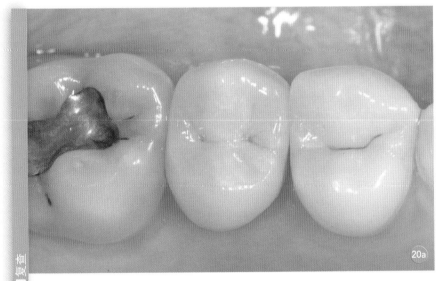

1个月复查

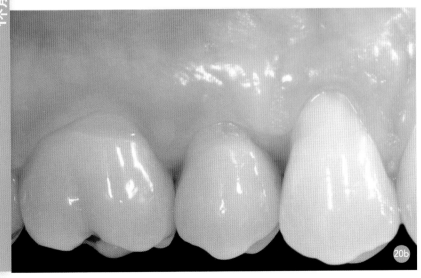

图19 粘接完成即刻临床照片，这时距手术及印模制取仅1周，由于粘接操作的创伤软组织还有少量出血（同时完成了14颈部Ⅴ类洞的充填），软组织还在愈合中。

图20a，b 术后1个月（龈切后），软组织形态良好（图20a），龈乳头向冠方"爬行"，几乎完全关闭了邻间隙，无炎症表现（图20b）。

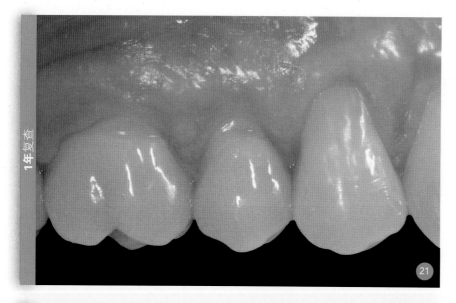

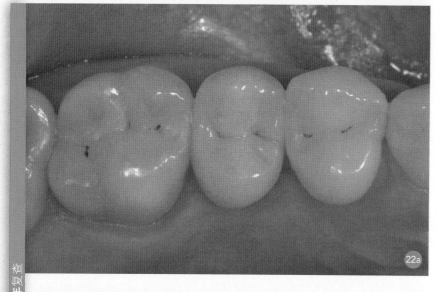

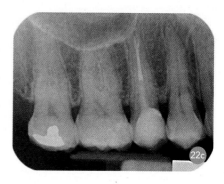

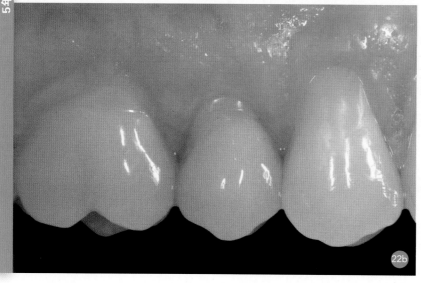

图21　1年复查时龈乳头已完全愈合，修复体近中边缘仍位于龈沟内，但无炎症反应，形态和美学协调性良好。在此期间，14和16完成了Ⅱ类洞充填。

图22a～c　5年复查临床照片（图22a，b）及X线片（图22c）复查，软组织稳定，无炎症表现。

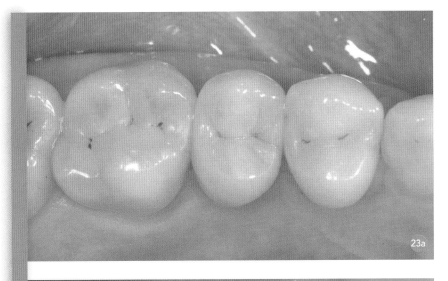

　　本病例再次证明了手术-修复同期治疗的策略对于软组织的快速良好愈合十分有效，正式修复体有恰当的穿龈外形，邻接触区良好，表面光滑，尽管部分边缘位于龈下，但边缘封闭质量优异，因此有利于软组织愈合。

　　显然，实现这一目标的前提是颈部边缘未侵犯嵴顶上牙周附着。

　　选择长包绕覆盖体这种粘接固位修复体（而不是常规全冠），能够保存所有颈部剩余健康牙体组织及一部分腭侧壁，同时还保留了龈上边缘在修复体粘接时的各种优点。

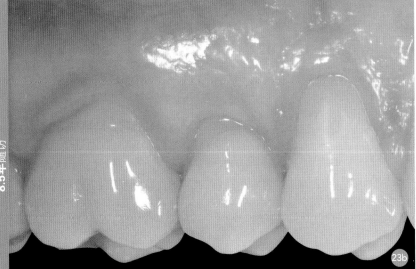

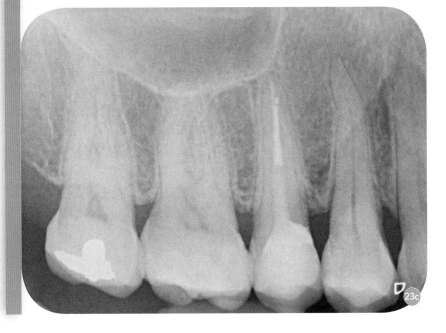

图23a～c　长达**8.5年**随访，牙周组织健康，边缘封闭保持良好，修复体形态、功能及美学协调性优异。

三度A类：骨切除术，即刻印模

临床病例21

16临床冠延长，内部重建，牙体预备，即刻二次扫描法数字化印模

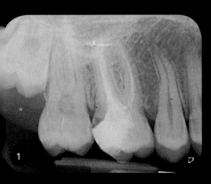

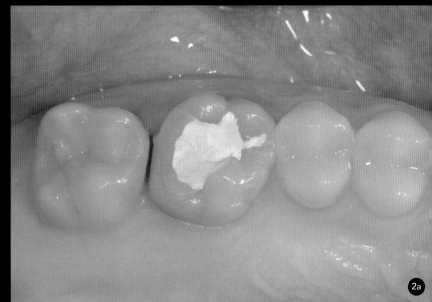

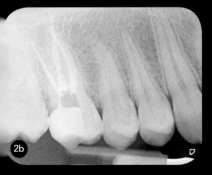

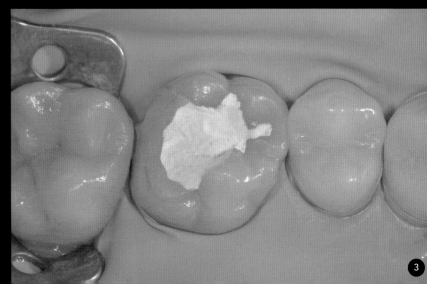

图1　20岁女性患者，16树脂充填体不完善，边缘明显继发龋坏，形态不良，远中无邻接，根管治疗不完善。

图2a，b和图3　首先通过旧修复体完成根管再治疗（A. Fava医生）（图2a，b）。再次复诊时，完成术区隔离后（图3），去除所有充填材料，去除远中龋坏。

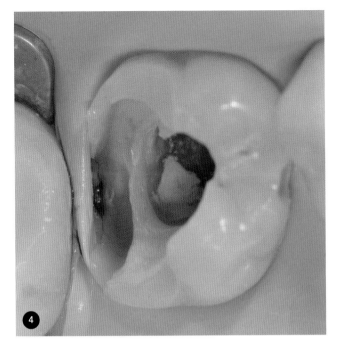

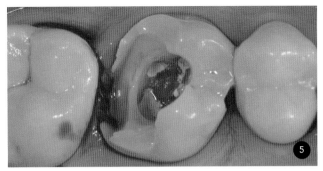

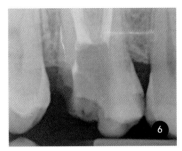

图7　临床冠延长步骤

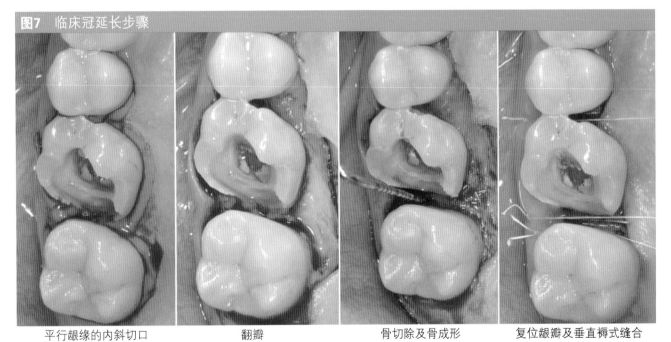

| 平行龈缘的内斜切口 | 翻瓣 | 骨切除及骨成形 | 复位龈瓣及垂直褥式缝合 |

图4 ~ 图7　橡皮障下（图4）可见无法封闭边缘，取下橡皮障后（图5）可见龋损侵犯嵴顶上牙周附着，术中根尖片（图6）可见缺损平齐骨嵴顶，无疑需要冠延长，以重建恰当的嵴顶上牙周附着，才能完成最终修复。骨切除术需做平行龈缘的内斜切口，削薄腭侧牙龈，翻瓣，行骨切除及骨成形，以恢复龈阶至骨嵴顶2 ~ 2.5mm的恰当距离；然后，复位龈瓣，使用5-0 ePTFE缝线垂直褥式缝合（图7）。

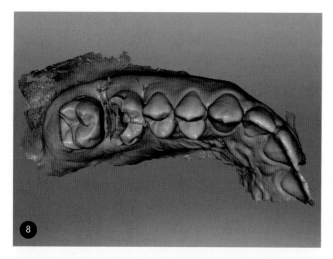

图8 口内扫描仪制取该区段的数字印模。

图9和图10 实现术后即刻术区隔离的关键步骤：根据笔者提出的流程，涂布纤维素基牙周塞治剂（图9），再上橡皮障，达到完善的术区隔离（图10）。

图11和图12 笔者认为应尽量减小去骨量，能完成橡皮障隔离即可，然后用流动树脂将边缘冠向提升，封闭牙本质，以利于后续临床步骤（印模和修复体粘接）的进行。

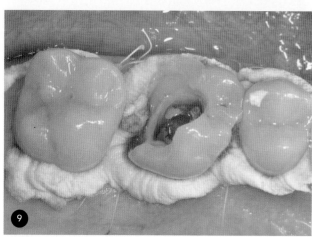

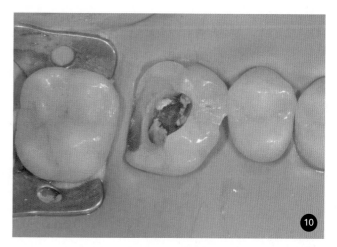

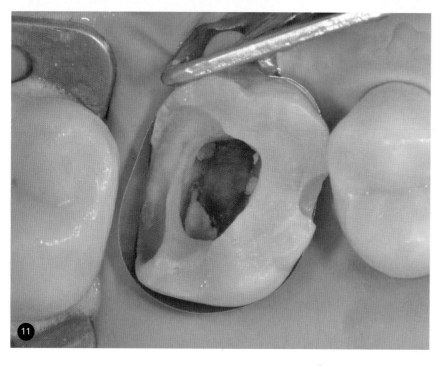

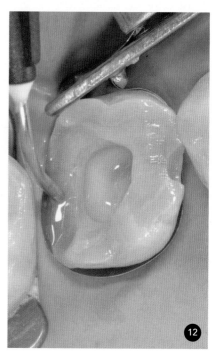

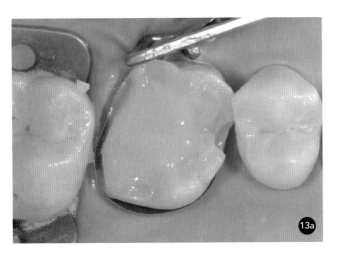

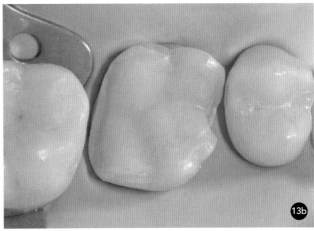

形态

引导

预备

技术

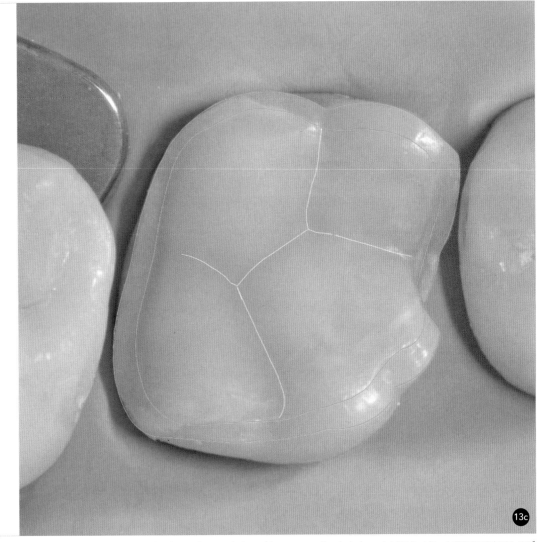

[来源：Veneziani M. Posterior indirect restorations: updated indication and a morphology driven preparation technique. Int J Esthet Dent. 2017;12(2):204-30]

图13a ~ c　完成内部粘接重建（图13a），根据MDPT原则完成覆盖体预备（图13b，c）。

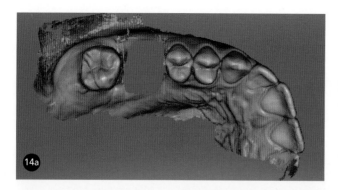

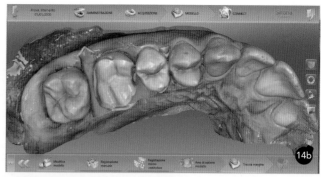

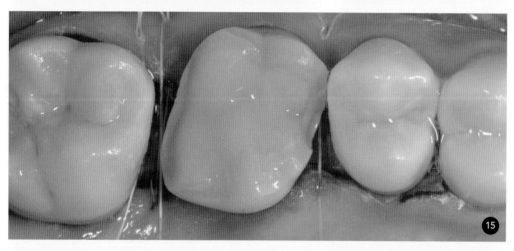

图16 3D打印模型上检查CAD-CAM二硅酸锂玻璃陶瓷覆盖体

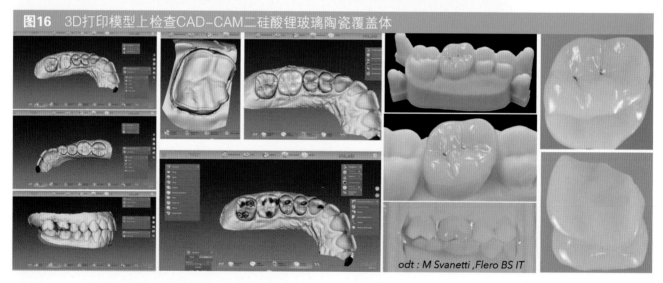

odt : M Svanetti ,Flero BS IT

图14a，b 制取术后即刻印模。数字化流程的优势之一是可以在橡皮障下制取印模，这对于术后即刻修复十分有利。将第一次印模（内部重建前）中的患牙切除（图14a），在橡皮障下再次扫描预备体，这时扫描条件就十分有利（图14b）。

图15和图16 取下橡皮障后，用弹性树脂制作临时修复体。将数字印模文件发送给技工室（M. Svanetti Laboratory，Flero，Brescia，Italy），技工室制作CAD-CAM切削的二硅酸锂全瓷修复体，随后形成解剖细节，外染色，最后在3D打印的模型上完成试戴检查（图16）。

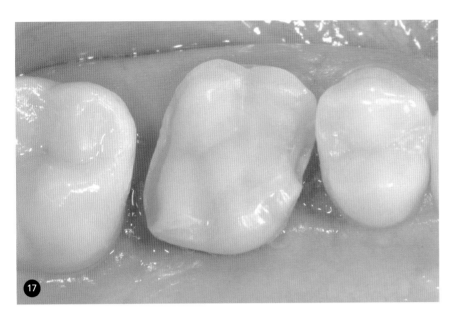

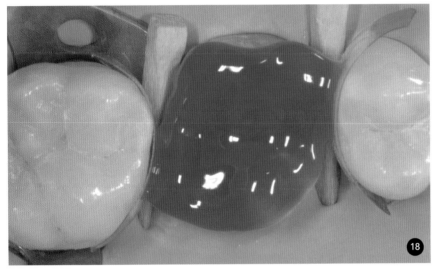

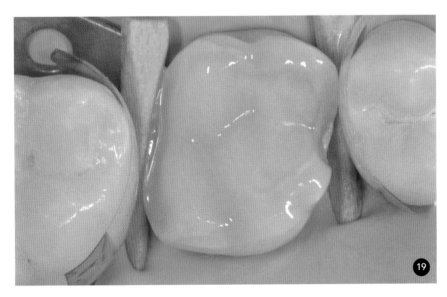

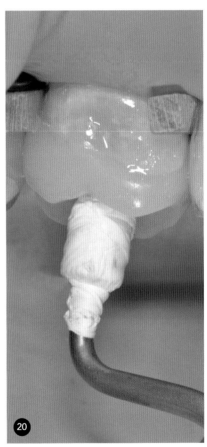

图17～图20　7～10天后拆线（图17），试戴嵌体，完成粘接（图18～图20）。

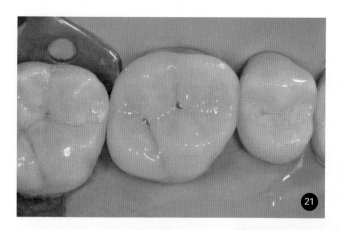

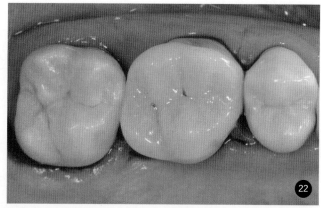

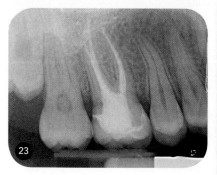

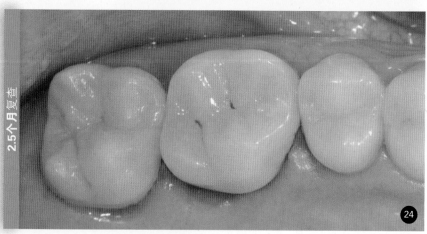

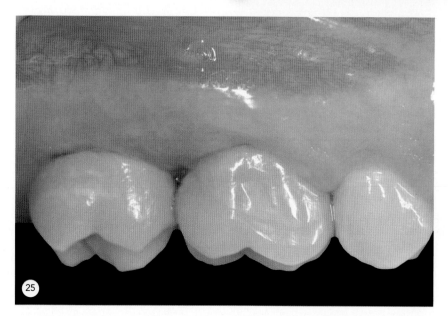

图21和图22　粘接完成，抛光边缘后的最终照片，修复体形态、邻接触及美学协调性优异。取下橡皮障后，可以看到软组织有些许损伤（图22），主要是粘接操作所致。

图23　X线片检查可见修复体密合性理想，穿龈形态恰当，颈部封闭性优异。

图24和图25　术后10天即完成了正式修复，修复体穿龈形态恰当，表现光滑，邻接触理想，因此软组织很快达到理想愈合（2.5个月复查；图24和图25）：这是该方法最具吸引力的优势。

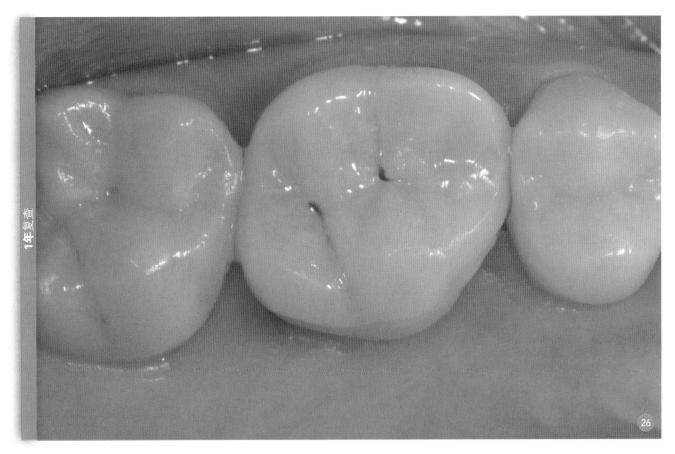

1年复查

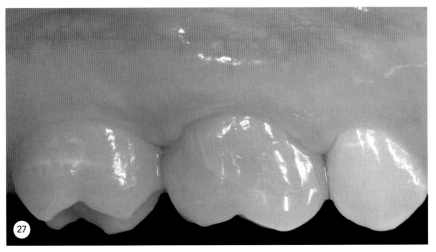

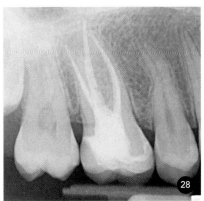

图26～图28　1年复查见软组织愈合成熟（图26），邻面龈乳头充盈（图27）。X线片检查（图28）可见颈部密合性良好，修复体穿龈形态恰当。

视频1

24、26龈下边缘铸瓷覆盖体修复

三度A类：手术-修复联合治疗，骨切除后即刻制取常规印模。

三度B类：骨切除术，早期印模

临床病例22

16临床冠延长手术，3周后早期印模行复合树脂覆盖体修复

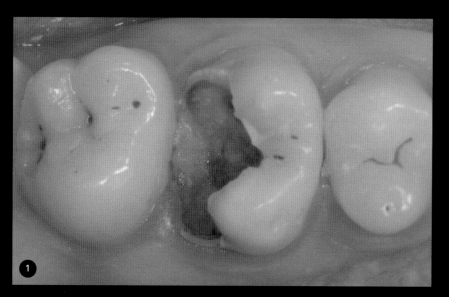

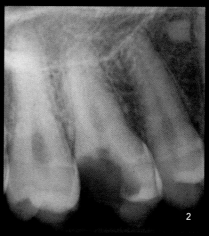

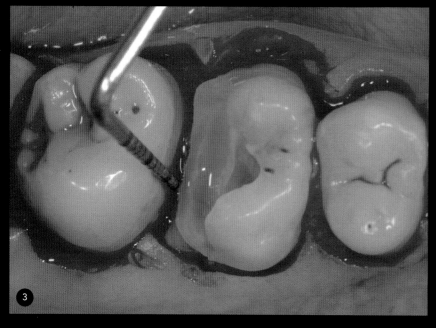

图1和图2　18岁男性患者，治疗意愿不强，菌斑控制不佳，16龋损破坏严重，有疼痛症状。临床检查（图1）及X线片检查（图2）可见龋坏及髓，远中缺损边缘至龈下，侵犯嵴顶上牙周附着，同时17近中移位导致16与17根面距离过近。因此，修复前需要进行根管治疗及牙周手术。

图3　无法完成橡皮障隔离，因此首先需要牙周手术去骨重建颈部边缘（已完成去腐）至骨嵴顶的2～2.5mm的生物学宽度。

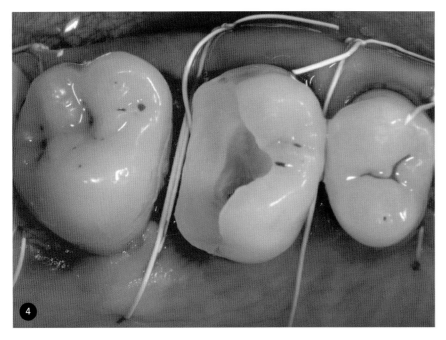

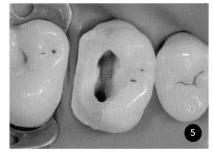

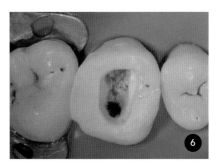

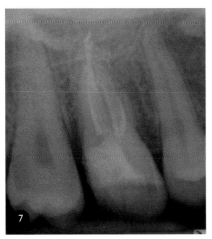

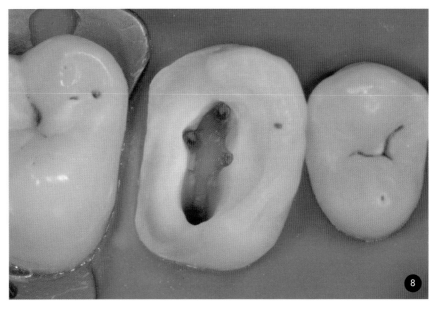

图4和图5　垂直褥式缝合复位龈瓣（图4），术后即刻放置橡皮障，然后拔髓（图5）解除疼痛症状，用玻璃离子水门汀制作假壁并暂封，形成良好的封闭和邻面接触，患者即可离开诊所。

图6和图7　再次复诊约在拆线时，在完善的隔离下根据明确的冠部参考点完成根管治疗。

图8　术后仅3周时——这时恰好完成根管治疗，避免根管内再次形成细菌定植，同时牙周组织再次形成上皮连接（见第646页愈合阶段），去除临时充填体，彻底清洁牙体组织（图8）。

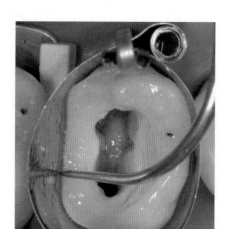

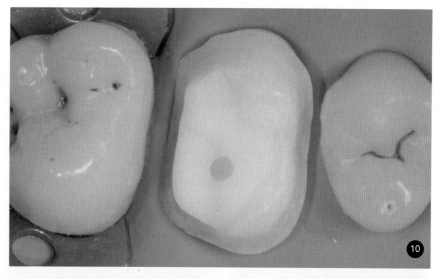

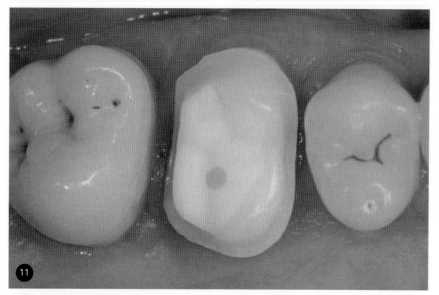

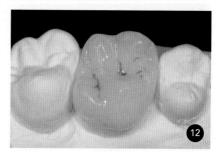

（来源：D.T. Moreno Fiora, Desenzano, Brescia, Italy）

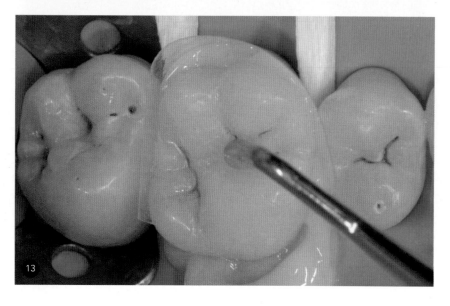

图9　橡皮障下完成内部粘接重建，粘接界面均匀涂布厚度0.5mm的流动树脂。

图10和图11　最后，根据MDPT原则完成覆盖全部牙尖的高嵌体预备（图10）。然后，取下橡皮障，在非常理想的条件下制取硅橡胶印模，此时边缘已充分暴露，软组织已再次形成上皮连接，无出血（图11）。

图12和图13　技工室在石膏模型上完成修复体制作，本病例为复合树脂覆盖体（图12），1周后，用预加热树脂完成修复体粘接（图13）。

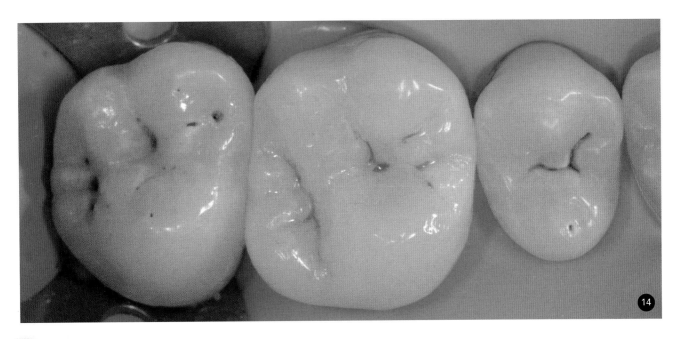

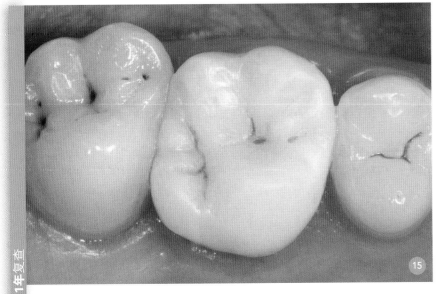

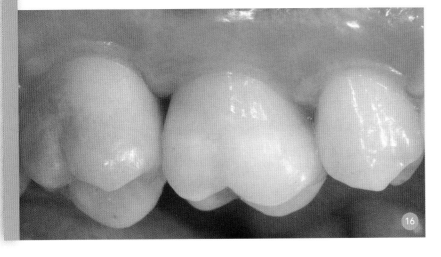

1年复查

图14 ~ 图16　修复体恰当的形态、穿龈外形、邻接触形态，密合且高度抛光的边缘（图14）以及良好的菌斑控制是获得长期修复效果的必要保证，也是牙周组织愈合成熟的必要条件。尽管患者口腔卫生维护得并不好，1年复查（图15和图16）仍可见临床效果尚可接受。

三度C类：骨切除术，延期印模

临床病例23

嵴顶上牙周附着受侵犯时的多牙修复：骨切除术，术中内部重建，延期印模，部分覆盖或全覆盖间接法修复

三度C类为复杂病例，涉及多牙因龋坏或折裂导致嵴顶上牙周附着受侵犯时的间接法部分修复体修复或全冠修复。这类临床情况需要去骨以延长临床牙冠，需要至少3个月的组织愈合期，牙龈缘位置稳定后，再行全冠修复。

显然，从临床操作流畅性和便利性的角度看，这类病例在最终修复时一次就诊完成整区段或全牙列的印模制取，在软组织充分愈合后一次性完成全部牙齿的最终修复（部分覆盖修复或全覆盖修复）。

这类病例常常需要一名医生能够完成多学科治疗操作，在手术当中完成患牙重建和牙体预备。这些都是要求很高且需要精确完成的操作，且操作时间越短越好。

这就需要术者在牙周手术和牙体修复两个领域都有良好的知识储备，并接受过系统的临床训练。

接下来的临床病例就是该分类的代表。

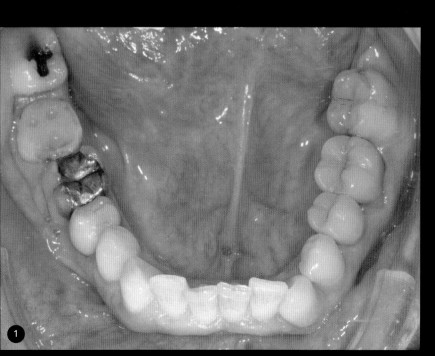

图1　60岁男性患者，是一名口腔医生，来笔者处就诊要求对磨牙和前磨牙进行尽量微创的二次修复，可见这些患牙已经接受过不太完善的治疗，牙体缺损较大，且明显地侵犯生物学宽度。我们分析患者的下颌牙列，出于教学目的，将3区和4区分别进行展示，而在实际临床上治疗则是同时进行的。
该患者存在明显的牙列拥挤，需要正畸治疗，但患者无正畸意愿。

4区

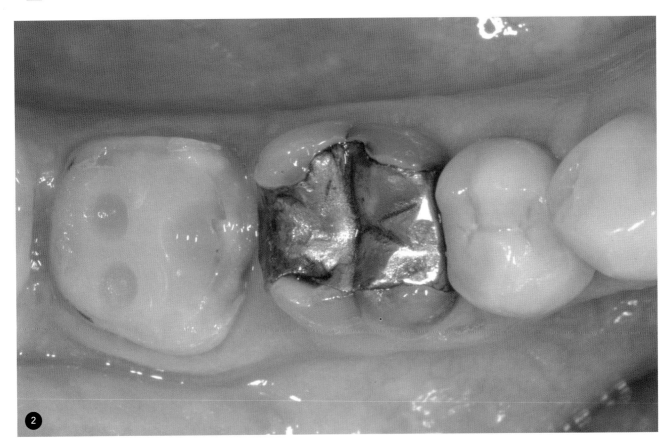

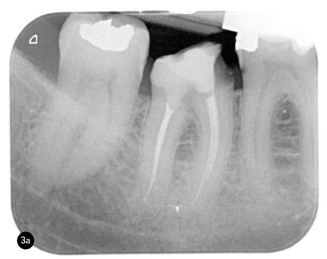

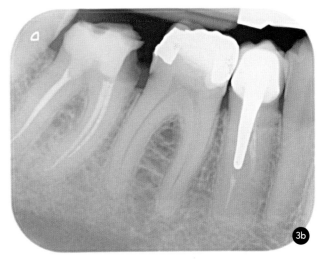

图2和图3a，b　4区（图2）47冠部几乎全部缺损，髓腔内树脂充填，近中有新发龋坏侵犯牙周附着，X线片上较为明显（图3a）。46（图2和图3b）可见大面积MOD银汞充填体，边缘渗漏明显，余留轴壁缺乏支持，近中边缘侵犯牙周附着。远中釉牙骨质界根方也有龋坏。45全冠边缘不密合，原有桩核与根管壁尚贴合，应患者要求，不进行再次治疗处理。47尽管也建议再治疗，最终患者拒绝。

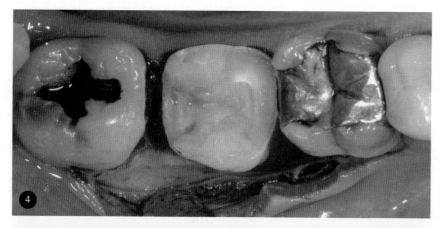

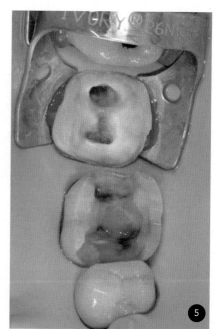

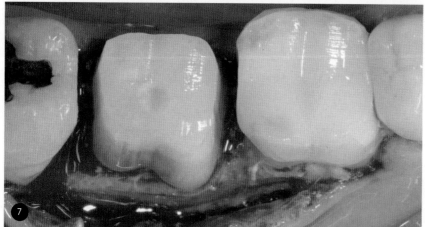

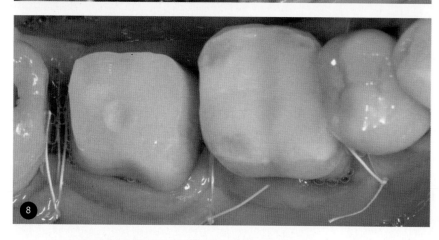

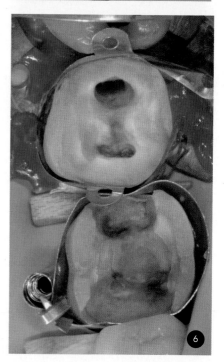

图4和图5 第一步进行牙周手术，完成骨切除与骨成形（图4），形成两颗患牙恰当的生物学宽度。翻瓣后，橡皮障隔离术区，去除46银汞充填体，清理窝洞，确定边缘位置；46颊侧及舌侧壁基底部存在明显裂纹（图5）。

图6 去除46远中龋坏。放置两个自锁成型片（图6），用橡皮障封闭剂进一步增强橡皮障封闭性，避免粘接时术区受到

污染：47采用纤维桩与树脂核完成重建，46采用树脂完成内部重建。

图7和图8 取下橡皮障后，于手术当中完成预备体"精修"（图7），47设计全冠修复，然后用ePTFE缝合线完成垂直褥式缝合（图8）。

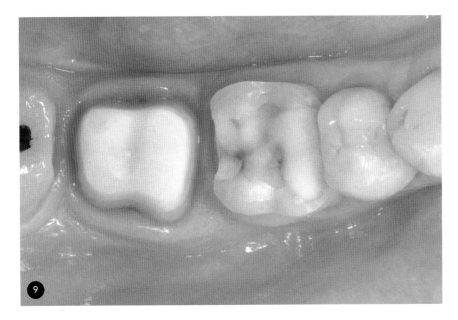

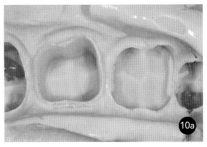

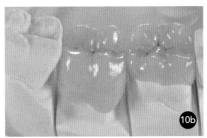

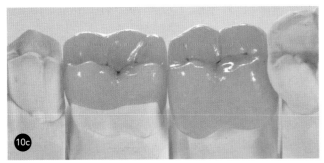

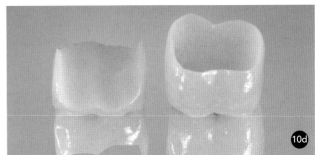

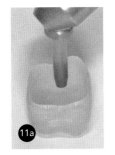

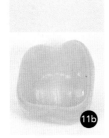

（来源：D.T. Mario Svanetti, Flero, Brescia, Italy）

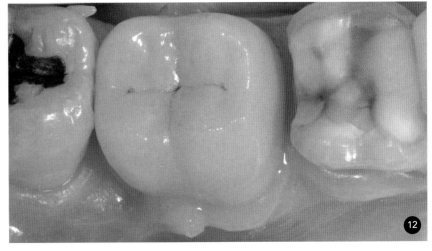

图9和图10a～d 术后至少3个月后，软组织愈合成熟，最终完成46高嵌体预备（图9），制取两颗患牙的印模（图10a）（同时制取3区印模，见下文）。技工室（M. Svanetti，Flero，BS，Italy）制作两颗CAD-CAM单层全瓷修复体：46覆盖体为二硅酸锂玻璃陶瓷（e.max CAD，Ivoclar Vivadent），47全冠为立方相氧化锆（Katana™，Kurary）（图10b～d）。

图11a，b和图12 完成修复体粘接：氧化锆全冠硅化处理（图11a）后，硅烷处理（图11b），然后隔湿下自粘接水门汀粘接（图12）。

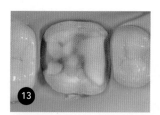
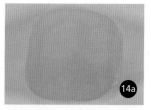
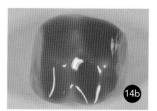
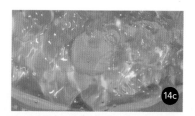

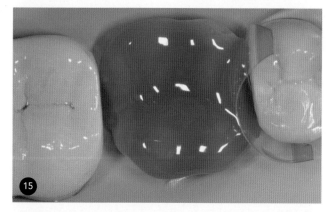
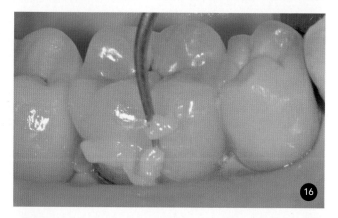

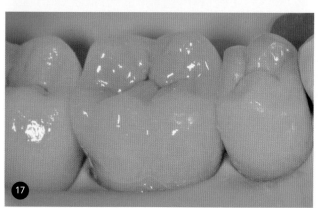
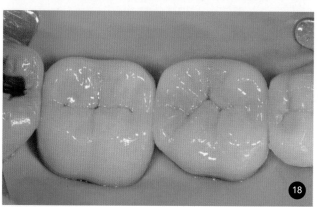

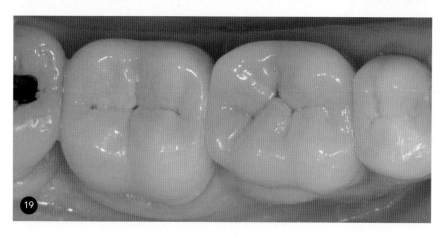
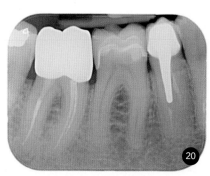

图13～图18　46则在橡皮障下粘接：清洁预备体（图13），覆盖体粘接处理（图14a～c），预备体粘接处理（图15），然后用预加热树脂完成覆盖体粘接（图16）。将边缘精修、抛光（图17和图18）。

图19和图20　修复后口内照，修复体形态、颜色协调，软组织愈合满意，功能良好（图19）。X线片检查（图20）见修复体穿龈形态恰当，颈部密合，充分尊重了生物学宽度。

3区

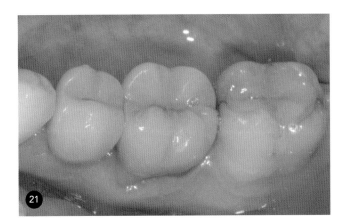

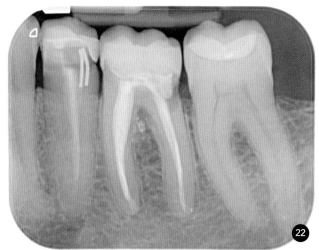

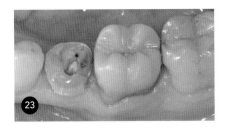

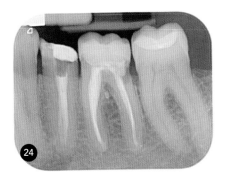

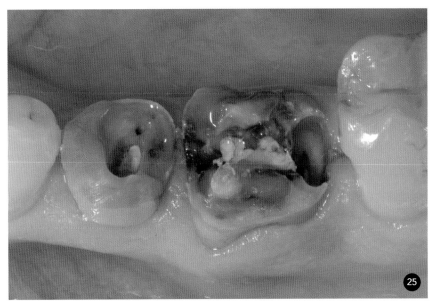

图21和图22　3区临床照片看起来似乎原有修复体问题不大（图21），但更仔细地检查并拍摄X线片后（图22），可见35修复体根方有明显龋坏至龈下，36远中也有非常严重的龋坏，且已涉及远中根面。

由于龋损深在，已达牙槽骨内，通常会建议拔除后种植修复，或远中根截根术。由于患者强烈希望保存患牙，且患牙牙根较长，笔者最终决定采用手术–修复联合治疗的策略保存患牙。

图23和图24　首先，拆除35全冠及桩核（图23），完成根管再治疗（A. Fava医生；图24），但由于根管根尖段钙化，未能疏通至根尖。

从根尖片来看36根管治疗质量尚可，因此在征得患者同意后，未进行再治疗。

图25　去除所有旧充填材料，开始去腐（图25）。

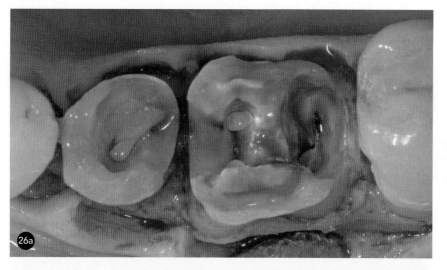

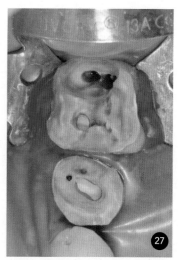

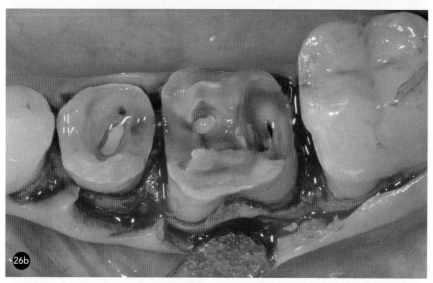

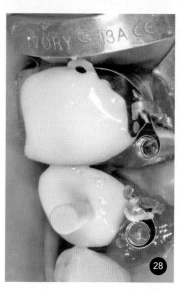

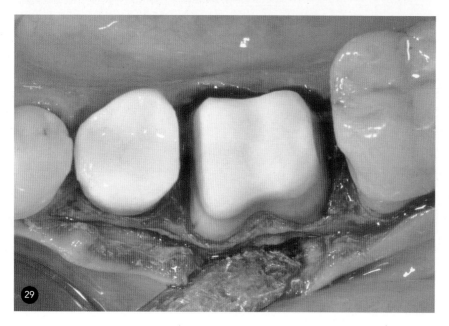

图26a，b和图27　随后，翻瓣（颊侧全厚-半厚瓣，舌侧全厚瓣），继续进行精确去腐，尤其是36远中（图26a）。

冠延长需要精确控制去骨量，避免暴露根分叉，尽量少地去除36和37邻面骨板（图26b）；最终发现36修复体在远中无法建立在健康牙体组织之上。因此，由于修复体边缘将位于树脂之上，粘接封闭的质量尤为重要，只有术中完成完善的橡皮障隔离才能达到这一要求（图27）。

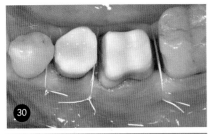

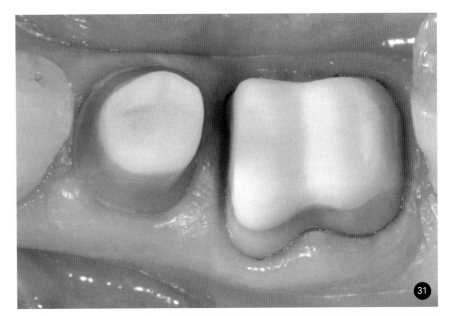

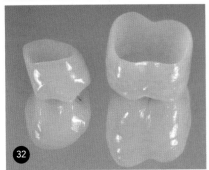

图33　35二硅酸锂玻璃陶瓷长包绕覆盖体－粘接过程

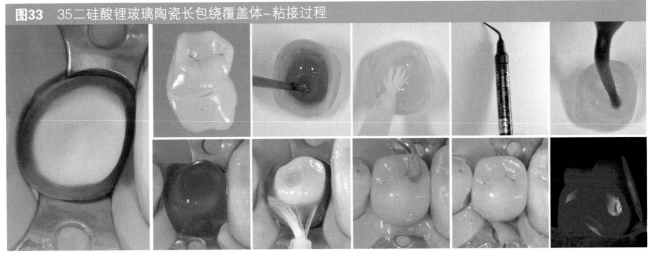

图28～图31　这时我们观察到远舌根管遗漏，因此术中还进行了远中根的根管再治疗，使治疗过程更加复杂。之后完成两颗患牙的内部重建（图28），取下橡皮障后，在术中完成36的垂直型牙体预备，至牙槽嵴顶水平，同时形成根分叉形态（图29）。然后将龈瓣复位，并用垂直褥式缝合固定在骨膜上（图30）。戴入事先切削好的临时冠（图31）。

图32　等待3个月后组织愈合，然后完成35长包绕覆盖体预备，与4区同时制取印模后，制作了两个类似的CAD-CAM

修复体：35覆盖体为二硅酸锂玻璃陶瓷（e.max CAD，Ivoclar Vivadent），36全冠为立方相氧化锆（Katana™，Kurary）。

图33　在橡皮障下完成35长包绕覆盖体的粘接，用9号橡皮障夹辅助龈边缘的暴露；粘接流程与粘接固位修复体的常规粘接流程相似，唯一的不同是使用高填料流动树脂完成粘接，便于修复体就位（因修复体包绕轴面）。

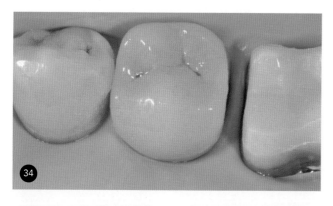

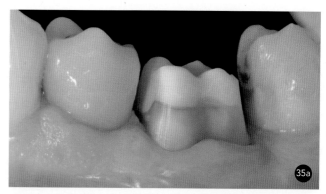

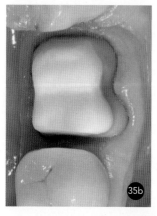

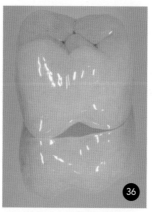

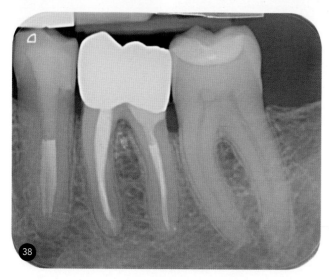

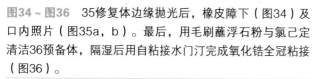

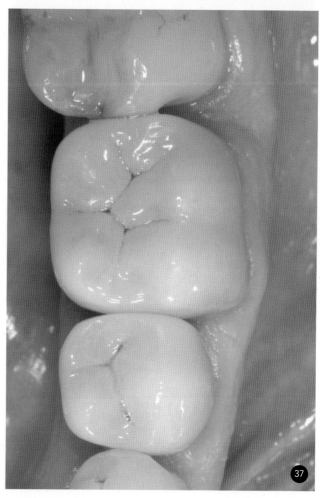

图34~图36　35修复体边缘抛光后，橡皮障下（图34）及口内照片（图35a，b）。最后，用毛刷蘸浮石粉与氯己定清洁36预备体，隔湿后用自粘接水门汀完成氧化锆全冠粘接（图36）。

图37和图38　修复后口内照片可见修复体形态和颜色协调性

良好，因而功能良好（图37）。

X线片检查（图38）可见修复体穿龈外形恰当，注意36远中颈部修复体边缘位于树脂之上。因此，树脂边缘的封闭性必须保证。这种结果尽管不够理想，但也有文献证据支持[130]，体外研究证实在热机械循环老化后，深边缘提升不影响全冠边缘的质量，因此这是一种可行的临床选择。

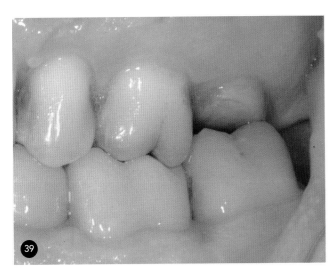

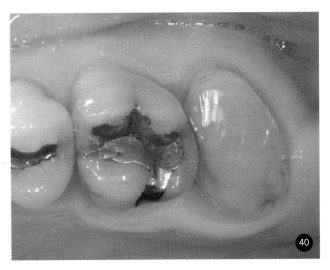

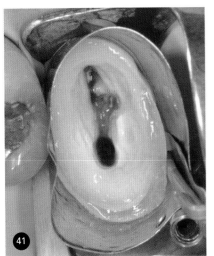

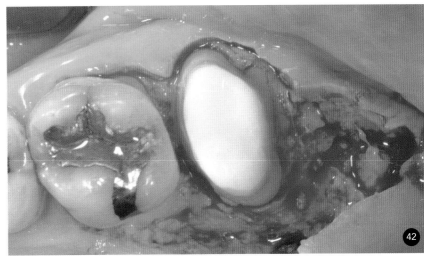

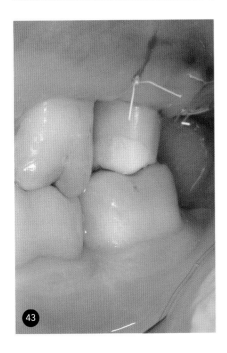

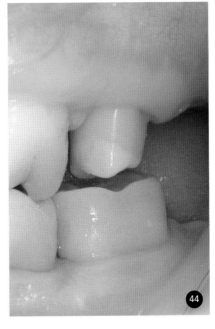

图39　最后一步是纠正殆曲线，由于27严重缺损、37伸长，导致局部殆曲线不良。此问题涉及两颗患牙，需要尽量微创。

图40～图43　首先处理2区（图40），完成27修复前重建（图41），牙周手术中完成牙体预备（图42），缝合（图43），切削临时冠重衬。

图44　27软组织愈合成熟后，37咬合面行微创预备，制作超薄、间接法殆贴面，避免根管治疗。

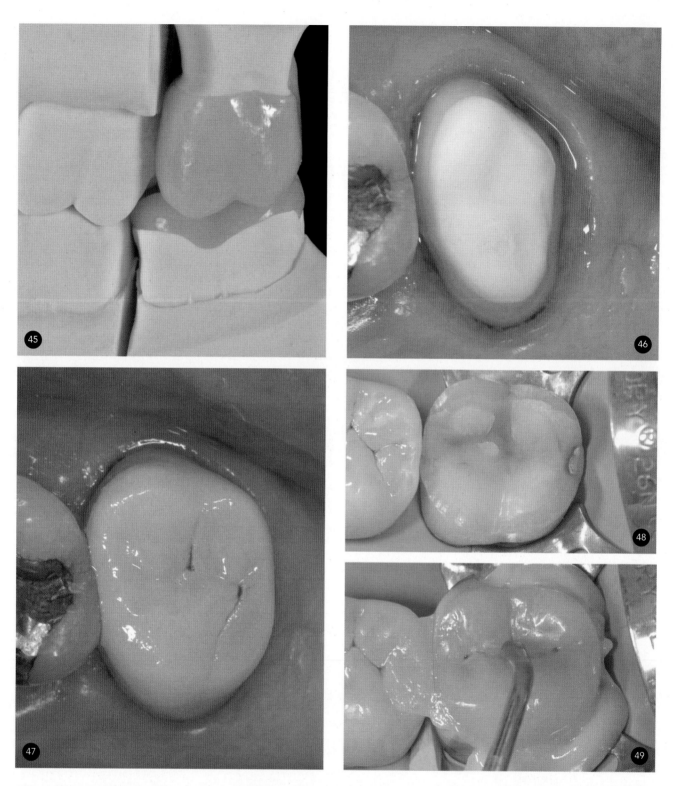

图45～图49　约1周后技工室（Lab. Mario Svanetti，Flero，Brescia，Italy）完成单层CAD-CAM外染色全瓷修复体的制作（图45）：胎贴面为二硅酸锂全瓷，全冠为立方相氧化锆。全冠采用简便的自粘接水门汀粘接（图46和图47），而胎贴面则在橡皮障下完成"粘接"（图48和图49）。

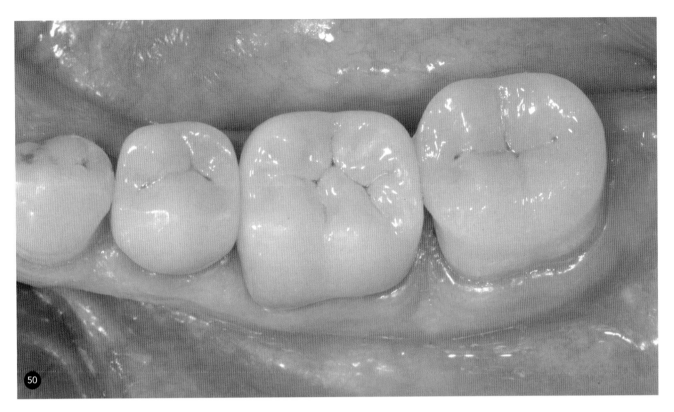

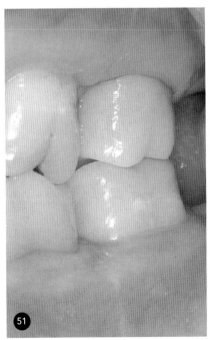

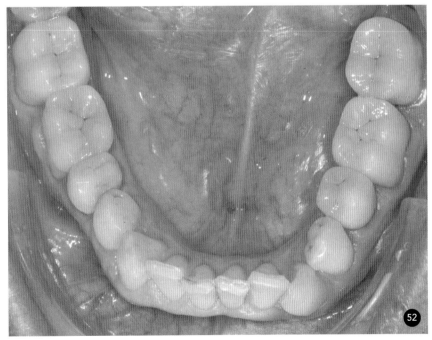

图50和图51 3区修复后临床照片（图50），可见殆曲线得以恢复，形态和美学效果良好。对颌第二磨牙（图51）尽管术前缺损很大，但修复后恢复至适当的殆龈高度，平分颌间距离。

图52 下颌牙列修复后照片，通过复杂的手术-修复联合治疗后牙区得以完善修复：对于这类复杂临床病例，同一术者多学科治疗的策略是必需的。

结语

现代修复治疗需要术者通晓粘接技术和粘接材料。橡皮障是操作流程中不可缺少的一环。必须尊重牙体硬组织和牙周软组织，术者必需时刻选择最为微创的修复方法（对剩余健康牙体组织、对牙髓组织、对牙周组织），尽量减少创伤较大的治疗操作。

剩余健康牙体组织的质和量、牙髓存在与否、功能负担情况等，共同指导术者对修复体，也就是预备设计的选择。

从单颗修复体选择标准的分析讨论出发，最终可以归结出全牙列重建时每颗患牙修复体的选择，即牙体预备设计的选择，同时还要考虑全口修复方案的设计，根据缺损类型、牙齿解剖特点、牙周生物型和功能负担情况，进行个性化的全面考量。牙周手术与修复治疗联合起来，同期完成，或在术后早期完成，其优势无可争议，也已得到了充分讨论；对于某些病例，这是大面积牙体缺损患牙得以保存的唯一选择。

接下来展示一个病例，我们着眼于一些临床细节，涉及全牙列美学和功能的重建，不同患牙缺损程度不同，涉及问题多样，包括直接充填（龋坏及磨损酸蚀所致缺损）、牙髓治疗、牙周及修复相关的各类问题（图1~图4）。

每颗患牙都选择了尽可能微创的修复方法，如下文所示。

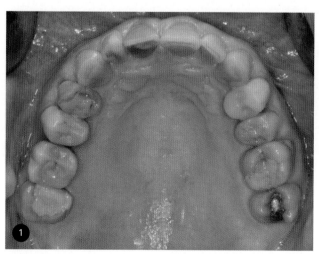

（来源：引自AIC, V.A,. Odontoiatria restaurativa estetica. Quintessence Publishing; 2021）

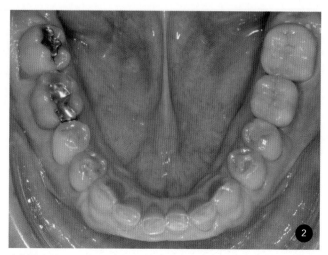

（来源：AIC, V.A,. Odontoiatria restaurativa estetica. Quintessence Publishing; 2021）

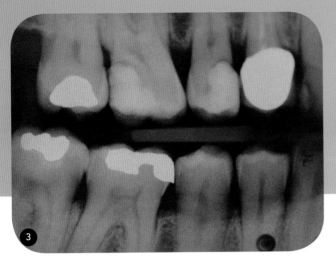

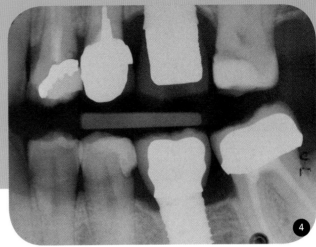

1区

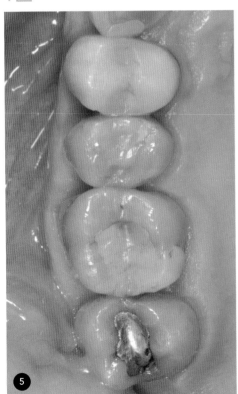

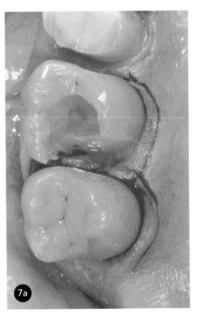

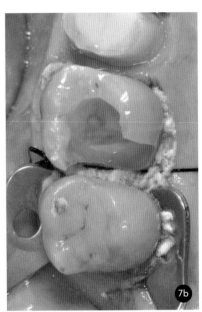

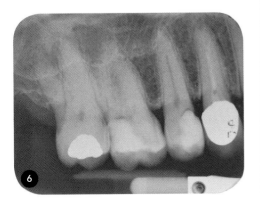

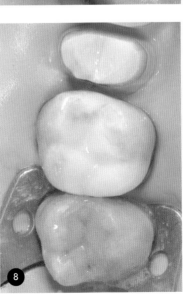

图5~图8　14行根管再治疗，其余患牙得以保存活髓。尽管缺损较大，但无自觉症状。16远中受龈下缺损侵犯的嵴顶上牙周附着得以恢复。

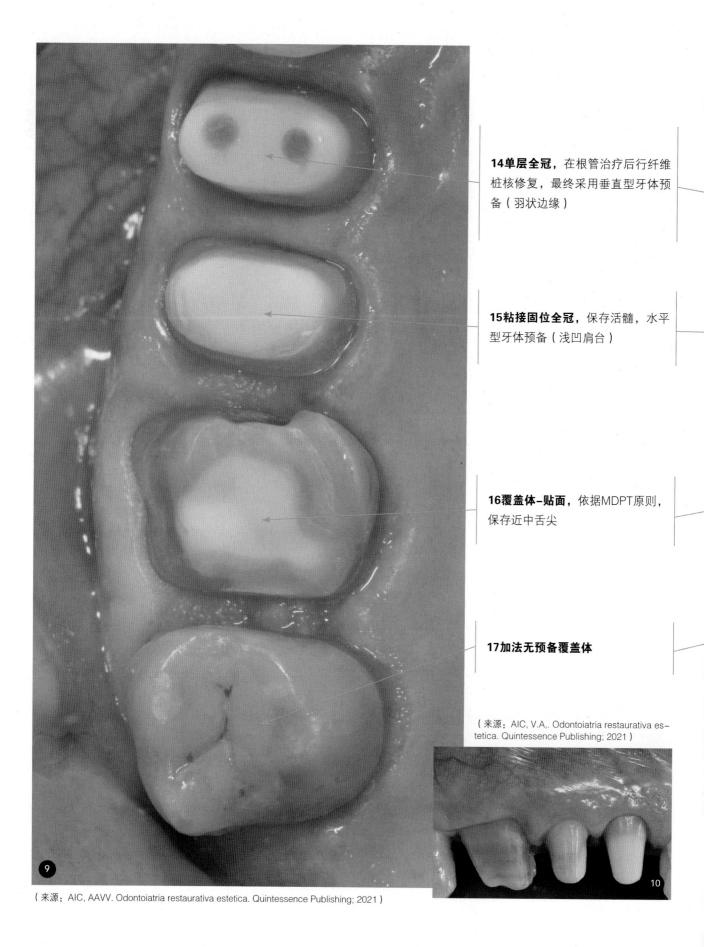

14单层全冠，在根管治疗后行纤维桩核修复，最终采用垂直型牙体预备（羽状边缘）

15粘接固位全冠，保存活髓，水平型牙体预备（浅凹肩台）

16覆盖体–贴面，依据MDPT原则，保存近中舌尖

17加法无预备覆盖体

（来源：AIC, V.A,. Odontoiatria restaurativa estetica. Quintessence Publishing; 2021）

（来源：AIC, AAVV. Odontoiatria restaurativa estetica. Quintessence Publishing; 2021）

图9～图13 不同患牙采取个性化的预备设计，尽量微创，采用热压铸造二硅酸锂玻璃陶瓷完成修复体制作，结合外染色法或唇颊面烤瓷法。所有牙体预备均在制作了加法粘接固位诊断饰面后（升高垂直距离）通过制备定深沟完成。

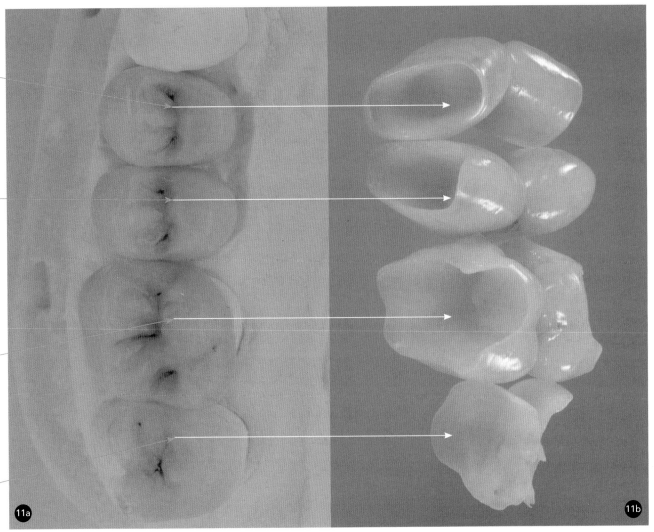

11a

11b

（来源：AIC, V.A,. Odontoiatria restaurativa estetica. Quintessence Publishing; 2021）

（来源：AIC, V.A,. Odontoiatria restaurativa estetica. Quintessence Publishing; 2021）

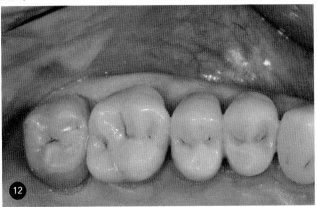

12

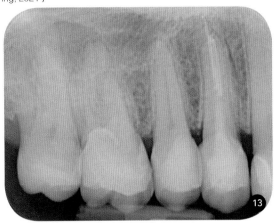

13

（来源：AIC, V.A,. Odontoiatria restaurativa estetica. Quintessence Publishing; 2021）

2区

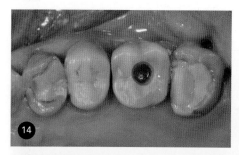

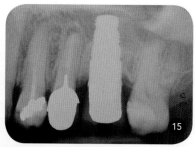

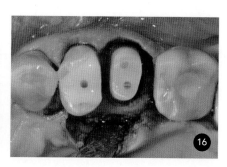

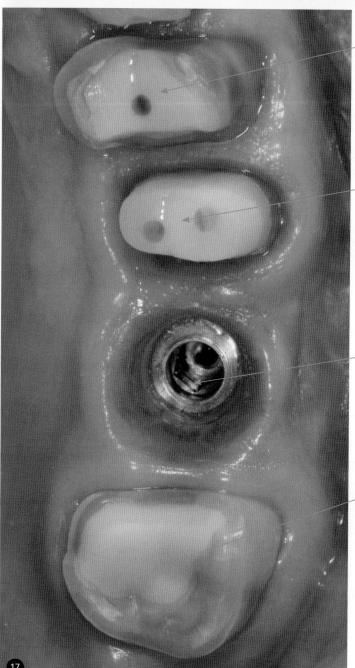

24覆盖体–贴面，依据MDPT原则，保存了部分腭侧壁

25单层全冠，根管治疗后纤维桩及树脂核修复，行垂直型牙体预备（**羽状边缘**）。即使单从临床角度看，从照片中就能明显看出24的牙体预备远比25微创

26单层全冠，**种植修复**，种植修复同样是单牙缺失最为微创的修复手段

27覆盖体，依据MDPT原则做了部分预备

图14～图20　24和25为死髓牙，行根管再治疗。完成纤维桩及树脂核的修复前重建后，牙周手术去骨重建嵴顶上牙周附着（图16），同时，保护已有的骨结合良好的26种植体。通过个性化牙体预备，完成尽量微创的修复体（图17～图20）。

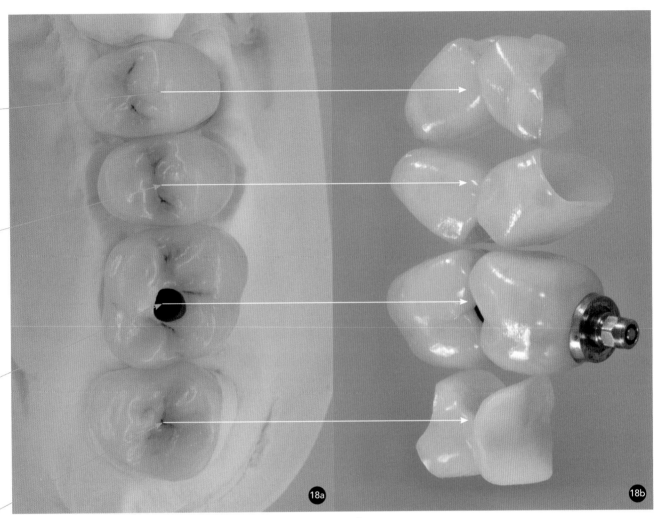

（来源：AIC, V.A,. Odontoiatria restaurativa estetica. Quintessence Publishing; 2021）

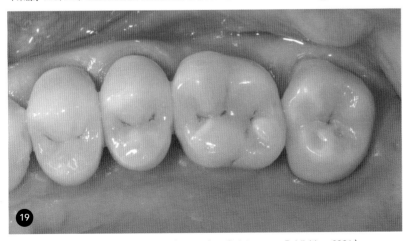

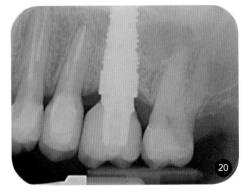

（来源：AIC, V.A,. Odontoiatria restaurativa estetica. Quintessence Publishing; 2021）

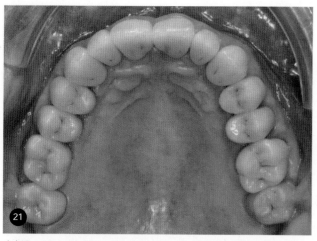

（来源：AIC, V.A,. Odontoiatria restaurativa estetica. Quintessence Publishing; 2021）

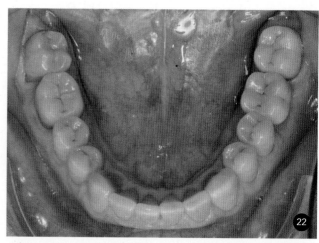

（来源：AIC, V.A,. Odontoiatria restaurativa estetica. Quintessence Publishing; 2021）

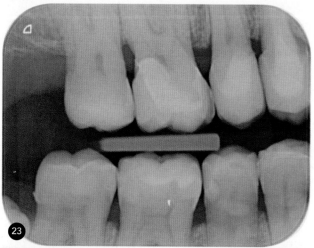

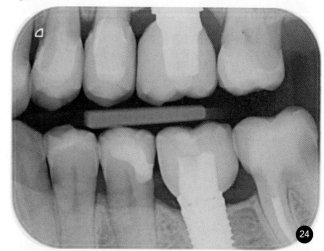

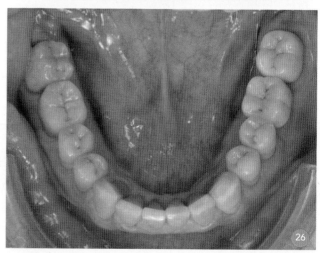

　　下颌牙列的修复也采用同样的微创修复原则（殆贴面、覆盖体-贴面、粘接固位全冠、单层全冠、种植修复）。

图21～图24　术后临床照片及X线片可见所有患牙的二硅酸锂玻璃陶瓷修复体形态功能良好，美学效果优异。

图25和图26　5年复查可见修复效果非常稳定。

赠言

修复学可能是口腔医学分支里对操作流程精确性要求最高的学科。要实现成功且持久的修复效果，关键点如下：

1 准确的诊断和全面的治疗设计：至少在治疗设计阶段，先不考虑治疗时间和所需费用。根据笔者的体会，考虑到将修复治疗与牙周手术相结合，多学科协作才能实现并最终获得成功。

2 严格选择适应证：根据不同临床情况选择最合适的修复方法，不应有明显的妥协、折中，除非患者要求并取得患者同意。失败风险应由医生和患者共同承担。

3 严格遵守操作规程：操作规程需事无巨细，并有充分科学依据。

4 精准操作："术者因素"，即操作是否精确，无疑是修复体能否取得长期成功的关键。这一点已经充分得到文献证实，同样在临床上也显而易见。

5 微创策略：必须采用最为微创的策略解决临床问题，同时要符合适应证。剩余健康牙体组织量指导修复方案的选择。

6 评估功能负荷：应极其小心、仔细地评估修复体所要承担的功能负荷，这是导致失败的最常见原因。

7 口腔卫生维护：不进行牙周基础治疗，不能开始修复。必须指导并动员患者维护良好的口腔卫生，并敦促患者定期复查，接受专业的、个性化的口腔卫生维护。

还有一些涉及术者的性格及态度，也对临床成功有贡献。

1 充分的准备：参加高阶培训、学习最新文献、保持知识的持续更新。

2 训练：应遵照严格的、可重复的标准化流程进行操作技巧的训练。

3 信仰与坚持：医生在向患者介绍治疗方案时应足够的自信，并有说服力，患者没有相应的知识储备，必须得到专业人士的最佳建议。

4 合理的时间安排：治疗操作需要在尽量短的时间内完成，这需要充分的训练。

5 合理的收费：优质的医疗服务不能低价，但需定价合理，收费/治疗质量比例应当合理。

6 热情与坚定：对专业的热情、对目标的坚定追求，是获得成功不可缺少的品质。

无论怎样，修复体已能够尽可能忠实地模拟天然牙，但追求完美之路的脚步永不停歇。

此致！

参考文献

[1] Dietschi D,Magne P,Holtz J. Recent trends in esthetic restorations for posterior teeth. Quintessence Int 1994;25:659-77.

[2] Grippo JO, et al. Abfraction, abrasion, biocorrosion and enigma of noncarious cervical lesions: 20-year perspective. J Esthet Restor Dent 2012;24(1):10-23.

[3] Veneziani M. Posterior indirect restorations: updated indication and a morphology driven preparation technique. Int J Esthet Dent. 2017;12(2):204-30.

[4] Dietschi D, Spreafico R. Adhesive metal-free restorations: current concepts for the esthetics treatment of posterior teeth. Quintessence Publishing co. Inc; 1997.

[5] Magne P, Dietschi D,Holtz J. Esthetic restorations for posterior teeth: pratical and clinical considerations. Int J Periodont Rest Dent 1996;16(2):105-19.

[6] Wendt SL, Leinfelder KF. The clinical evaluation of heat-treated composite resin inlay. J Am Dent Assoc 1990;120:177-81.

[7] De Gee AJ,Palla VP, Werner A, Davidson CL. Annealing as a mechanism of increasing wear resistance of composites. Dent Mater 1990;6:266-70.

[8] Ferracane JL, Newman S, Greener EH. Correlation of strength and degree of polymerization of unfilled BIS-GMA. J Dent Res 1982;61:832.

[9] Magne P. Composite resins and bonded porcelain:the postamalgam era? CDA J 2006;34(2):135-47.

[10] Mario Bernardo et al. Survival and reasons for failure of amalgam versus composite posterior restorations placed in a randomized clinical trial. J Am Dent Assoc 2007;138;775-83.

[11] Morimoto et al. Survival rate of resin and ceramic inlays, onlays, and overlays: A systematic review and meta-analysis. J Dent Res 2016; 95(9):985-94.

[12] Manhart J, Chen HY, Hamm G, Nickel R. Review of the clinical survival of direct and indirect restorations in posterior teeth of the permanent dentition. Oper Dent 2004;29(5);481-508.

[13] Edheloff D, Sorensen JA. Tooth structure removal associated with various preparation designs for posterior teeth. Int J Periodontics Restorative Dent 2002;22:241-9.

[14] Jackson RD. Indirect resin inlay and onlay restorations: a comprensive clinical overview. Pract Periodontics Aesthet Dent 1999;11(8):891-900.

[15] Becciani R, Castellucci A. La biomeccanica del dente trattato endodonticamente. Implicazioni cliniche. Dental Cadmos 2002;1:15-32.

[16] Rocca GT, et al. Evidence-based concepts and procedures for bonded inlays and onlays. Part II. Guidelines for cavity preparation and restoration fabrication. Int J Esthet Dent 2015;10(3):392-413.

[17] Goel VK, et al. Effect of cavity depth on stresses in a restored tooth. J Prostht Dent 1992;2:174-83.

[18] Reeh SH, Messer HH, Douglas WH. Reduction in tooth stifness as a result of endodontic and restorative procedures. J Endodont 1989;15:512-16.

[19] Fichera G, Dinapoli C, Re D. Restauri estetico-adesivi indiretti:modello per diagnosi di configurazione cavitaria. Il Dentista Moderno 2003;21(2):21-57.

[20] Wassel RW, et al. Direct composite inlays vs conventional composite restorations: 5-years follow-up J Dent 2000;28:299-306.

[21] Magne P, Kim TH, Calcione D, Donovan E. Immediate dentin sealing improves bond strenght of indirect restorations. J Prosthet Dent 2005;94:511-9.

[22] Lohbauer U, et al. Degree of conversionof luting resins around ceramic inlays in natural deep cavities:a micro-raman specttroscopy analysis. Oper Dent 2010;35(5):579-86.

[23] Daronch M, et al. Clinically relevant issues related to preheating composites. J Esthet Restor Dent 2006;18(6):340-50.

[24] Paul SJ, Sharer P. The dual bonding technique:a modified method to improve adhesive luting procedures. Int J Periodontics Restorative Dent 1997;17(6):536-45.

[25] Dietschi D, Spreafico R. Current clinical concepts for adhesive cementation of tooth-colored posterior restorations. Pract Periodontics Aesthet Dent 1998;10:47-54.

[26] Dietschi D, Olsburg S, Krejci I, Davidson C. In vitro evaluation of marginal and internal adaptation after occlusal stressing of in direct class II composite restorations with different resinous bases. Eur J Oral Sci 2003;111:73-80.

[27] Magne P, Spreafico R. Deep Margin Elevation: a paradigm shift. Am J Esthet Dent 2012;2:1-12.

[28] Veneziani M. Adhesive restorations in the posterior area with subgingival cervical margins: new classification and differentiated treatment approach. Eur J Esthet Dent 2010;5:50-76.

[29] Boyde A. Anatomical considerations realted to tooth preparation. In Vannherle G, Smith DC eds. Posterior composite resin dental testorative materials. St Paul: Peter Szul publishing; 1985, p. 377-403.

[30] Lin J, et al. Effect of different restorative crown design and materials on stress distribution in endodontically treated molars: a finite element analysis study. BMC Oral Health 2020;20(1): 226.

[31] Al-Dabbagh RA. Survival and success of endocrowns: A systematic review and meta-analysis. J Prosthet Dent 2020;123(3):411-8.

[32] Munechika T, et al. A comparison of the tensile bond strengths of composite resins to logitudinal and transverse sections of enamel prism in human teeth. J Dent Res 1984;63:1079-82.

[33] Hanning M, et al. Der Einfluss modifizierter preparationsformen auf die randqualitat von kompositinlays aus RS-isosit. Deutsch Zahnartztl Z 1991;46:611-4.

[34] Marseillier E. Les dents humaines. Morphologie. Gauthier-Villars; 1942.

[35] Bazos P, Magne P. Bio-emulation: biomimetically emulating nature utilizing a histo-anatomic approach; Structural analysis. Eur J Esthet Dent 2011; 6(1):8-19.

[36] Magne P, Belser U. Porcelain versus composite inlay/onlay: effects of mechanical loads on stress distribution, adhesion, and crown flexure. Int J Periodont Rest 2003;23:542-55.

[37] Wilson EG, Werrin SR. Double arch impressions for simplified restorative dentistry. J Prosthet Dent 1983;49(2):198-202.

[38] Ahlholm P, et al. Digital versus conventional impressions in fixed prosthodontics: A review. J Prosthodont 2018;27(1):35-41.

[39] Gintaute A et al. Precision of maxillo-mandibular registration with intraoral scanners in vitro. J Prosthodont Res 2020;64(2):114-9.

[40] Gracis S, et al. New classification system for all-ceramic and ceramic-like restorative materials. Int J Prosthodont 2015;28:227-35.

[41] Hayashi M,Yeung CA. Ceramic inlays for restoring posterior teeth. Cochrane Database Syst Rev 2003;1:CD003450.

[42] Manhart J, et al. Buonocore Memorial Lecture. Review of the clinical survival of direct and indirect restorations in posterior teeth of the permanent dentition. Oper Dent 2004;29(5):481-508.

[43] Vetromilla BM, et al. Treatment options for large posterior restorations: a systematic review and network meta-analysis. J Am Dent Assoc 2020;151(8):614-24.

[44] Sampaio F, et al. Effects of manufacturing methods on the survival rate of ceramic and indirect composite restorations: A systematic review and meta-analysis. J Esthet Restor Dent 2019;31(6):561-71.

[45] Liu M, et al. Comparison of failure and complication risks of porcelain laminate and indirect resin veneer restorations: A meta-analysis. Int J Prosthodont 2019;32(1):59-65.

[46] Politano G, et al. The use of bonded partial ceramic restorations to recover heavily compromised teeth. Int J Esthet Dent 2016;11(3):314-336.

[47] Mangani F, et al. The success of indirect restorations in posterior teeth: a systematic review of the literature. Minerva Stomatol 2015;64(5):231-40.

[48] Geurtsen W,Garcia-Godoy f. Bonded restorations for the prevention and treatment of the C. T. S. Am J Dent 1999;12(6):266-70.

[49] Signore A, et al. A 4-to6-year retrospective clinical study of cracked teeth restored with bonded indirect resin composite onlays. Int J Prosthodont 2007;20(6):609-16.

[50] Wolfart S Gehrt M Edelhoff D Rafai N Reich S. Clinical results of lithium-disilicate crowns after up to 9 years of service. Clin Oral Investig 2013;17(1):275-84.

[51] Lefever D, Gregor L, Bortolotto T, Krejci I. Supragingival relocation of subgingivally located margins for adhesive inlays/onlays with different materials. J Adhes Dent 2012;14(6):561-7.

[52] Luhrs AK, Guhr S, Gunay H, Geurtsen W. Shear bond strength of

self-adhesive resins compared to resin cements with etch and rinse adhesives to enamel and dentin in vitro. Clin Oral Investig 2010;14(2):193-9.

[53] Radovic I, Monticelli F, Goracci C, Vulicevic ZR, Ferrari M. Self-adhesive resin cements: a literature review. J Adhes Dent 2008;10(4):251-8.

[54] Hikita K, Van Meerbeek B, De Munck J, et al. Bonding effectiveness of adhesive luting agents to enamel and dentin. Dent Mater 2007;23(1):71-80.

[55] Daronch M, et al. Monomer conversion of pre-heated composite. J Dent Res 2005;84(7):663-7.

[56] Silva JC, et al. Pre-heating mitigates composite degradation. J Appl Oral Sci 2015;23(6):571-79.

[57] Rau PJ, Pioch T, Staehle HJ, Dörfer CE. Influence of the rubber dam on proximal contact strengths. Oper Dent 2006;31(2):171-5.

[58] IPS e.max. Scientific documentation. Ivoclar-Vivadent 2009.

[59] VITA Suprinity technical and scientific documentation. VITA Zahnfabrrik 2013.

[60] Celtra Duo, scientific documentation. Dentsplay 2013.

[61] Duarte et al. Ceramic systems: an ultrastructural study. QDT 2010;33:42-60.

[62] Alleman DS, Magne P. A systematic approach to deep caries removal end points: The peripheral seal concept in adhesive dentistry. Quintessence Int. 2021;43:197-208.

[63] JOE Editorial Board. Post space preparation: an online study guide. J Endod. 2008 May;34(5 Suppl):e139-41.

[64] Magne P, Schlichting LH, Maia HP, Baratieri LN. In vitro fatigue resistance of CAD/CAM composite resin and ceramic posterior occlusal veneers. J Prosthot Dont 2010;104(3):149-57.

[65] Vailati F, Belser UC. Full-mouth adhesive rehabilitation of a severely eroded dentition: the three-step technique. Part 1. Eur J Esthet Dent 2008;3(1):30-44.

[66] Vailati F, Belser UC. Full-mouth adhesive rehabilitation of a severely eroded dentition: the three-step technique. Part 2. Eur J Esthet Dent 3(2):128-46.

[67] Vailati F, Belser UC. Full-mouth adhesive rehabilitation of a severely eroded dentition: the three-step technique. Part 3. Eur J Esthet Dent 3(3):236-57.

[68] Edelhoff D, Sorensen JA. Tooth structure removal associated with various preparation designs for anterior teeth. J Prosthet Dent 2002;87(5):503-9.

[69] Edelhoff D, Sorensen JA. Tooth structure removal associated with various preparation designs for anterior teeth. J Prosthet Dent 2002;22(3):241-49.

[70] Balzer A. All-ceramic single-tooth restorations: choosing the material to match the preparation – preparing the tooth to match the material. Int J Comput Dent 2008;11(3-4):241-56.

[71] Gregor L, Bouillaguet S, Onisor I, et al. Microhardness of light- and dual-polymerizable luting resins polymerized through 7.5-mm-thick endocrowns. J Prosthet Dent 2014;112(4):942-8.

[72] Sedrez-Porto JA, Rosa WL, da Silva AF, et al. Endocrown restorations: A systematic review and meta-analysis. J Dent 2016;52:8-14.

[73] Rocca GT, Krejci I. Crown and post-free adhesive restorations for endodontically treated posterior teeth: from direct composite to endocrowns. Eur J Esthet Dent 2013;8(2):156-79.

[74] Govare N, Contrepois M. Endocrowns: A systematic review. J Prosthet Dent 2020 Mar;123(3):411-418.e9.

[75] Zheng Z, He Y, Ruan W, et al. Biomechanical behavior of endocrown restorations with different CAD-CAM materials: A 3D finite element and in vitro analysis. J Prosthet Dent 2020 (in press).

[76] Dauti R, Cvikl B, Lilaj B, et al. Micro-CT evaluation of marginal and internal fit of cemented polymer infiltrated ceramic network material crowns manufactured after conventional and digital impressions. J Prosthodont Res 2019;63(1):40-46.

[77] Didier D, Magne P, Holtz J. Recent trends in esthetic restorations for posterior teeth. Quintessence Int 1994;25:659-77.

[78] Dietschi D, Scampa U. Marginal adaptation and seal of direct and indirect cl II composite resin restorations: An in vitro evaluation. Quintessence Int 1995;26:127-38.

[79] Van Meerbeek B, Perdigao J. The clinical performance of adhesives. J Dent 1998;26:1-20.

[80] Hilton TJ. Packable composites. J Esthet Restor Dent 2001;13(1):69-75.

[81] Chuang SF, Liu JK, Chao CC et al. Effects of flowable composite lining and operator experience on microleakage and internal voids in class II composite restorations. J Prosthet Dent 2001;85(2):177-83.

[82] Malmstrom HS, Schlueter M, Roach T, Moss ME. Effect of thickness of flowable resin on marginal leakage in class II composite restorations. Oper Dent 2002;27:373-80.

[83] Braga R, Hilton TJ, Ferracane JL. Contraction stress of flowable coposite materials and their efficacy as stress-relieving layers. JADA 2003;134:721-8.

[84] Kemp-Scholte CM, Davidson CL. Marginal integrity related to bond strength and strain capacity of composite resin restorative systems. J Prosthet Dent 1990;64(6):658-64.

[85] Attar N et al. The effect of flowable resin composites as gingival increments on the microleakage of posterior resin composites. Oper Dent 2004;29(2):162-7.

[86] Estafan D, Estafan A. Flowable composite: a microleakage study. J Dent Res 1998;77(Special issue B):938-42.

[87] Labella R, Lambrechts,Van Meerbeek B,Vanherle G. Polymerization shrinkage and elasticity of flowable composites and filled adhesives. Dent Mater 1999;15:128-37.

[88] Unterbrink GL, Liemberg WH. Flowable resin composites as "filled adhesive": literature review and clinical recommendations. Quintessence Int 1999;30(4):249-57.

[89] Hernandes NM et al. Influence of flowable composite and restorative technique on microleakage of class II restorations. J Investig Clin Dent 2014;5(4): 283-8.

[90] Moazzami SM et al. Efficacy of four lining materials in sandwich technique to reduce microleakage in class II composite resin restorations. Oper Dent 2014;39(3):256-63.

[91] Dietschi D, Olsburq S, Krejci I, Davidson C. In vitro evaluation of marginal and internal adaptation after occlusal stressing of in direct class II composite restorations with different resinous bases. Eur J Oral Sci 2003;111:73-80.

[92] Sawani S et al. Comparative evaluation of microleakage in class II restorations using open vs. closed centripetal build-up techniques with different lining materials. J Conserv Dent 2014;17(4): 344-8.

[93] Anatavara S et al. Stress relieving behaviour of flowable composite liners: A finite element analysis. Dent Mater J 2016;35(3):369-78.

[94] Karaman E et al. Three-year clinical evaluation of class II posterior composite restorations placed with different techniques and flowable composite linings in endodontically treated teeth. Clin Oral Investig 2017;21(2):709-16.

[95] Nie J et al. Influence of shrinkage and viscosity of flowable composite liners on cervical microleakage of class ii restorations: a micro-ct analysis. Oper Dent 2018;43(6): 656-64.

[96] Ferracane JL, Lawson NC. Probing the hierarchy of evidence to identify the best strategy for placing class II dental composite restorations using current materials. J Esthet Restor Dent 2021;33(1):39-50.

[97] Dietschi D et al. In vitro evaluation of marginal and internal adaptation after occlusal stressing of indirect class II composite restorations with different resinous bases. Eur J Oral Sci 2003;111(1):73-80.

[98] Kemp-Scholte CM, Davidson CL. Complete marginal seal of class V resin composite restorations effected by increased flexibility. J Dent Res 1990;69(6):1240-3.

[99] Van Meerbeek B, Braem M, Lambrechts P, Vanherle G. Evaluation of two dentin adhesives in cervical lesions. J Prosthet Dent 1993;70(4):308-14.

[100] Opdam NJ, Feilzer AJ, Roeters JJ, Smale I. Class I occlusal composite resin restorations: in vivo post-operative sensitivity, wall adaptation, and microleakage. Am J Dent 1998;11(5):229-34.

[101] Dall'Oca S, Papacchini F, Goracci C et al. Effect of oxygen inhibition on composite repair strenght over time. J Biomed Mater Res B Appl Biomater;2007;81(2):493-8.

[102] Papacchini F, Monticelli F, Radovic I et al. The application of hydrogen peroxide in composite repair. J Biomed Mater Res B Appl Biomater 2007;82(2):298-304.

[103] Knight GT, Berry TG. Effect of two methods of moisture control on marginal microleakage between resin composite and etched enamel: a clinical study. Int J Prosth 1993;6:475-79.

[104] Boloori E, Schoenmaker T, Kleverlaan CJ et al. Gingival epithelium attac hment to well- or partiallycured resin composites. European Cells and Materials 2020;40:259-75.

[105] Cairo F, Cortellini P, Tonetti M et al. Coronally advanced flap with

and without connective tissue graft for the treatment of single maxillary gingival recession with loss of inter-dental attachment. A randomized controlled clinical trial. J Clin Periodontol 2012;39(8):760-8.

[106] Listgarten MA. Electron microscopic study of the gingiva-dental junction of man. Am J Anatom 1966; 119(1):147-177

[107] Padbury A Jr, Eber R, Wang HL. Interactions between the gingiva and the margin of restorations. J Clin Periodon. 2003; 30(5):379-85

[108] Martins TM, Bosco AF, Nobrega FJO, Nagata MJH. Periodontal tissue response to coverage of root cavities restored with resin materials: a histomorphometric study in dogs. J Periodontol 2007; 78(6):1075-82.

[109] Comuzzi L, Mazzocco F, Stefani R, Gobbato L et al. Human histologic evaluation of root coverage obteined with connettive tissue graft over a compomer restoration. IJPRD 2014; 34:3945

[110] Bertoldi C, Monari E, Cortellini P et al. Clinical and histological reaction
of periodontal tissues to subgingival resin composite restorations. Clinical Oral Investigations 2019, 24(2):1001-11.

[111] Ercoli C e Caton JG. Dental prostheses and tooth-related factors. J Clin Periodontol 2018;45(Suppl 20):S207-S218.

[112] Søren J, Caton JG, Albandar JM et al. Periodontal manifestations of systemic diseases and developmental and acquired conditions: Consensus report of workgroup 3 of the 2017 World Workshop on the Classification of periodontal and peri-implant diseases and conditions. J Periodontol 2018;89(Suppl 1):S237-S248.

[113] Gargiulo AW, Wentz FW ,Orban B. Dimensions and relations of dentogingival junction in humans. J Period 1961;32:261-67.

[114] Waerhaug J. Eruption of teeth into crowded position, loss of attachment, and downgrowth of subgingival plaque. Am J Orthod 1980;78(4):453-9.

[115] Dragoo MR, Williams GB. Periodontal tissue reactions to restorative procedures, Part I. Int J Periodontics Restorative Dent 1981;2:8-29.

[116] Dragoo MR, Williams GB. Periodontal tissue reactions to restorative procedures, Part II. Int J Periodontics Restorative Dent 1982;2:34-42.

[117] Flores-de-Jacoby L, Zafiropoulas GG, Cianco S. The effect of crown margin location on plaque and periodontal health. Int J Periodontics Restorative Dent 1989;9:197-205.

[118] Padbury A Jr, Eber R, Wang HL. Interactions between the gingiva and the margin of restorations. J Clin Periodontol 2003;30:379-85.

[119] Ingber JS, Rose LF, Coslet JG. The biological width-a concept in periodontics and restorative dentistry. Alpha Omegan 1977;10:62-65.

[120] Palomo F, Kopczyk RA. Rationale and methods for crown lengthening. JADA 1978;96:257-60.

[121] Rosenberg ES, Garber DA, Evian CI. Tooth lengthening procedures .Compend Contin Educ Gen Dent 1980;1(3):161-72.

[122] Pontoriero R, Carnevale GF. Surgical crown lengthening: a 12 month clinical wound healing study. J Periodontol 2001;72:841-48.

[123] Dowling EA, Maze IM, Kaldahl WB. Postsurgical timing of restorative therapy: a review. J Prosthod 1994;3:172-7.

[124] Hiatt WH, Stallard RE, Butler ED et al. Repair following mucoperiosteal flap surgery with full gingival retention. J Periodontol 1968;39:11-l6.

[125] Wilderman MN, Pennel Bhl, King K et al. Histogenesis of repair following osseous surgery. J Periodontol 1970;41:551-65.

[126] Vacek JS, Gehr ME, Asad DA et al. The dimensions of the human dento-gingival junction. International Journal of Periodontics and Restorative Dentistry 1994;14:154-165.

[127] Nevins M, Skurow HM. The intracrevicular restorative margin, the biologic width, and the maintenance of the gingival margin. Int J Periodontics Restorative Dent 1984;19:31-49.

[128] Donnenfeld OW, Marks RM, Irving Glickman I. The apically repositioned flap – A clinical study. J Periodontol 1964;35(5):381-7.

[129] Ortega-Conception D et al.The application of diode laser in the treatment of oral soft tissues lesions. A literature review. J Clinic Exp Dent 2017;9(7):925-8.

[130] Spreafico R. Direct and semi-direct posterior composite restorations. Pract Periodontics Aesthet Dent 1996;8(7):703-12.

表8和表9

[1] Fuzzi M, Rappelli G. Ceramic inlays: clinical assessment and survival rate.
J Adhes Dent 1999;1(1):71-9.

[2] Wassell RW, Walls AW, McCabe JF. Direct composite inlays versus conventional composite restorations: 5-year follow-up. J Dent 2000;28(6):375-82.

[3] Pallesen U, Qvist V. Composite resin fillings and inlays. An 11-year evaluation. Clin Oral Investig 2003;7(2):71-9.

[4] Kramer N, Frankenberger R. Clinical performance of bonded leucite-reinforced glass ceramic inlays and onlays after eight years. Dent Mater 2005;21(3):262-71.

[5] Schulte AG, Vockler A, Reinhardt R. Longevity of ceramic inlays and onlays luted with a solely light-curing composite resin. J Dent 2005;33(5):433-42.

[6] Fasbinder DJ. Clinical performance of chairside CAD/CAM restorations. J Am Dent Assoc 2006;137(Suppl):22S-31S.

[7] Kramer N, Ebert J, Petschelt A, Frankenberger R. Ceramic inlays bonded with two adhesives after 4 years. Dent Mater 2006;22(1):13-21.

[8] Thordrup M, Isidor F, Horsted-Bindslev P. A prospective clinical study of indirect and direct composite and ceramic inlays: ten-year results. Quintessence Int 2006;37(2):139-44.

[9] Stoll R, Cappel I, Jablonski-Momeni A, et al. Survival of inlays and partial crowns made of IPS empress after a 10-year observation period and in relation to various treatment parameters. Oper Dent 2007;32(6):556-63.

[10] Dukic W, Dukic OL, Milardovic S, Delija B. Clinical evaluation of indirect composite restorations at baseline and 36 months after placement. Oper Dent 2010;35(2):156-64.

[11] Beier US, Kapferer I, Burtscher D, Giesinger JM, Dumfahrt H. Clinical performance of all-ceramic inlay and onlay restorations in posterior teeth. Int J Prosthodont 2012;25(4):395-402.

[12] Beier US, Kapferer I, Dumfahrt H. Clinical long-term evaluation and failure characteristics of 1,335 all-ceramic restorations. Int J Prosthodont 2012;25(1):70-8.

[13] Cetin AR, Unlu N. Clinical wear rate of direct and indirect posterior composite resin restorations. Int J Periodontics Restorative Dent 2012;32(3):e87-94.

[14] Cetin AR, Unlu N, Cobanoglu N. A five-year clinical evaluation of direct nanofilled and indirect composite resin restorations in posterior teeth. Oper Dent 2013;38(2):e1-11.